XIANDAI FEIXI JIBING BIANZHENG JINGYAO

现代肺系疾病

辨证精要

钱卫斌 著

汕头大学出版社

图书在版编目（CIP）数据

现代肺系疾病辨证精要 / 钱卫斌著. —汕头：汕
头大学出社, 2019.1
　　ISBN 978-7-5658-3820-0

　Ⅰ. ①现… Ⅱ. ①钱… Ⅲ. ①肺病辨证 Ⅳ.
①R256.1

中国版本图书馆CIP数据核字（2019）第029519号

现代肺系疾病辨证精要
XIANDAI FEIXI JIBING BIANZHENG JINGYAO

著　　者：钱卫斌
责任编辑：宋倩倩
责任技编：黄东生
封面设计：蒲文琪
出版发行：汕头大学出版社
　　　　　广东省汕头市大学路243号汕头大学校园内　　邮政编码：515063
电　　话：0754-82904613
印　　刷：廊坊市国彩印刷有限公司
开　　本：880 mm×1230 mm　1/32
印　　张：9.75
字　　数：243千字
版　　次：2019年1月第1版
印　　次：2019年3月第1次印刷
定　　价：50.00元
ISBN 978-7-5658-3820-0

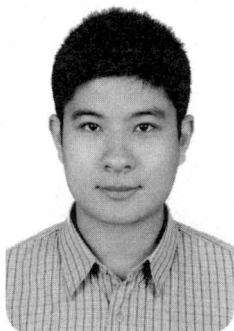

钱卫斌

钱卫斌，男，日本国立鸟取大学医学博士，山东中医药大学附属医院肺病科主治医师，山东省中医肺病学"泰山学者"岗位创新团队成员，山东中医药大学呼吸疾病研究所成员。兼任中华中医药学会糖尿病分会青年委员、世界中医药学会联合会内分泌专业委员会理事、世界中医药学会联合会糖尿病专业委员会理事、中国糖尿病防治康复促进会理事、山东生物化学与分子生物学会理事、山东省老年医学研究会糖尿病专业委员会委员。

擅长治疗肺间质纤维化、支气管哮喘、慢性阻塞性肺病、慢性支气管炎、肺癌、反复感冒等呼吸系统常见病、多发病，以及高脂血症、糖尿病等内分泌疾病。主持山东省自然科学基金和日本临床药理研究振兴财团国际共同研究助成金项目各1项，作为主要人员参与国家自然科学基金、山东省自然科学基金等项目共15项。获日本临床药理学会学术总会优秀成果奖1项、山东省科技进步奖二等奖2项、中国中西医结合学会科学技术三等奖1项。共发表包括英文、日文、中文在内的相关论文80余篇。其中，SCI论文7篇，日文论文5篇。以副主编参编学术著作2部。获得国家专利1项。

前言

　　肺系疾病是临床常见病、多发病，其发病原因有外感、内伤、宿痰伏肺、痨虫感染等，与气候变化关系较为密切，与人民健康也息息相关。伴随社会经济的发展，人民生活水平的提高，随之而来的环境污染、自然生态的异常变化等因素加剧了肺系疾病的发生，其发病率呈逐年增加的趋势。

　　近年来，肺系疾病在基础理论及临床诊疗方面的研究日新月异，新概念、新方法不断推出，特别是中医药治疗肺系疾病方面的优势越来越受到推崇。为把中医融入现代医学临床中，我在临床工作之余，广泛阅读各种文献，查询国内外各种信息资料，潜心研究，认真总结自己的临床经验，编写了《现代肺系疾病辨证精要》一书，旨在为临床工作的同仁奉献一本临床实用性和可操作性较强的案头参考书。

　　本书分为基础篇和临床篇两大板块。基础篇主要介绍了肺的生理功能、肺系疾病的病因病理、中医诊断方法、中医辨证体系、肺系疾病的中医治疗等基础知识与基本技术；临床篇重点阐述了临床常见肺系疾病如间质性肺炎、慢性阻塞性肺疾病、肺癌、支气管哮喘、急性上呼吸道感染、气管—支气管炎、肺炎、支气管扩张、肺脓肿、呼吸衰竭、传染性非典型肺炎、肺结核等的病因病机、临床表现、辅助检查、诊断、鉴别诊断、中医治疗及预防等。本书体现了中医药治疗肺系疾病的优势，具有科学性、先进性、系统性、实用性的特点，是目前国内较系统、全面、实用的一本中医呼吸病学专著，可供广大中医药科技人员、临床医师、中医药院校师生及中医爱好者参考阅读。

由于学识水平有限，编写时间仓促，书中内容难免挂一漏万，敬请广大读者提出宝贵意见，以便再版时修订提高。

钱卫斌
山东中医药大学附属医院
2018 年 10 月

基础篇

临床篇

基础篇

第一章

肺的生理功能

第一节 肺主气，司呼吸

肺主气、司呼吸是指肺具有主管机体之气体的出入和管理呼吸运动的功能。如同血和津液一样，气是构成人体和维持人体生命活动的最基本物质之一，也是脏腑功能活动的具体体现，是生命活动的源动力。

各脏腑均有属于自己的特定的"气"。但肺主之气有其更广泛的意义，即肺所主之气包括肺主呼吸之气和主一身之气两个方面。

一、肺主呼吸之气

肺主呼吸之气是指肺通过主管呼吸运动，以实现体内外气体交换的作用。生理上，肺的呼吸功能表现为胸廓节律的舒张收缩运动，则人体通过肺吸入自然界之清气，呼出体内之浊气，吐故纳新，使体内外气体不断交换，从而保证了人体新陈代谢的正常进行。肺主呼吸之气的作用正常，则表现为呼吸匀调、气道通畅、气体出入平衡，其他脏腑才能得到濡养，保证其功能的正常。

有学者报道：中医学的肺主气功能理论与现代医学中的肺功能，两者在认识上比较接近，因而将106例慢性阻塞性肺疾病（包括慢性支气管炎或慢支合并肺气肿）患者辨证分为肺气未虚组（53例）和肺气已虚组（53例），并与健康成人（31例）作对照，测定了肺功能的有关指标，初步结果表明：①肺活量的变化：肺气未虚组肺活量虽明显低于正常人组（P＜0.01），但其均值仍在正常值范围内。将肺气已虚组与肺气未虚组及正常人组比较，均有显著差异（P＜0.01），肺气已虚组约有 40％为重度肺功能损害。②最大通气量的变化：三组间有显著差异（P＜0.01），但其均值尚在正常范围内。而肺气已虚组则显著低于肺气未虚组（P＜0.01），约大多数患者有中重度的通气功能损害。③第一秒时间肺活量变化：三组间有非常显著的差异（P＜0.01）。肺气未虚组与正常人组之间有明显差异（P＜0.01），但其均值仍属正常范围。肺气已虚组明显低于肺气未虚组，其均值显著下降至中重度通气功能损害的水平。④中期流速变化：三组间有显著差异（P＜0.01），肺气未虚组虽显著低于正常人组，但均值仍在正常范围。肺气已虚组明显低于肺气未虚组（P＜0.01），更明显低于正常值。⑤流速－容量曲线变化：三组的流速－容量曲线其均值间均有显著差异，肺气已虚组明显低于肺气未虚组，且全部异常。⑥呼吸道阻力变化：气未虚组与正常人组无显著差异，肺气已虚组明显高于肺气未虚组及正常人组（P＜0.01）。⑦残气/肺总量百分比变化：疾病两组均显著高于正常人组（P＜0.01），肺气已虚组又明显高于肺气未虚组（P＜0.01）。经全面比较，肺气未虚组 53 例中，仅 10 例肺功能异常，而肺气已虚组 53 例中，肺功能全部异常。此外，还有人提出，现代医学评定通气功能损害的标准分为正常、轻度损害、中度损害、重度损害及极重度损害五级，而应将肺气盛衰相应分为尚盛、轻度虚损、中度虚损、重度虚损和极虚五类，有利于促进其发展与提高。

二、肺主一身之气

肺主一身之气是指肺通过呼吸运动，具有主持和调节全身其他各脏腑组织之气的作用，主要表现在：肺的呼吸运动，关系到气的生成，特别是宗气的生成。因为宗气是由肺吸入之清气和脾胃运化之水谷精气相结合而成。而宗气聚于胸中，其功能一方面为上出喉咙，以促进肺的呼吸运动；另一方面贯通心脉，行气血而布散周身，温养脏腑组织和维持其正常功能活动。因此，肺是通过生成宗气而起到主一身之气的作用。另外肺的一呼一吸运动，直接对全身的气机起着调节作用。肺主一身之气的作用正常，则宗气充足，气机通畅，呼吸调和。

肺主呼吸之气和一身之气虽是互根互用的功能活动，但又皆取决于肺的呼吸功能。因为肺的呼吸调匀是气的生成和气机调畅的基本条件。若肺的呼吸功能失常，必然影响宗气的生成和气的运动，也势必导致肺的主一身之气和呼吸之气的作用减弱。若肺的呼吸功能丧失，清气不能吸入，浊气不能排出，新陈代谢难以继续进行，人体生命活动则必然随之终止而死亡。此外，机体脏腑组织之气不足或运行失常，反过来也会影响肺的呼吸功能，而造成呼吸功能的异常。

现代研究发现，肺通气功能的异常会导致诸多其他脏器的损害。典型者如阻塞性睡眠呼吸暂停综合征（OSAHS）。这是指睡时上气道塌陷阻塞引起的呼吸暂停和通气不足，伴有打鼾、睡眠结构紊乱、频繁发生血氧饱和度下降、白天嗜睡等病证。由于肺通气不利，气道阻塞，造成睡眠过程中低氧血症，患者身体多个器官和系统会受到连累。

近年来多数研究发现 OSAHS 是冠心病发病的独立危险因素，可导致心力衰竭、心绞痛、心肌梗死及夜间猝死。中老年 OSAHS 患者冠心病的发生率增高，可使男性心绞痛发生的危险性增加 2.2 倍，发生心肌梗死的危险性增加 1.8 倍。OSAHS 伴心律失常较常见，包括窦性心动过缓、窦性停搏、窦房传导阻滞、房性早搏、室性早搏、心房纤颤和室性心动过速。

OSAHS 与高血压：在临床上寻找高血压的病因时应想到 OSAHS 的可能。国外研究发现，至少 30% 的高血压患者合并 OSAHS，50% 以上的 OSAHS 是独立于年龄、体重、饮食、遗传等原因外的高血压发病因素之一。OSAHS 引起持续高血压的原因可能与夜间反复缺氧有关。对于夜间打鼾、白天嗜睡的患者尤应重视。部分患者明确诊断后选用无创通气治疗 OSAHS，部分患者的血压可降至正常，部分患者可减少降压药的用量。

OSAHS与脑血管疾病：研究发现，OSAHS对脑血管病危险性的影响大于吸烟和心脏病，小于高血压，是不可忽视的危险因素。OSAHS是中风的独立危险因素，可使中风的发病率增加。脑血管病患者大多有习惯性打鼾史，脑干动脉硬化影响了脑干呼吸中枢等部位的供血，引起咽喉肌肉张力减低，诱发或加重睡眠呼吸紊乱，反过来又可加重患者的血压和血流动力学改变。低氧血症及高碳酸血症可导致脑水肿，影响脑血流循环，导致颅内压增高，形成恶性循环。同时还发现存在OSAHS的脑卒中患者预后不良，OSAHS可以作为一项预测卒中预后不良的独立指标。近几年研究还发现OSAHS与痴呆密切相关。这主要与夜间呼吸暂停引起低氧、二氧化碳潴留，导致大脑半球，特别是皮层及皮层下功能的损害有关。OSAHS患者痴呆以血管性痴呆为主。

OSAHS与慢性阻塞性肺疾病及肺心病：OSAHS合并慢性阻塞性肺疾病或其他呼吸系统疾病时称为重叠综合征。国外调查发现，11%的OSAHS合并慢性阻塞性肺疾病，二者重叠存在更易引起肺心病。重叠综合征患者发生肺心病的比率为47%，远高于单纯慢性阻塞性肺疾病（28%）及单纯OSAHS（25%）。OSAHS可引起反复夜间慢性缺氧，导致红细胞增加，血黏度明显增高，可能引起肺动脉高压，进而引起早期肺心病。一项研究发现，24例OSAHS患者中有13例可诊断为肺心病，而20例对照组仅1例诊断为肺心病，表明OSAHS与肺心病密切相关，重叠综合征预后更差。

第二节　肺主宣发与肃降

宣发，即宣通、布散之意；肃降，即清肃、洁净和下降之意。

所谓"宣发"，即宣布、发散之意。肺主宣发，即肺脏具有向上、向外升宣布散的生理功能。这种功能主要体现在以下三个方面：其一是通过肺的气化，使体内浊气不断排出体外；其二是使气血、津液输布至全身，以发挥滋养濡润所有脏腑器官的作用；其三，宣发卫气，调节腠理之开合，通过汗孔将代谢后的津液化为汗液排出体外。若肺失宣散，即可出现咳嗽、吐痰、喘促胸闷、呼吸困难以及鼻塞、喷嚏和无汗等症状。

所谓"肃降"，即清肃下降之意，清肃又包含有肃清的意思，即肃清、排出肺内毒邪与异物的作用。肺为娇脏，属清虚之器官，异物不容，毫毛必咳，肺内不能容有任何水湿痰浊和异物停留。由此可见，肺的清肃功能，乃是机体自卫功能的表现。而下降是指肺气向下通降的生理作用。

肺主肃降作用主要体现于三个方面：一是吸入自然界清气；二是把肺吸入的自然界清气和脾转输来的水谷精微下行布散；三是肃清肺和呼吸道内的异物，以保持呼吸道的洁净。若肺的肃降功能失职，则可出现呼吸短促或表浅、胸闷、咳喘、咯血等病理现象。

总之，肺主宣发与肃降的生理作用，可以概括为：①维持正常的呼吸运动；②能够输布水谷精微和卫气；③参与调节水液代谢。生理上，肺主宣发与肃降的功能正常——肺主宣降，则能维持呼吸运动正常，表现为气道通畅，呼吸匀调；输布津液和水谷精微于全身，表现为机体各部营养物质充足；布散卫气于体表，而发挥卫气的生理功能：护卫肌表则邪不可干，开合汗孔则排汗正常，温养肌肤则体表温暖。病理上，肺主宣发与肃降的功能失常即肺失宣降，导致呼吸功能异常，肺气不宣则表现为呼吸不利、鼻塞喷嚏，肺气不降则表现为咳喘胸闷；水液输布障碍，水液停蓄体内则生痰饮，水液泛溢肌肤则成水肿、尿少；卫气不达肌表，卫外不固则易感冒，汗孔开合失度则自汗或无汗，肌表失于温煦则畏寒肢冷。

肺主宣发与肃降是肺的主要生理特性，两者之间是相反相成的关系。在生理上，相互依存、相互为用。没有正常的宣发，就会影响正常的肃降；没有正常的肃降，就不可能有正常的宣发。即宣发有利于肃降，肃降则促进宣发。只有肺气宣降正常，才能使气道通畅,呼吸调和,保持人体内外气体之交换,才能使各脏腑组织获得气、血、津液之温煦濡养,以免遭受水湿痰浊停留之患。在病理上,宣发与肃降又每每相互影响,如外感风寒之咳喘,便是因风寒束表,毛窍闭塞,肺气失宣导致肺气上逆的证候,治疗上常拟三拗汤为主方,其中既取辛温之麻黄宣肺平喘,又以苦温之杏仁降气止咳,使其恢复正常的宣发与肃降的功能。反之,咳喘日久而体弱形寒,则是由于肺气失降而致宣发无力,津气亏虚难以布达体表而使然。

第三节　肺主通调水道

通,即疏通;调,即调节;水道,即水液运行的道路,也包括排泄过程。肺主通调水道的功能,是通过肺气的宣发和肃降功能来完成的。所谓肺主通调水道,是指肺的宣发和肃降对体内水液的输布、运行和排泄起着疏通和调节的功能。生理上,人体的水液输布和运行,主要依赖气的推动和气化作用。水液的排泄,主要途径是排尿,其次为皮肤毛孔的出汗和蒸发以及呼气的散发等。肺气的宣发,不但将津液和卫气输布、运行于全身,布散于体表,发挥"熏肤、充身、泽毛"的生理功能,而且主司汗孔的开合,将代谢后的水液经汗孔排出体外,并调节汗液的排泄。肺气的肃降,不但将吸入之清气下纳于肾,而且还将体内的水液不断地从上焦、经过中焦、向下输送至下焦的肾和膀胱,再由肾和膀胱的气化作用,把水液中的剩余部分变成尿液排出体外。水液在人体内不断地布散渗透、循环运行,成为人体生命活动的基本物质之一,而此过程都是从肺始发,并且依靠肺气宣发与肃降以疏通调节而完成的,故有"肺为水之上源""肺主行水"之说。在生理上,肺主宣降,则水道通利,机体的水液输布、运行和汗、尿的排泄均为之正常。在病理上,肺主宣发与肃降失常,肺气通调水道功能障碍,则水道不利,水湿停聚。若水停于肺,则可表现为咳嗽气喘、痰多;若水溢肌肤,则可表现为尿少、水肿。

有学者观察了肺通气活动对抗利尿激素（ADH）分泌和释放的影响：肺通气活动不但是体内气体交换所必须，而且也是肺脏其他功能活动得以实现的基础。改变肺通气的深度和压力能影响肾脏的泌尿功能。在肺通气过程中增加每次吸入气体的容量（又称正压呼吸），人或动物的排尿量会明显减少。若停止正压呼吸，则尿量逐渐恢复原有水平。反之，如果降低肺通气的压力（负压呼吸），人或动物的排尿量会明显增多，停止负压呼吸，也会恢复原水平。对此研究结果认为，正压呼吸所引起的抗利尿效应是由于回心血量减少，心房内压下降，存在于心房壁的压力感受器经迷走神经的上行冲动减少，致使"丘脑下部－垂体后叶"ADH分泌和释放量增加；而在负压呼吸时，回心血量增多，心房压力升高，其感受器发放冲动增加，抑制了ADH的分泌和释放所致。因此，肺的通气深度或压力的改变确能影响肾脏泌尿功能的作用，说明肺脏通过呼吸运动的变化，能影响着"丘脑下部－垂体后叶"ADH的分泌和释放，可能是肺主通调水道的实质之一。

肺通气活动还对"肾素－血管紧张素－醛固酮系统"有一定的影响。目前的研究资料表明，当吸气中枢兴奋时，这种兴奋可以扩散到交感神经系统，而呼气中枢兴奋时，则能扩散到交感神经系统。因此，呼吸中枢的兴奋性可以为肺泡状态（扩张或萎缩）所影响。可以认为肺通气深度及压力变化能够间接地调节自主神经中枢的活动。当交感神经兴奋、血浆中去甲肾上腺素和肾上腺素浓度升高时，可以促进肾素的释放，即促进肾小管对Na^+或水的重吸收。另外，有关肺通气深度的改变对回心血量或对肺静脉、右心房压力，进而对肾脏神经活动的影响，近年来也被人们所注意。曾有人指出，肺静脉－左心房连接处的压力升高时，可以特异性地引起肾交感神经传出冲动减少；反之则冲动增加，因此被称之为"心肺－肾反射"。这种反射传入途径是迷走和交感神经，它不但可以通过肾交感神经紧张度的变化而影响肾小管对有机、无机物或水分的重吸收，同时这一反射在调节"肾素－血管紧张素－醛固酮"的分泌过程中也起着重要的作用。因此，有理由认为，肺通气深度压力的改变可以通过自主神经系统和"心肺－肾反射"来影响"肾素－血管紧张素－醛固醛系统"的活动，从而调节肾脏的泌尿功能。

第四节　肺朝百脉

朝，即上奉、聚会之意。肺朝百脉，实质应为百脉朝肺，是指全身的血液，都要经过经脉而会聚于肺，通过肺的呼吸运动，进行气体交换，然后再输布至全身的功能。生理上，肺主气，心主血。全身之血脉，均统属于心，虽然心脏的搏动是血液循行的基本动力，而血液能够正常地运行，还需依赖肺气的推动和调节。其一是肺化生之宗气，贯通血脉，推动血液运行。其二是肺主司呼吸运动，调节全身气机，促进血液循行。在正常情况下，肺气充沛，宗气旺盛，气机通畅，则助心行血，表现为机体血液循行正常。病理上，如果肺气虚弱，则宗气不足，气机不调，就不能帮助心脏推动血行，必然影响心主血脉的功能，而出现血液运行不畅，表现为胸中憋闷，心悸气短，唇舌青紫等症状。

有的学者认为，肺朝百脉，辅助心脏推动血液循环的功能，可能是肺通过影响血液中某些血管活性物质的水平来实现的。肺是一个重要的内分泌器官。肺通过产生具有升压作用的血管紧张素Ⅱ，灭活具有降压作用的前列素 E 和缓激肽等化学介质，使血压升高。如果肺部的这种功能减弱，则血压降低，血液运行速度减慢，导致气滞血瘀。此种调节作用可能是通过调整血管内皮细胞的cAMP/cGMP而达到的。

还有人发现肺气虚时，红细胞电泳率变小，红细胞泳动速度变慢，而补气扶正药能使红细胞泳动时间变短，电泳率变大。用现代医学观点进一步具体研究表明：强效的舒血管物质缓激肽的灭活过程主要在肺脏，肺血管内皮细胞有能使缓激肽灭活的缓激肽酶，又是血管紧张素的转化酶，血液每循环于肺，则大部分被清除，以维持血管的外周阻力，调节血压。另外，血管紧张素Ⅰ，主要经肺部的转化酶作用变为血管紧张素Ⅱ，而加强血管的收缩作用，同时又使醛固酮分泌增加，增加血容量。还有肺中的前列腺素E可以降压，并能抑制血小板凝集，有明显抗凝作用。其中前列腺E、前列腺F等均参与血压调节，与血流动力学的改变有密切关系。

第五节　肺主治节

　　治，即治理之意；节，即调节之意。肺主治节是指肺具有辅助心脏对全身脏腑组织起着治理调节的功能。肺主治节的生理作用，主要体现在四个方面：其一是肺主呼吸，人体的呼吸运动是有节奏地一呼一吸，以进行体内外的气体交换；其二是随着肺的呼吸运动，调节气的升降出入运动，使全身的气机调畅；其三是通过肺朝百脉和气的升降出入运动，辅助心脏，推动和调节全身血液的运行；其四是通过肺的宣发和肃降，治理和调节津液的输布、运行和排泄，以维持体内津液代谢的平衡。因此，肺主治节，实际上是对肺的主要生理功能的高度概括。

　　广西某中医学院基础理论研究室报道：采用免疫功能的测定及生化有关指标的肺血流图检查等实验手段，通过多项指标和综合判断的方法，借以了解"肺虚易感""肺虚自汗"与机体免疫功能、自主神经功能及肺血流灌注等方面的关系，从中探讨"肺虚易感"和"肺虚自汗"的病理生理，为进一步阐明"肺主气""肺主皮毛"的实质提供实验依据，以期在临床上为肺气虚提出客观指标和更有效的治疗方法。①肺气虚与免疫功能的关系：本组实验表明，肺气虚者细胞免疫和体液免疫功能较健康人低下，表现为淋巴细胞转化率及血清免疫球蛋白IgM、IgG均明显低于对照组。血清型IgA在肺气虚组与对照组无显著差异，说明用血清型IgA作为肺气虚患者观察指标意义不大。肺气属于机体正气之一，它与现代医学的免疫功能的概念亦有相似之处。从免疫学角度理解，肺气虚是由于免疫功能下降，特别是呼吸道局部免疫功能的降低，使肺气不能宣发卫气于肌表，导致卫表不固，故易自汗畏风，罹患感冒。机体免疫力低下是肺气虚的病理生理基础之一。因此，采用具有提高免疫功能的中西药或扶正以祛邪的方药来治疗，必然能够取得一定的效果。②肺气虚与血清 α_1-抗胰蛋白酶（α_1-AT）水平的关系：实验表明，肺气虚患者血中 α_1-AT 水平显著低于对照组（健康人）。由于 α_1-AT 在体内的功能是使蛋白溶解酶灭活，保护肺组织的完整。而当先天或后天性因素使 α_1-AT 降低时，肺组织的生理防护功能削弱，肺组织易被蛋白酶所损害而致肺气肿。部分患者还可表现为肺气虚的症状。因此，α_1-AT 的降低，可能是一部分肺气虚患者的另一病理生理基础。③肺气虚与真性胆碱酯酶（ChE）的关系：实验表明，肺气虚患者中真性胆碱酶酶含量显著高于对照组。由于 ChE 在血中含量与乙酰胆碱水平成正比，它直接反映自主神经功能，特别是副交感神经功能状态。肺气虚患者 ChE 高于对照组，提示本病存在自主神经功能失调，而以副交感神经功能亢进为主。因此，若选用抗胆碱的中西药，通过调整自主神经功能入手作为肺气虚的治疗途径，可以取得一定疗效。④肺气虚患者的肺血流图：本组肺血流图的 6 个检测指标的检查结果发现，肺气虚患者的肺血流图的上升角小于对照组，波幅高度低于对照组，流入容积速度慢于对照组。经统计学处理，皆有显著性差异。肺血流图主要反映肺动脉容积的变化，而这几巧指标的改变，特别是波幅的降低和流入容积速度减慢，均提示肺气虚患者肺血管弹性较差，肺动脉血流量减少或肺循环阻力增加，此可能是肺气虚患者表现咳喘无力的病理生理基础之一。

第六节 肺主皮毛

肺主皮毛语出《内经》。《内经》中计有 15 处论及肺与皮毛的关系。如《素问·痿论》曰："肺主身之皮毛"；《素问·阴阳应象大论》:"肺生皮毛";《素问·五脏生成》说:"肺之合皮也,其荣毛也。"在《内经》以后的中医文献中,对肺主皮毛的认识大同小异,概而言之是这样的:肺主气,皮毛靠肺气输布卫气温养才能保持腠理固密,而腠理固密的生理意义是邪不可干。正如明·皇甫中所云:"夫肺居至高之上,主持诸气……外主皮毛,司腠理开合,卫护一身,如天之覆物。"若肺气不足,其主要病理变化也是卫外不固,而不是皮肤毛发的病变,诚如明·绮石所言:"肺主皮毛,外行卫气,气薄而无以卫外,则六气所感,怯弱难御,动辄受邪。"古人将外来致病因素归纳为六淫、疫气、乖戾之气等等"邪气"。他们注意到每当天冷衣薄,皮肤受凉,或汗出当风,毛窍骤闭,即易出现恶寒发热等症状,故认为邪气侵袭人体的途径是从皮毛而入。如《灵枢·刺节真邪》说:"虚邪之中人也,洒淅动形,起毫毛而发腠理。"采用方药、沐浴、覆被等方法发汗后,热退病除,更易使人联想到邪气就位于肌表,可随汗而去。《素问·阴阳应象大论》提出用发汗的方法治疗表邪("其在表者,汗而发之"),后世医家均从此说。直至明末吴有性在《温疫论》中才首次记载温疫是自然界别有的一种特殊物质"疠气"所致,其传播途径是"自口鼻而入"。但清代医家仍认为,除疠气外的六淫之邪是从皮毛而入肺,如李用粹说:"更衣脱帽,沐浴当风,皮毛之间,卒然受邪,内舍于肺。"现代中医论著及教材等论及感冒、咳嗽等疾病的病因时仍说是从皮毛和口鼻而入,未能舍弃"皮毛"二字。病邪(致病微生物)当然可以从皮肤(黏膜)的破损处侵袭人体,但此处的"皮肤"与"皮毛"并非同一概念。

我国古代医家在临床实践中总结的外感病发病的一般规律:外邪侵入人体初期,多表现出或轻或重的"表证"(或太阳经证、卫分证、上焦病证等),虽然因病因、发病节气、患者素体禀赋等因素的不同,患者的见症可有很大不同,但发热、恶风寒、头疼身痛、鼻塞流涕等症是普遍存在的。若表证失治误治,则向内犯于肺,或传于其他脏腑。以咳嗽为例,《素问·咳论》指出外感咳嗽是邪气由表入肺所致。因为"皮毛者肺之合也,皮毛先受邪气,邪气以从其合也"。明·张介宾说："夫外感之咳，必由皮毛而入，盖皮毛为肺之合，而凡外邪袭之，则必先入于肺。"清·沈金鳌更是确信"风邪侵入，不论何处感受，必内归于肺。"套用现代医学的观点，上述临床症状及传变特点与上呼吸道感染（或某些急性传染病的发病初期）基本相同，致病微生物是从口鼻而入，若未得及时正确的治疗，可引发下呼吸道感染（或进入传染病的发作期）。因此，我们有理由认为当"皮毛"一词用于防御外邪侵袭时，在大多数情况下是指上呼吸道。从病理方面看，若肺气虚弱，藩篱不固，病邪即易入侵。如明·绮石所说："肺气一伤，百病蜂起……以清虚之脏，纤芥不容，难护易伤故也。"1979年广州会议拟订的肺气虚诊断标准，以咳嗽为主症，次症为易汗、恶风、易感冒；1982年及1986年全国中西医结合虚证与老年病研究专业委员会又做了两次修改，将肺虚证的标准定为久咳痰白、气短喘促、易患感冒。有人对肺气虚证的证候学特点进行了统计分析，发现易患感冒在肺气虚证患者临床症状出现频率仅次于久咳痰白，居第2位，说明易患感冒确为肺气虚证的主要临床特征。据此，我们也可以说易患感冒（上呼吸道感染）是肺气虚、卫外不固的必然结果。

从治疗方面看，《素问·阴阳应象大论》强调外来病邪致病很快，有经验的医家在疾病初期阶段就能及时治疗，从而阻断疾病的传变："故邪风之致，疾如风雨，故善治者治皮毛，其次治肌肤，其次治经脉。"从古至今辛温解表、辛凉解表等解表方法及方剂毫无例外地用于治疗感冒，也可以印证肌表对应于上呼吸道。现代研究发现，肺确非单纯的呼吸器官。呼吸道黏膜上皮的黏液纤毛机械防御、细胞免疫、体液免疫功能是人体抵抗致病微生物侵袭的主要屏障之一。许多临床及动物实验报道都表明，肺气虚证患者或动物鼻分泌物、唾液、气管灌洗液中细胞及体液免疫功能显著下降，鼻腔及气管黏膜廓清功能受损，说明上、下呼吸道免疫防御功能都显著下降，这正是卫外不固、反复上感的根本原因。

有学者报道：将慢性气管炎患者分为肺气虚型和肺肾气虚型，取耳垂血作涂片，用酯酶标记法染色，观察计算出淋巴细胞百分比值，其结果为：①淋巴细胞百分比值比较：淋巴细胞占中性粒细胞和淋巴细胞总数中的百分比值，健康人为 $24.4\pm8.0\%$，肺气虚患者为 $25.7\pm9.0\%$，肺肾气虚患者为 $23.3\pm9.8\%$，三者比较均无显著差异（$P>0.05$）。②T 淋巴细胞比值比较：健康人 T 淋巴细胞百分比值为 $68.5\pm8.5\%$，肺气虚患者为 $49.6\pm11.6\%$，肺肾气虚患者为 $51.8\pm8.4\%$，肺气虚与肺肾气虚患者之间无显著差异，但两者 T 淋巴细胞较健康人明显减少（$P<0.01$），相对来说，B 淋巴细胞百分比则明显增高。此外，上述结果还说明，单纯肺气虚与肺肾气虚患者之间免疫功能方面无显著差异。

还有学者报道：肺气虚与干扰素水平有关。经实验表明，肺气虚患者（40 例）全部的血清干扰素（IFN）均值明显低于对照组（$P<0.01$），说明肺气虚与 IFN 降低有内在的相关性，即肺气虚同时存在 IFN 水平低下。由于肺气虚临床表现可分为卫外不固、宣降失司和治节不利。本实验表明各组 IFN 水平低于正常人，而组间差异不明显，提示了 IFN 活性低下可能是肺气虚三型之共同病理基础。

综上所述，肺主皮毛的"皮毛"不特指皮肤毛发，在用于抵抗外邪侵袭时与"肌表"相似，指肺系的抗邪屏障，相当于呼吸道的免疫防御机制。认清这一含义，有助于更深刻地理解古医籍的科学内涵，也有助于指导临床医疗实践。

第七节　肺开窍于鼻，其液为涕

窍，即孔窍、孔道之意。开窍是指内在脏器与外界相通的孔窍。中医学认为：体表组织器官的功能，是渊源于内在五脏，五官九窍的功能，同样依赖于内在相应脏腑的正常功能活动，即五脏各有其相应的对外开放窗口。鼻为五官之一，又名明堂，为呼吸出入的最外通道，具有通气和嗅觉的功能。涕，即鼻涕，为五液之一，是由鼻内分泌的黏液，具有润泽鼻窍的功能。鼻为肺窍，故在五脏化五液中，肺在液为涕。肺开窍于鼻，是指肺的生理功能与鼻的关系密切。其液为涕，是指涕由肺中精气所化生，且与肺的生理功能关系密切。生理上，肺气调和，呼吸通利，精气上通于鼻，则表现为鼻腔通畅，嗅觉灵敏；涕泌正常，润泽鼻窍，干润适度。病理上，外邪犯肺，则肺气不利。若风寒袭肺，可表现为鼻窍阻塞，多流清涕，嗅觉不灵；若风热犯肺，可表现为鼻塞欠畅，嗅觉下降，多流黄涕；若热邪壅肺，可表现为鼻窍焦黑，鼻翼扇动，甚或鼻衄；若燥邪客肺，可表现为鼻孔干涩，燥裂作痛。此外，若肺气虚弱，则卫外不固，常可出现经常感冒，鼻塞流涕，嗅觉减退等。

第八节　肺与大肠相表里

中医学认为人体的生命活动是以五脏为中心，通过经络系统，分别把全身各组织器官联系成一个有机的整体。肺为脏，属阴；大肠属腑，为阳。肺与大肠则通过手太阴经与手阳明经的相互络属，两者在生理功能上的密切配合，构成一组脏腑阴阳表里关系。肺与大肠相表里的关系反映在生理功能上的密切联系，主要体现在两个方面。

一、传导方面

在生理上，传导糟粕虽属大肠本身的生理功能，而肺气的清肃下降也是保证其传导功能正常的重要条件。是以唐容川所言之"调大便必须调肺气"，是有一定的临床指导意义的。在病理上，两者相互影响。若肺气虚弱，失于肃降，则推动无力，津不下达，导致大肠失润而传导不利，可出现气虚便秘。若大肠实热，上熏于肺，导致肺失肃降而肺气上逆，可出现咳喘胸满。

二、呼吸方面

在生理上，肺主司呼吸运动，其气清肃下降，为其主要生理功能和特性。由于肺与大肠经络相连，气化相通，所以肺的呼吸运动也受着大肠传导功能的影响。即大肠的传导通畅，也是保证肺气清肃、呼吸匀调的重要条件。肺与大肠在生理上的关系，可以概括为"肺主降，则腑气通；腑气通，则肺气降"。在病理上，肺与大肠也相互影响。若肺司呼吸功能异常，累及大肠，导致传导障碍，可出现便秘或腹泻。如外邪犯肺，则肺失肃降，临床上既可表现为肺气上逆之咳嗽气喘，又可见大肠传导异常之腹泻，此于现代医学之小儿支气管肺炎中还是相当常见的。若大肠热结，上灼于肺，导致肺气不降，可出现呼吸急迫，咳嗽气喘。临床上主张使用大黄通腑以清肃肺气，治疗肺部感染，而大大提高疗效者，也是基于此理论指导下的具体应用。

第九节　肺主声音

声音出于肺系而根于肾。咽喉是呼吸的门户和发音器官。喉为肺系，肺脉通会厌，会厌为声音之门户。肺主气，声由气发，所以声音的产生与肺的功能有关，又肾脉夹舌本，肾精充足，上承会厌，鼓动声道而出声。因此，有"肺为声音之门，肾为声音之根"（《直指方》）的说法。又肺主气、司呼吸，肺之生成的宗气，上出喉咙，鼓动声门，则发为声音。肺主声音，是指肺的生理功能与声音的产生和强弱有关。生理上，肺气充沛，则宗气旺盛，表现为声音洪亮清脆。病理上，若肺气虚，则宗气不足，可表现为声音低微；若肺阴不足，喉部失润，可表现为声音嘶哑，此乃肺虚所致，即所谓"金破则不鸣"。若风寒袭肺，则气机不畅，可表现为咽喉不利，声音重浊不清；若风热犯肺，则上犯清道，可表现为咽喉肿痛，声音嘶哑；若燥邪客肺，则喉部干涩，亦可表现为声嘶或失声。此乃肺实所致，即所谓"金实则不鸣"。

第十节　肺与他脏的关系

　　中医藏象学说认为，五脏各自具有不同的生理功能和特有的病理变化；但五脏之间并不是孤立的，而是彼此密切联系的。即肺与心、脾、肝、肾四脏的关系，不单纯是表现在解剖位置和形态结构方面，更重要的是它们彼此之间在生理活动和病理变化上有着必然的内在联系，形成了肺与其他四脏之间相互资生、相互制约的关系，也就体现了肺与他脏的自动调节机制。

一、肺与心的关系

　　肺心同居上焦，肺主气，心主血；肺主呼吸，心主行血。肺与心之间主要体现为气和血的关系。在生理上，肺主胸中之宗气，贯通心脉以助心行血；而心主一身之血脉，百脉聚会于肺，两者相互配合，保证气血的正常运行，以维持机体脏腑组织的功能活动。所以说，气为血之帅，气行则血行；血为气之母，血至气亦至。气属阳，血属阴，血液的运行，虽为心所主，但必须依赖肺气的推动。肺所生成的宗气，贯通心脉，得到心血的运载，才能敷布到全身。因此肺与心，气与血，是相互依存，相互为用的，如果只有血而无气的推动，则血失统帅而瘀滞不行。如果只有气而无血的运载，则气无所依附而涣散不收。在病理上，若心血不足，不能充养于肺，可引起肺气亦虚，最终导致心肺气虚，表现为心悸气短，咳喘无力，动则尤甚，胸中憋闷，语声低微，少气懒言，面色淡白，自汗神疲等症状。同时，肺气虚弱或肺失宣降，尚可影响心主血脉功能异常，而导致血液运行瘀滞，表现为胸闷少气，心悸怔忡，或胸中憋闷刺痛，痛引肩背、内臂，口唇青紫，舌质淡黯或见瘀点瘀斑，脉象细涩或结代等症状。反之，心血瘀阻，导致气机不利，亦可影响肺之宣发与肃降功能，出现咳嗽气促，不得平卧等肺气上逆的病理现象。

二、肺与脾的关系

肺司呼吸，主一身之气；脾主运化，为气血生化之源。肺气宣降，则水道通利；脾气健运，则运化水液。因此，肺与脾的关系，主要体现在气的生成和津液的输布两个方面。

（一）在气的生成方面

在生理上，肺主气，脾生气。肺司呼吸而吸收自然界清气，脾主运化而化生水谷精气，一旦输于肺，两者结合化为宗气。宗气为全身之气的主要物质基础，布达全身以维持人体正常的生命活动。脾所化生的水谷精气等营养物质，必须依赖肺气的宣发和肃降才能敷布全身。而肺主宗气的生成，则须不断依靠脾运化的水谷精微来供给，故脾能助肺益气。因此，而有"肺为主气之枢，脾为生气之源"之说。总之，肺司呼吸和脾主运化的功能是否健旺，与气之盛衰有十分密切的关系。在病理上，脾气虚弱，运化无能，水谷精气化源不足，无以上输养肺，则可导致肺气虚弱，出现食欲不振，脘腹作胀，大便溏泄，少气懒言，咳喘痰多等脾虚肺弱之证，习惯上又称之为"土不生金"，治疗时宜健脾益气，也称此为"培土生金"之法。反之，久病咳喘，肺气虚弱，宣降无力，亦可累及脾土，而导致脾失健运，出现咳喘无力，自汗易感冒，纳食呆滞，腹胀便溏等肺弱脾虚之证，治疗时仍廊从后天之本着手而补脾益气。

（二）在水液代谢方面

在生理上，肺主行水而通调水道，脾主运化水湿，均为维持水液代谢的重要脏器。具体而言，水谷化生的津液由脾上输于肺，通过肺的宣发和肃降而布散至周身，下输于膀胱。而肺之宣降赖脾气运化以资助，脾之运化水湿靠肺气宣降以协助。肺与脾在津液的生化、输布过程中，是密切配合和相互为用的。在病理上，若脾失健运，水湿不化，聚湿生痰，而为饮为肿，影响及肺，则肺失宣降，而出现咳嗽，喘息，痰多等症状，故言"其标在肺，其本在脾"。因此，又有"脾为生痰之源，肺为贮痰之器"之说。反之，肺病日久，其气虚弱，失于宣降，水道不利，导致水液代谢障碍，则水湿停聚，脾阳受困，继而可出现水肿，倦怠，腹胀，便溏等脾之运化水湿功能失调。

三、肺与肝的关系

肺主肃降，肝主升发，则肝升肺降，气机调畅，气血流行，脏腑安和。所以，肺与肝的关系，主要体现在气机升降和气血运行方面。

（一）气机升降方面

在生理上，肺居膈上，在上者其气肃降；肝居膈下，在下者其气升发；肝气从左上升，肺气从右下降，升降得宜则气机舒展。人体精、气、血、津液运行以肝肺为枢纽，以维持人体气机的正常升降运动。在病理上，若肺肝的气机升降失常，则可导致肝失疏泄，气机郁结，气郁化火，肝火灼肺，肺失清肃，而出现胁肋灼痛，急躁易怒，咳嗽咯血等肝火犯肺的证候。此也称之为"木火刑金"。如果肺失清肃，影响及肝，则肝失条达，疏泄不利，而出现咳嗽少痰之症外，兼见胸胁引痛胀满。头晕胀痛，面红耳赤等肺燥伤肝的症候，此又称之为"金乘肝木"。

（二）气血运行方面

在生理上，肝藏血、主疏泄，调节全身之血；肺主气、主治节，治理调节全身之气。而肺调节全身之气的功能，又需要得到血的濡养；肝调节全身之血的功能，又必须依赖气的推动。总之，维持全身气血的正常运行，虽然是依赖心所主，但又需要肺主气、主治节与肝藏血、主疏泄功能的协助。在病理上，如果肺肝的功能失调，使气机阻滞，则可导致气滞血瘀的病症，出现胸腹胀闷、胁下疼痛、痕痕鼓胀等症状。

四、肺与肾的关系

肺主宣降，通调水道，为水之上源；肾阳气化，升清降浊，为主水之脏。肺主呼气，肾主纳气。肺属金，肾属水，金能生水；肾阴为人体阴液之本。能滋养于肺，即水能润金。所以肺与肾的关系，主要体现在呼吸运动、水液代谢和阴液互资三个方面。

（一）呼吸运动

在生理上，肺司呼吸，肾主纳气。人体的呼吸运动，虽然由肺所主，但在呼吸过程中需要肾的纳气功能协助才能完成。即肾气对于吸入之气具有摄纳作用。只有肾气充盛，吸入之清气才能经过肺之肃降而下纳于肾，肺肾相互配合，共同完成呼吸的生理活动。故有"肺为气之主，肾为气之根"之说。在病理上，若肾气不足，摄纳无权，则气浮于上；或肺气虚损，久病及肾，导致下元虚亏，气失摄纳，皆能引起吸入之气不能归根，而出现呼吸浅表，气喘急促，张口抬肩，呼多吸少，动则尤甚，腰膝酸软等肾不纳气之证。

（二）水液代谢方面

在生理上，肺为水之上源，肾为主水之脏。在水液代谢过程中，肺与肾之间存在着源和流的关系。肺主行水而通调水道，水液只有经过肺的宣发和肃降，才能使在上之水液宣降有度，水津布散到全身各组织器官之中，浊液下归于肾而输入膀胱。肾主水，肾中阳气对水液具有气化而升清降浊的功能，又主开合，下归于肾之水液，通过肾阳气化，则使清者升腾，通过三焦回流于体内；浊者化为尿液而输入膀胱，再从尿道排出体外。肺与肾，一上一下，升降相因，相互为用，共同维持水液代谢的平衡。故有"其本在肾，其末在肺"之说。在病理上，若肺失宣降，水道不利，久必及肾；反之，若肾不主水，水湿泛溢，又可上射于肺。二者相互影响，导致水液代谢失调而均可出现水肿。具体举例而言，如风邪袭表犯肺，引起肺气宣降失职，不得通调水道，下输膀胱，导致风遏水阻，风水相搏，泛溢于肌表，而形成风水，可表现为恶风发热，小便不利，面目悉肿等症状。风水不愈，亦可由肺及肾，出现水肿浸及全身上下内外，腰痛尿少等症状。若肾阳不足，气化失司，关门不利，水液停聚，则不仅外溢肌肤而为水肿，尚可寒水射肺，出现咳嗽气喘，不得平卧等症状。

（三）阴液互资

在生理上，从五行属性而言，肺肾为金水相生之脏；若从阴液本身而言，肺肾又有标本资生的关系。肺阴肃降，阴液下输，滋养于肾；肾阴为人体阴液之根本，对各脏腑组织具有滋养濡润的作用，肾阴充盛，循经上润于肺，则能保证肺气清宁，宣降正常。故有"肺气之衰旺，全恃肾水充足，不使虚火炼金，则长保清宁之体"之说。在病理上，若肺阴受损，久必下及肾阴，导致肾阴亏损；反之，肾阴亏虚，阴虚火旺，虚火上灼肺阴，致使肺失清润。两脏阴液互损，最终形成肺肾阴虚之证，临床上可表现为干咳少痰，或痰中带血，声音嘶哑，咽喉干燥，形体消瘦，腰膝酸软，或见两颧发赤，骨蒸潮热，烦躁盗汗，男子梦遗，女子经闭，舌红少苔，脉象细数等阴虚内热之象。现代医学的肺结核病之中后期患者，常可见此证候。

综上所述，中医学之肺系在人体生命活动中，占有极其重要的地位，主要承担着人体的呼吸运动，从而维持人的正常生命活动。不仅如此，中医学提出的肺系的非呼吸功能（如肺朝百脉、主治节、通调水道、外合皮毛、与大肠相表里等）已越来越被现代科学所证实，也愈来愈受到国内外医学界的重视和推崇。另外，中医学还将人的精神情志活动常概括为五神（神、魂、魄、意、志）和五志（喜、怒、悲、思、恐），并认为它分属五脏，即在五神中，肺藏魄；五志中，肺主悲（忧）。因此，它认为人体的各脏腑器官在组织结构上是不可分割的，生理功能上是协调配合的，病理变化上是相互影响的。在诊治呼吸系统疾病时，也应发挥中医优势，坚持中医特色，注重肺系与其他脏腑组织的相互关联，切忌背离中医学的基本特点而片面地、孤立地、静止地看待之。

第二章

肺系疾病的病因病理

第一节　肺系疾病的病因

凡能导致人体正常功能状态紊乱或破坏的各种原因和条件即是病因。肺系疾病的发生是六淫之邪、疫疠之气、饮食失调、情志所伤等致病因素作用于人体，导致人体脏腑、阴阳、气血、津液的功能失调。也就是说，疾病的发生必须具备两个条件，即外部条件和内部条件。中医学将一切对机体有损害作用的外部致病因素概称为"邪气"，而把机体内部的抗病功能，包括对病邪的抵御、对损害的修复、对阴阳的调节等。概称为"正气"。疾病的发生与否以及发生的形式等，取决于正气与邪气的盛衰以及邪正相互作用的结果，即正能胜邪，病邪难以侵入，机体的阴阳平衡得以保持，则不发病；若病情一般，也很轻浅，易于康复。一般而言，肺系病主要病因如下。

一、风寒

（一）风

风为春令之主气，然四时均有。正常情况下称之为风气，反常或逢人体虚而致病者则谓之风邪。风邪全年皆可伤人。《素问·风论》云："风者善行而数变"，概括说明了风的基本特点是轻扬善动，急骤多变。故凡临床表现与风的特点相合，或发病前确与风的袭扰有关者，均可视为风邪致病。风包括内风和外风。通常外感之风多为外风伤人所致。"风邪上受，易犯肺卫"，也说明外风致病与肺系病的形成关系较为密切。

风邪可单独致病，但更常为六淫、杂气致病之先导，故有"风为百病之长"之说。具体表现为风邪每易与他邪相合而为患，如寒、湿、热诸邪多依附风邪侵犯人体，故临床常见风寒、风热、风湿甚至风湿热、风寒湿等相兼之证。若风寒犯表，症见恶寒发热，无汗不渴，头身疼痛，咳嗽痰稀，鼻塞流涕，苔白脉紧等。若风热侵袭肺系，症见发热微恶风寒，有汗口渴，咽喉肿痛，咳嗽痰稠，鼻涕黄稠，苔黄脉数等。

风邪之性属阳，具有易袭肺卫、轻扬开泄的致病特点。风为邪，其性轻扬，且具有升发、向上、向外、主动等特征，故属阳邪。以其同类相求，则阳邪易伤阳位，故最易侵袭人体头面、肺卫、肌表、阳经等在上在表之部位。又因其性升发、轻扬向外，故易致腠理开泄，卫阳失司而津液外泄。所以呼吸病因，风邪而致者尤其多见。临床常表现为头项强痛，鼻塞流涕，头面微肿，喉肿咽痛，淅淅恶风，翕翕发热，溱溱汗出等症状。

（二）寒

寒邪有内外之分。

外寒系指由口鼻、肌表而入者，常称之为"伤寒"。外寒为冬令主气，但夏秋之季也不乏感受寒邪者。寒气本为自然界正常气温现象，然一旦气温骤降、寒冷太过，超出人体对自然的适应能力；或天时应暖而反寒，或偶处高寒之地，或贪凉饮冷，且又适值人体正气偏虚，即可导致人体感寒病生，如此便谓之寒邪。所谓"形寒饮冷伤肺"，即是说寒邪最易致肺系病的发生。

内寒是人体阳气不足，功能状态低下，失却温煦作用的病理状态。寒与热相比而言，则热为阳而寒为阴，且寒邪凝滞收引、澄澈清冷，与水同类，故属阴邪。阴邪伤人，阳气御之，而阳气在抗御外来之寒邪的同时，必然造成自身的耗损，故说寒邪易伤人阳气。如外寒袭表，卫阳被遏，则见恶寒发热无汗等症。若过度饮食寒凉，必损伤脾肺之阳气，而症见咳嗽痰白而稀，或背部恶寒，即所谓"阴盛则阳病"。外寒伤人阳气，若失于调治，必致人体阳气日损而终成内寒之证。而平素阳气不足之人则又易为外寒所伤。又寒邪耗伤阳气，阳气失于温煦或运化无力，水液代谢失常，可致水湿、痰饮内停之证丛生。

寒邪致病主要特点如下：寒邪收引凝滞、主痛。寒气具有使水或物体凝结收缩的特性。如水得寒而为冰，物体遇寒则收缩等。寒邪若伤人亦常表现为这一特点。正常情况下，气血的运行有赖阳气的推动和温煦作用，故有"血得温则行，得寒则凝"之训。如寒邪伤表，毛窍收敛，腠理闭塞，"卫阳郁遏，临床可见恶寒发热，无汗脉紧等症。又寒邪伤人，若凝滞血脉，致血行不畅，筋脉挛急"，而临床表现为各种痛症。就肺系病而言，主要表现为外感的头身痛及胸痛等。如上呼吸道感染、肺炎链球菌肺炎等。

寒性澄澈清冷，其致病则表现为排泄物清冷稀薄。诸如痰液清稀或涕稀如水，不为外感风寒，便是肺卫阳虚。咳痰稀薄，或为外寒束肺，或肺脏虚寒。呼吸病因外寒或内寒而致者较为多见。如过敏性鼻炎、慢性支气管炎、支气管哮喘、阻塞性肺气肿、慢性肺源性心脏病、某些慢性咽炎（虚寒喉痹）等。

二、吸烟

现代医学认为吸烟可抑制肺的防御功能，在吸烟者中下呼吸道感染比较多。吸一支烟所形成的烟雾，其中含有 20 多种化学物质。如烟碱（尼古丁）、一氧化碳、丙烯醛、氰化物等，对呼吸系统有刺激和毒性损坏作用。实验证明，吸烟可影响呼吸系统的非特异性和特异性免疫机制，增加对肺部感染的易患性，并阻碍其对吸入颗粒的处理。临床上吸烟可成为上呼吸道感染、气管和支气管炎、慢性阻塞性肺部疾病、慢性咽炎等病诱发和加重的重要因素。

已经公认，吸烟是肺癌的重要危险因素。无论国内和国外的有关流行病学的报告中，都说明 80%～90% 的男性肺癌与吸烟有关。有认为吸烟量越大者患肺癌的危险性越高。如英国报告每日吸 40 支者肺癌的病死率比不吸烟者高 30 倍；比每日吸 15 支者高

15 倍；比每日吸 8 支者高 10 倍。此外，被动吸烟与肺癌亦有一定之关系。

三、湿热

（一）湿

湿为长夏主气，系指空气中湿度偏重而言。虽以长夏之季易感，然若天气阴雨连绵、地域卑下、久居水湿、或水上作业、或涉水淋雨等，亦可致湿邪伤人为病。湿邪亦有内外之分。一般而言，湿邪致肺系病，以内湿为主。如脾湿生痰，凡肺之痰饮皆与之相关。

湿与水同类，有形有质，且其性重着黏滞趋下，故属阴邪。湿性黏腻滞着，易壅遏气机，在呼吸病中可表现为胸部痞闷、头重如裹、痰黏不易咯出、鼻涕黏腻不爽等。湿为阴邪，最易困阻脾阳，脾阳失运，水湿停聚，成痰成饮，表现于肺则为痰多、饮停胸胁等。如慢性支气管炎、胸膜腔积液等。脾失健运，水湿内渍，泛溢肌肤，可见面浮肢肿、双下肢凹陷性水肿等。如肺源性心脏病合并心衰等。湿性重浊，意指沉重重着、秽浊浑浊。肺系病中主要表现痰液、鼻涕稠浊或秽浊。如肺痈之咳痰如米粥，急性鼻炎、肥厚性鼻炎等鼻涕稠浊。

（二）热

热为夏令之主气，即自然界温度偏高。虽于夏季易感，然若春温而热、秋凉而温燥、冬寒而反温，亦可致热邪感人生病。或有素嗜辛辣烟酒，或痰湿、瘀血积久化热，均可形成内热之证。各种肺炎、急性鼻炎、咽喉炎、扁桃体炎、急性气管或支气管炎等因热邪所致者甚为多见。

热与寒相较而言，其性躁动向上，故属阳邪。火热之性燔灼，且热蒸于内而迫津外泄，必致阴液耗伤，所谓"阳胜则阴病"。津液外泄而气常随液耗，或津液既亏，气无以化生，从而导致正气虚损。所以临床上火热之邪为病，除表现为发热或高热、恶热等一派热象外，往往伴见咽干、口舌干燥、喜饮、尿赤、便秘及少气懒言、倦怠乏力等气阴两伤之证。各种急性发热性呼吸病，如肺炎链球菌肺炎、葡萄球菌肺炎、军团病肺炎、肺脓肿等，其疾病进展过程中常会出现因热邪而致之气阴两虚之证。

火热之性炎上，既指临床所见之热势弛张、向外发散（如发热、灼热、燥热）等征象，亦指火热之邪具有向上升腾、致病肿痛的特点。如急性扁桃体炎、急性咽喉炎等，即系由火性炎上的特点所致。

心主夏令，其气为热，心又主血。故火热之邪每易伤人营血，迫血妄行，而见咯血、衄血之症。如鼻衄及肺结核、支气管扩张咯血等。热邪不仅可以迫血妄行，而且可以腐败血肉而为痈脓，如肺病中的肺脓肿、脓胸、化脓性扁桃体炎。

温热之邪为病还具有发病急骤、传变迅速、变化多端的临床特点。临床表现为邪在卫分时间短暂，很快即传入气分，甚或直犯营血，灼伤营阴，扰乱心神。如肺炎链球菌肺炎，初起恶寒发热，很快即高热不恶寒，甚则病情迅速恶化而出现烦躁、嗜睡、意识模糊、面色苍白等厥脱危象。

四、风温和温毒疠气

风温和温毒疠气是一种"非风，非寒，非暑，非湿"的异气，是一种具有强烈传染性的致病因素，一般以冬春季常见，如吴有性所说："此气之来，无论老少强弱，触之者即病。邪自口鼻而入……"，"温邪卜受，首先犯肺"。陈平伯《外感温病篇》："风温为病，春月与冬季居多。或恶风或不恶风，必身热，咳嗽，烦渴。"

晋代葛洪《肘后备急方》中对"毒""疠"的病因学论述，有较前显著创新的见解。他认为：①"毒""疠"之气，"不能如自然恶气治之"，提出了与"六淫"之气不同的看法。②具体描述了"断温病令不相染"的隔离处理，提出了疠气有传染性。③论述了"毒"致病的特异性，计有"寒毒""温毒""恶毒""狂犬所咬毒""蛊毒""风毒""溪毒""沙虱毒"等不同类别，为解毒的特异治疗，提供了参考。

隋代巢元方等在《诸病源候论》中也强调了感受疫毒致病的观点，指出疫毒明显的传染性、季节性和地域性。如该书"疫疠病诸候"载："其病与时气、温、热等病相类，皆由一岁之内，节气不和，寒暑乖候，或有暴风疾雨，雾露不散，则民多疾疫。病无长少，率皆相似。"再如"温病诸候"也说："此病皆因岁时不和，温凉失节，人感乖戾之气而生病，则病气转相染易，乃至灭门，延及外人。"

疫毒致病除其季节性外，还有其地域性的特点。如《诸病源候论·疫疠病诸候》云："夫岭南青草黄芒瘴，犹如岭北伤寒也。南地暖，故太阴之时，草木不黄落，伏蛰不封闭，杂毒因暖而生。故岭南从仲春讫仲夏，行青草瘴，季夏讫孟冬，行黄芒瘴。"该书还将伤寒病、时气病、热病和温病共列为外感四大病。

2003年冬季始在我国香港和广东首先发现并继而波及全国20多个省市自治区和世界100多个国家的非典型肺炎即是此类致病因素作用的典型。作为一种全新的疾病，尽管中医医籍中无此病的确切论述，但遵循"辨证论治"和"审证求因"的原则，与其相关的病因病机及治疗的描述可以作为参考。

此邪致病对肺系的影响如《灵枢·五乱》所述："清浊相干，乱于胸中……乱于肺则俯仰喘喝，接手以呼"；或如《素问·阴阳别论》所论："阴气干内，阳气扰外，魄汗未藏，四逆而起，起则熏肺，使之喘鸣。"

症状方面，《素问·刺热》曾描述肺热病的临床症状："先淅然，厥起毫毛，恶风寒，舌上黄，身热。热争则喘咳，痛起胸膺背，不得太息。头痛不堪，汗出而寒"，另外《灵枢·五阅五使》："肺病者，喘息鼻张"。其症状与风温疫毒所致者类似。

以非典型肺炎的发病为例：初起病，风温毒病邪侵袭人体，从口鼻或皮毛而入，首犯肺卫，卫气受郁阻，肺气则不宣，故可见发热、微或恶风、咳嗽、头身疼痛等肺卫表证。

表不解，入里而化热，使邪热愈甚，与湿邪相合。湿热郁阻少阳,临床见寒热似疟,胸腹灼热,肢体困倦,或湿热蕴蒸,邪伏膜原,症见壮热不退,热不为汗衰,脘痞腹胀,舌红苔白如积粉,此为邪在半表半里之证。

若风热病邪夹湿不明显,病程迅速进入气分,肺失宣降,肺热灼津为痰,痰热交阻而见邪热壅肺证。则见壮热不恶寒,咳嗽,喘促气急,鼻翼扇动(小儿可见),胸痛;若热盛灼伤肺络,则痰中带血。

若正不胜邪,或邪热过盛,湿已化燥,热毒内炽,可传入营血。热扰心神,则身热夜甚,心烦躁扰,舌绛而脉细数,重则热入心包,蒙蔽清窍,则有身热,神昏谵语,或昏愦不语;抢救若不及时,邪热闭阻于内,阳气不能达于肢末,出现身灼热而四肢厥冷,造成热深厥深之证,亦可因高热骤降,汗出太过,阴液损耗,气阴两伤,脉微欲绝,为阴竭阳脱之危候。

若正能胜邪,正胜邪却,热邪虽渐退,但余热未净,虚热内生,可见低热,手足心热尤甚,口干舌燥等症。如兼有气短乏力,语声低微则为气阴两虚之候。

五、虫蛊(瘵虫)

虫蛊概言之即指寄生虫,或分而言之则"虫"为寄生虫,而"蛊"即蛊毒。多因摄食为寄生虫所污染之食物,或接触含蛊毒之疫水而感染。如肺吸虫病,即因生食或半生食含有肺吸虫活囊蚴的蟹、沼虾、水生昆虫红娘华等而感染,临床可见咳嗽、胸痛、咯棕红色果酱样痰等症状。而肺血吸虫病,则是因皮肤接触疫水而致。此外,肺、胸膜阿米巴病等,亦因寄生虫感染所致。

瘵虫在《备急千金要方》则称之为"肺虫"。后世亦有称之为"痨虫"者。其作为病因概念与现代医学之结核杆菌相当。主要引起肺结核(肺痨)及肺外结核病。临床表现为潮热、盗汗、消瘦、咳嗽、咯血等症状。

肺痨具有明显的传染性。唐以前将此所致之病证,称之为"尸注"或"传尸",其意以为此病具有较强的传染性。多为直接接触患者而被传染。如"或问病吊丧而得，或朝走暮游而逢"。亦有"死后复传旁人，乃至灭门"者。虽然如此，然生活条件落后，居住拥挤，营养不良，医学知识贫乏等，亦为本病发生传染的重要因素。

六、空气污染（粉尘）

空气污染系现代工业化社会生活中的一种越来越被重视的有害人体健康的因素。"肺气通于天"，大气是人类生存的重要环境之一，大气成分的正常是保持人体功能正常和保证健康的必要条件。由于各项生活和生产活动而排放多种气体、烟雾、粉尘，可使大气遭受污染。若当这些排放物超过了大气的自净能力，达到一定的限度，就会或快或慢地危及人类的生活和健康。尤其对呼吸系的影响最为突出。现代医学认为环境中的颗粒、有害化学烟雾的吸入均可抑制呼吸系统的防御机制。许多有害气体，如 NO、SO_2 和 O_3 等能引起肺泡巨噬细胞功能障碍，抑制肺部杀菌能力与气体的浓度成正比。其机制可能是减低肺泡巨噬细胞的数目，降低吞噬能力和胞内溶菌酶的活性以及抑制巨噬细胞的代谢等。一般认为，一些慢性呼吸道疾病，如慢性支气管炎、支气管哮喘和肺气肿的发病和加重，均与污染大气的化学物质有着密切关系。此外，许多污染大气的化学物质都有致癌作用，如汽车废气中的氮氧化物与烯烃作用，可生成致癌性较强的硝化烯烃。

粉尘系指矿物性粉尘。受害者多与所从事职业密切相关，如煤矿工人、水泥工人、采石厂工人及纺织工人等。若吸入粉尘的主要成分是游离二氧化硅，亦即由石英所产生的病变，便形成矽肺。如吸入粉尘的主要成分是硅酸盐，亦即结合状态的二氧化硅，可引起与矽肺不完全相同的病变，谓之硅酸盐肺。硅酸盐的种类很多，常见的有石棉、滑石、云母、长石、高岭土、硅藻土等，以石棉最为重要。水泥工人尘肺，亦属硅酸盐肺。煤矿工人长期吸入煤奔和石英粉尘，引起煤和二氧化砗的混合性尘肺（即煤矽肺）。

（七）秋燥

燥为秋季主气，系指空气中湿度小而言。若于秋令感邪生病，则多系燥邪所致。凡秋初夏热之气犹未尽退，且久晴无雨，秋阳以暴，多为燥与热相合客犯人体，其病则属温燥。凡深秋近冬之际，秋风肃杀，燥邪常与寒邪合犯人体，其病便是凉燥。

燥胜则干，易伤津液。燥与湿相对而言，燥言空气中含水分不足，而湿则正好相反，系指空气中含水气有余。燥既为水分不足，实与干涩同义，干涩枯涸必然易伤机体之津液。津液亏损，皮毛肌肤失于濡润，脏腑孔窍无以滋养，则表现出干涩、干燥、津液不足的症状和体征。如皮肤干涩，鼻干咽燥，口唇燥裂，舌干少津，小便短少，大便干结等。燥为秋令主气，其气与肺相通。肺为"娇脏"，其性喜润恶燥，且燥邪伤人多从口鼻而入，故燥邪最易伤肺。燥邪伤肺，致肺燥津伤，使肺之宣发肃降功能失职，从而见干咳少痰，或痰黏难咯，或痰中带血以及喘息胸满等症。如发生于秋季之上呼吸道感染、支气管炎、支气管扩张等。

（八）痰饮

痰饮是中医学特定的致病因素之一。成书于秦汉之际的《神农本草经》中，已有"胸中痰结""留饮痰癖"之类的记载。《内经》中亦有多处关于与痰病相类的证候的记载。如：《素问·评热病论》云："劳风法在肺下，其为病也，使人强上冥视，唾出若涕，恶风而振寒……咳出青黄涕，其状如脓，大如弹丸，从口中若鼻中出。"《素问·通评虚实论》云："凡治消瘅，仆击，偏枯痿厥，气满发逆，肥贵人，则高粱之疾也。"此外，《灵枢·刺节真邪》云："有所结，气归之，卫气留之，不得反，津液久留，合而为肠溜。久者，数岁乃成，以手按之柔。已有所结，气归之，津液留之，邪气中之，凝结日以易甚，连以聚居，为昔瘤，以手按之坚。"可见当时已认识到"瘤"的发生，与津液留结有关。而从中医学的理论与实践来分析，津液留结便是痰浊，气滞津结痰凝，可形成瘤。而这里所言津液久留所生"瘤"，有"以手按之柔"和

"以手按之坚"两种病状，也是临床上的客观存在。

到东汉，张仲景所著《伤寒杂病论》中已出现有关痰饮证治的明确论述，《金匮要略·痰饮咳嗽病脉证并治》中提出了"病痰饮者，当以温药和之"的治疗原则，并据饮邪所在不同部位而出现的不同主证，将其病变分为痰饮（狭义）、悬饮、溢饮、支饮四类，并提出主治方剂，体现出不同的治疗方法及用药特点。

关于痰这一病理产物的形成，《诸病源候论》认为是饮食不节、将适失宜、外邪干犯、血脉窒塞、脏腑功能失调等因素相互作用，以致人体水液运化失常，饮邪积聚不消的结果。其云："将适失宜，饮食乖度，隔内生热痰"；又云："痰水积聚在胸府，遇冷热之气相搏，结实不消"；"痰水在于胸膈之上"（又犯大寒，使阳气不行，令痰水结聚不散，而阴气上逆，上与风痰相结），是言邪干犯而生痰。关于痰饮的致病机制，《诸病源候论》基本是着眼于外邪内痰相夹为患，脏腑功能失调、阴阳气血失和、痰阻气机不利等方面加以论述的。其云："风邪痰气，乘于脏腑，脏腑之气虚实不调，故气冲于目"，"风邪客于皮肤，痰饮渍于腑脏"，是言外邪内痰相夹为患。其又云："胸膈痰饮渍于五脏，则令目眩头痛也"；"脏内客热，与胸膈痰饮相搏，熏渍于肝，肝热气冲发于目，故令目赤痛也，甚则生翳"，是言痰结而致脏腑功能失调。又云："风邪外客于皮肤，内而痰饮渍于腑脏，血气不和，与阴阳交争，故寒热往来"；"阴阳否隔，上焦生热，热气与痰水相搏，聚而不散"，是言痰结而致阴阳气血失和。其再云："胸膈痰满，气机壅滞，喘息不调"；"胸膈痰结，与气相搏，逆上咽喉之间，结聚状如炙肉之窗也"，是言痰阻而气机不利。

对痰饮学说贡献最大者当属金元朱丹溪。他认为，痰之已成，随气升降，无处不到，或贮于肺，或停于胃，或凝滞于心膈，或聚于肠间，或客于经络四肢等。其为病则为喘咳，为呕吐，为泄利，为眩晕，心中嘈杂，怔忡惊悸，为寒热痛肿，为痞隔，为壅塞，或胁间辘辘有声，或背心一片常为冰冷，或四肢麻痹不仁……诸般杂证，多与痰相关。所以他说："百病中多有兼痰者，世所不知也。"朱丹溪认为辨治痰病，应根据痰之成因、痰病性质，以及痰在人体的不同部位而定，强调审证求因、审因论治的辨证方法。如论热痰则多烦热、惊悸，结于咽喉为喉痹肿痛；结于胃中为呕吐，为嗳气，为嘈杂；若七情郁而生痰动火，随气上厥为眩晕；痰郁其火，干咳难治。气痰随气机攻注，走窜不定，阻于咽喉，如絮如膜，甚如梅核，咽咯不去；滞于膈间，为气膈；积于胸腹，为癥瘕积聚，为心腹块痛。风痰多见奇证，上攻头目，为头痛，为眩晕，为目眶痛；流注经络，为肢节臂痛，为偏瘫。湿痰倦怠软弱，体肥之人多有之，积于心下为痞；攻于头部为重痛；在腹为腹痛，为泄泻；注于下焦，为白浊，为带下；流于经络为结核，或在项，在颈在臂，在身（躯干），其症不红不痛，不作脓。若妇人体胖饮食过度，经水不调者，乃是湿痰。惊痰多成心痛、癫疾，饮痰多成胁痛、臂痛，暑痰使人呕逆、眩晕，冷痰可成骨痹，食痰多见疟痢、口臭、痞块满闷；脾虚生痰，食不美，反胃呕吐等等。其论痰之详，可见一斑。

痰饮属继发性致病因素之一。即是因病而形成的病理产物，积于体内而又引起各种病证。痰饮主要因人体水液代谢失常所致。肺、脾、肾、三焦等脏腑功能的协调正常，是体内水液代谢生理状态得以维持的基本保证。凡外感六淫、内伤七情、饮食失宜、劳倦太过以及感染疫毒虫蛊等，均可致肺、脾、肾、三焦等脏腑生理功能失常，而导致痰饮形成。

（九）劳倦

劳倦或谓过劳，主要包括劳力、劳心、房劳三个方面，其中以劳力对肺系疾病的发生发展最为有关。劳力过度系指形体劳作的量及强度超过了机体能力所能适应和承受的范围。如负重、久立、远行等。"劳则气耗"，形劳过度易致脾肺之气耗伤，出现体倦困乏，少气懒言，喘息汗出等。至于劳心、房劳，均可作为引起肺系病的间接原因。往往是因形劳伤气，心劳耗血，房劳竭精，以致气血精液因劳成损，劳损日久而成疾。如肺结核、慢性支气管炎、肺气肿、肺心病等，可因劳倦太过而诱发或加重。

（十）瘀血

瘀血系指脉道不畅、血流阻滞或血质稠浊、血流缓涩而言。多种内外因素和各种疾病的病理过程均可导致瘀血的形成，瘀血形成并停积体内可致各种病证的发生，故瘀血既是病理产物，亦属继发性致病因素之范畴。

血液的运行有赖气之推动，若气机不畅或气虚无力推动，则可致血瘀。脉为血之府，血液能否正常运行，取决于脉道的通畅无阻，若寒凝经脉、痰湿壅阻脉道等，亦可致血液瘀滞。肺主一身之气，肺气正常则血行无碍；又肺朝百脉，全身脉道能否通畅，亦与肺的功能正常密切相关。可见呼吸系疾病与瘀血的关系密不可分。如肺廓受外伤，或内伤致脉络瘀滞，可致肺的宣肃功能失常，而见咳嗽、喘气、胸痛、咯血等；若肺脉瘀阻日久化热，则症见低热或潮热；若寒滞肺络，血不周行，而爪甲口唇青紫可见；若脉道阻络，以致血溢脉外，可见咯血、衄血等。

（十一）情志

情志作为致病因素之，系指过度及过久的情绪变化会造成相关脏腑的功能紊乱继而形成疾病。五志属五脏，就肺而言，其在志为悲，所谓"悲哀太甚则伤肺"。这是因为悲（忧或哀）太过，易耗伤肺气，而临床表现为叹息饮泣，气短懒言，精神萎靡，意志消沉等。由于悲哀之志太过。可能降低肺的防御功能，从而使肺的易患性增加，致使某些呼吸病复发、加重或其康复受影响。然而其他情志的过激亦可伤害肺，如过怒伤肝，肝气侮肺而致肺络出血；过喜伤心，心气涣散而使肺主无力，出现相关症状。

（十二）体质因素

中医学特别强调人体正气在生命活动中的作用。《素问遗篇·刺法论》所谓"正气存内，邪不可干"；正不胜邪，病邪乘虚而入，机体的阴阳平衡遭到破坏，疾病由此而生，此即素问·评热病论》所说"邪之所凑，其气必虚"。人体正气的强弱，与体质因素有密切关系。

1. 体质特殊性

个体体质的特殊性，往往导致对某种致病因素或疾病的易患性。《灵枢·五变》说："肉不坚，腠理疏，则善病风。……五脏皆柔弱者，善病消瘅"；"小骨弱肉者，善病寒热"。这里所说的脏腑组织的坚脆刚柔，即指个体体质对疾病的易患性。由于脏腑组织有"坚脆刚柔"的不同，构成了个体体质的特殊性，导致发病情况就有差别。在临床上常可见肥人多痰湿，善病胸痹、中风；瘦人多火热，易患痨咳、便秘；年迈肾衰之人，易患腰痛、耳鸣、咳喘等，这些都是体质的特殊性导致对某种致病因素或疾病的易患性。

2. 体质差异性

个体体质的差异性，往往导致对某种疾病发展变化的多变性，从而影响疾病发展变化的趋势。清代医家章虚谷指出："病之阴阳，因人而变"；"邪气因人而化"。揭示了疾病发展变化的差异与个体体质的关系。临床常见同一种致病因素作用于不同的体质，其发病有所不同。如正气较强之人感受寒邪，可出现发热、头痛、恶寒等御邪于肌表的太阳证；而阳气素虚之人感受寒邪，则出现不发热但恶寒、四肢逆冷、下利清谷的邪陷三阴证。同样，感受同一种温邪之后，若其人阳热素盛，邪热极易化燥伤阴，内传营血，很快出现高热、神昏、抽搐、发斑、舌绛等证候；反之，若平素阳热不旺，其病变过程就会迥然不同。

第二节　肺系疾病的病理

病理又称病机，系指疾病的发生、发展、变化的机制。中医学认为任何疾病都有着内在的病理基础，亦即基本病机，如正邪斗争、阴阳失调、升降失常等。呼吸病除基本病机外，临床还具有如下病机特点。

一、肺性清肃，且为娇脏，易为邪侵

肺为清轻之地，最不耐外邪（包括六淫、毒气、烟雾、粉尘等）之侵扰。如人稍遇刺激性之气味或烟雾，即发生咳嗽或呛咳，以保护性地排出之；肺叶娇嫩，质地脆弱故而有娇脏之名。另因其主皮毛而开窍于鼻，凡外邪袭入，或从皮毛而客，或由鼻窍而入，最终外邪易侵袭肺卫。现代脏器移植研究发现，新鲜肺因为能在体外保存的时间非常短，目前仅3~5小时左右，而其他脏器在体外能保存的时间远长于此，因而肺移植成功的例数少，其难度远大于其他脏器。这也可以说明肺为娇脏。以六淫外邪为例，凡风寒、风热、风湿、燥邪皆可犯肺。若风寒束表致肺卫失宣，则见恶寒发热，头身疼痛，咳嗽，鼻塞流涕等。若风热犯肺致肺失宣肃，其症便见恶寒发热，咽喉疼痛或肿痛，口渴有汗，咳嗽痰黄等。若燥邪犯肺则最易损伤肺津，除见发热微恶风寒外，还可见咽干鼻燥，干咳无痰，或痰黏难咯，甚或喘息胸痛。若就温热邪气而言，亦有"温邪上受；首先犯肺"之说。以其风温邪热犯肺，外则卫气郁阻，皮毛开合不利；而内则肺气不宣，肃降失职，故见发热微恶寒，咳嗽或胸痛等肺卫失宣之证。

二、易虚易实，易寒易热

由于肺叶娇嫩，易受邪侵，侵后邪正相争，易造成或虚或实，或寒或热，甚至虚实夹杂，寒热转化的病机特点。若外邪束表犯肺，肺失宣肃，其气闭郁而不得宣散，则可致风寒或风热在表之邪入里从火热之化，而成肺热壅盛之实证。然痰瘀郁闭肺气，久而化火；或素嗜辛辣烟酒热物，火热郁积于肺等，亦可形成火热壅肺之实证。由于邪热壅肺致肺之宣肃无权、气逆于上，故临床见喘息气粗，痰黄质稠，壮热口渴，咽喉肿痛，或张口抬肩，或鼻翼扇动等。如急性支气管炎、急性肺炎、急性咽喉炎及扁桃体炎等。若火灼肺络，还可见咯血、衄血，如支气管扩张、鼻衄等。或火热炽盛，肺络瘀阻，热壅血瘀，蕴酿成痈，症见胸部隐痛，咳唾脓血或咳痰腥臭如米粥，如肺脓肿。肺病易成实证的另一面，即是常易成痰浊阻肺和饮停胸胁之实证。肺主肃降的另一意义，就是通调水道。水道通调则肺内清中之浊可下输膀胱。若肺失肃降，水道不得通调则清中之浊不能下输，必积于肺中便成痰成饮。痰浊阻肺，气道不畅，则症见咳喘、气促、痰多等。急性支气管炎、支气管哮喘、肺炎等可见。若饮停胸胁，气机受阻，症见胸胁胀满疼痛，动则加剧等，如渗出性胸膜炎。

肺主一身之气，为宗气生成之所。宗气走息道而助呼吸，且能贯心脉而行气血。脾胃所化的营卫之气和肺所吸入之清气相结合，才能发挥濡养五脏六腑四肢百骸之作用，故人体中营养物质的生成和输布，均有赖肺主气功能的正常。若咳喘既久、形劳太过或脾胃化源不足，均易引起肺气虚弱之证。然肺气既虚，必宗气生成不足，宗气虚则一身之气也虚，且无以主司呼吸，症见气短不足以息，遇劳加剧，咳声不扬，咳痰无力，声低息微，神疲乏力等。如慢性支气管炎、肺气肿、肺心病、肺结核等。肺性喜濡润而恶燥，故其阴津最易为伤。凡劳损久咳，邪热久恋，燥邪所伤，内火郁积等，皆可耗伤或灼伤肺阴。然肺阴既亏，常必致阴虚火旺，而火旺又反耗肺阴，故呼吸病中肺阴亏虚之证尤为常见。临床除见于咳无痰，或痰少而黏，或痰中带血，口干咽燥，声音嘶哑等症外，还可见一派虚火内炽之象，如午后潮热，颧红盗汗，五心烦热，脉细数等。肺结核、肺癌等常见此证。肺系病以肺之气阴虚多见，而肺脏虚寒证亦可见。这是因为肺易受寒邪所侵，加之又易成气虚之证，寒邪伤人易损阳气，而气虚日久亦易发展成阳气不足之虚寒证，故肺病中肺脏虚寒证亦不少见。肺脏虚寒证除见气虚表现外，主要兼见形寒肢冷、鼻涕清稀如水、咳嗽痰液稀薄等，如肺萎即以肺脏虚寒为基本病理变化。肺主宣发肃降，无宣发则无以肃降，失于肃降则宣发不能，两者相反相成。

肺为娇脏不仅体现为外邪易侵，亦表现在肺系病易形成寒证、热证的病理特点。风寒易侵而外寒之证易见；肺气易虚则内寒之证易成；肺气易郁闭不宣，外邪易入里化热，又痰浊瘀血郁积，亦易从热化。故言肺系病具有易寒易热的病理特点。

三、宣降失常，气易上逆

宣发与肃降是肺的基本生理特点，而肺系患病后，宣降失常则是肺系病的基本病理变化，其中肺气上逆则是这一病理变化的最常见现象，临床表现为咳、喘、哮等证。肺主气除表现在宗气的生成方面外，还体现在对气机升降的调节，而气机的升降则以宣发肃降为基本形式。又肺司呼吸亦与宣发肃降的功能密切相关，宣之则呼，肃之则吸，故宣肃正常则呼吸平稳。凡外邪束肺，痰饮、瘀血、粉尘、虫蛊阻肺，皆可致肺气闭郁而使肺气失宣；若脏气受损，纳气功能减退，则可致肺失肃降。肺失宣发与肺失肃降往往同时并见，很难截然分开，然两者均可产生肺气上逆的病理结果。临床上凡肺气上逆表现为咳嗽声宏、喘息气粗、哮吼痰闭或伴外感表证等肺气郁闭之实证，可认为系由肺气失宣所致；若肺气上逆表现为咳声不扬、气短息微、动则气促等肾不纳气虚证，则视为肺失肃降。肺失宣肃还可影响肺参与水液代谢的能力。肺的宣发功能失常，营卫气血不能正常输布，不仅可致肺卫能下降，还可导致水液泛溢肌肤，而见面浮肢肿之症。若肺的肃降失司，则不能正常通调水道，致水液（清中之浊）停蓄肺中而成痰饮病证。

四、痰瘀易结，缠绵难愈

肺系病由于易虚易实，而且常因宣肃失常而痰浊内生，瘀血阻滞，并痰瘀互结，使肺系病缠绵难愈。如肺卫功能低下者，易为外邪所侵；外寒闭肺，可致肺气不足；而肺气不足，既可聚湿生痰成饮，又可使血行不畅，而成血瘀之证；外感邪热入里或痰饮瘀血化热，易耗伤肺津；而肺之津液不足，虚火内炽，则可煎熬津液而成痰等。肺朝百脉，主生成宗气，宗气贯心脉而行气血，若外邪、痰饮、虫毒、粉尘等闭郁肺气，致肺生成宗气能力下降，则不能正常推动血液的运行,而使肺部血液发生淤滞。由于在病理上,肺为"贮痰之器",痰性黏腻,每易与淤滞之血液相互交结,而成痰瘀交阻之证。朱丹溪在重视痰浊的致病作用时,还非常重视痰瘀互结。他认为"痰夹瘀血,遂成窠囊。"在肺则凝滞肺气,为肺胀喘咳;在胁则阻经络,为胁痛不适;若胃中有湿痰死血,则手足麻木;膈间有瘀血动痰,可为噎膈;大肠有痰积死血流注,可成肠痈。若痰与食积、死血并于腹中,又能作块成聚而为瘕癖。在治疗上提出了痰瘀同治的概念,如治痰瘀肺胀用四物汤加桃仁、诃子、青皮、竹沥、姜汁;治痰瘀身痛用胁痛控涎丹加桃仁泥丸等,择其痰瘀多寡而治。这些理论在现代防治多种急慢性肺部疾病如慢性阻塞性肺疾病、肺癌、肺心病等时有重要的指导意义。

第三章

中医诊断方法

第一节 望 诊

望诊是医生运用视觉观察患者的神色形态、局部表现，舌象、分泌物和排泄物色质的变化来诊察病情的方法。望诊应在充足的光线下进行，以自然光线为佳。

一、全身望诊

全身望诊主要是望患者的精神、面色、形体、姿态等，从而对病性的寒热虚实，病情的轻重缓急，形成总体的认识。

（一）望神

神，广义是指高度概括的人体生命活动的外在表现，狭义是指神志、意识、思维活动。望神即是通过观察人体生命活动的整体表现来判断病情。

1. 得神

多见精神充沛，神志清楚，表情自然，言语正常，反应灵敏，面色明润含蓄，两目灵活明亮，呼吸顺畅，形体壮实，肌肉丰满等。

2. 少神

多见于神气不足，精神倦怠，动作迟缓，气短懒言，反应迟钝，面色少华等。

3. 失神

多见于神志昏迷，或烦躁狂乱，或精神萎靡；目睛呆滞或晦暗无光,转动迟钝;形体消瘦,或全身浮肿;面色晦暗或鲜明外露;还可见到呼吸微弱,或喘促鼻扇,甚则猝然仆倒,目闭口开,手撒遗尿,或撮空理线,寻衣摸床等。

4. 假神

多见大病、久病、重病之人,精神萎靡,面色暗晦,声低气弱,懒言少食,病未好转,突然见精神转佳,两颊色红如妆,语声清亮,喋喋多言,思食索食等。也称"回光返照""残灯复明"。

(二)望色

望色是指通过观察皮肤色泽变化以了解病情的方法。能了解脏腑功能状态和气血盛衰、病邪的性质及邪气部位。

1. 常色

正常的面色与皮肤色,包括主色与客色。

(1)主色:终生不变的色泽。

(2)客色:受季节、气候、生活和工作环境、情绪及运动的因素影响所致气色的短暂性改变。

2. 病色

病色包括五色善恶与五色变化。五色善恶主要通过色泽变化反映出来,明润光泽而含蓄为善色,晦暗枯槁而显露为恶色。五色变化主要表现有青、赤、黄、白、黑五色,主要反映主病、病位、病邪性质和病机。

(1)青色:主寒证、痛证、惊风、血瘀。

(2)赤色:主热。

(3)黄色:主湿、虚、黄疸。

(4)白色:主虚、寒,失血。

(5)黑色:主肾虚、水饮、瘀血。

(三)望形体

形体指患者的外形和体质。

1. 胖瘦

主要反映阴阳气血的偏盛偏衰的状态。

2. 水肿

面浮肢肿而腹胀为水肿证；腹胀大如裹水，脐突、腹部有青筋是臌胀之证。

3. 瘦瘪

大肉削瘦，肌肤干瘪，形肉已脱，为病情危重之恶病质。小儿发育迟缓，面黄肌瘦，或兼有胸廓畸形，前囟迟闭等，多为疳积之证。

（四）望动态

动态指患者的行、走、坐、卧、立等体态。

1. 动静

阳证、热证、实证者多以动为主；阴证、寒证、虚证者多以静为主。

2. 咳喘

呼吸气粗，咳嗽喘促，难于平卧，坐而仰首者，是肺有痰热，肺气上逆之实证；喘促气短，坐而俯首，动则喘甚，是肺虚或肾不纳气；身肿心悸，气短咳喘，喉中痰鸣，多为肾虚水泛，水气凌心射肺之证。

3. 抽搐

多为动风之象。手足拘挛，面颊牵动，伴有高热烦渴者，为热盛动风。伴有面色萎黄，精神萎靡者为血虚风动；手指震颤蠕动者，多为肝肾阴虚，虚风内动。

4. 偏瘫

猝然昏仆，不省人事，偏侧手足麻木，运动不灵，口眼喝斜，为中风偏枯。

5. 痿痹

关节肿痛，屈伸不利，沉重麻木或疼痛者多是痹证；四肢痿软无力，行动困难，多是痿证。

二、局部望诊

局部望诊是对患者的某些局部进行细致地观察，而了解病情的方法。

（一）望头面

头部过大过小均为异常，多由先天不足而致；囟门陷下或迟闭，多为先天不足或津伤髓虚；面肿者，或为水湿泛溢，或为风邪热毒；腮肿者，多为风温毒邪，郁阻少阳；口眼㖞斜者，或为风邪中络，或为风痰阻络，或为中风。

（二）望五官

1. 望眼

眼部内应五脏，可反映五脏的情况。其中目眦血络属心，白睛属肺，黑睛属肝，瞳子属肾，眼胞属脾。望眼主要包括望眼神、色泽、形态的变化以了解人体气血盛衰的变化。

2. 望耳

主要反映肾与肝胆情况。

3. 望鼻

主要反映肺与脾胃的情况。

4. 望口唇

主要反映脾胃的情况。

5. 望齿龈

主要反映肾与胃的情况。

（三）望躯体

见瘿瘤者，为肝气郁结，气结痰凝；见瘰疬者，为肺肾阴虚，虚火灼津，或感受风火时毒，郁滞气血；项强者，为风寒外袭，经气不利，或为热极生风；鸡胸者，多为先天不足，或为后天失养；腹部深陷，多为久病虚弱，或为新病津脱；腹壁青筋暴露者，多属肝郁血瘀。

（四）望皮肤

主要观察皮肤的外形变化及斑疹、痘疮、痈疽、疔疖等情况。

（五）望毛发

主要为色泽、分布及有无脱落等情况。

三、望排出物

包括望排泄物和分泌物。如痰、涎、涕、唾、呕吐物、大小便等，通过观察性状、色泽、量的多少等辨别疾病的寒热虚实，脏腑的盛衰和邪气的性质。

四、望小儿指纹

望小儿指纹适用于 3 岁以内的小儿，与成人诊寸口脉具有相同的诊断意义。小儿指纹是手太阴肺经的分支，按部位可分为风、气、命三关。示指第一节为风关，第二节为气关，第三节为命关。正常指纹为红黄隐隐于示指风关之内。其临床意义可概括为纹色辨寒热，即红紫多为热证，青色主惊风或疼痛，淡白多为虚证；淡滞定虚实，即色浅淡者为虚证，色浓滞者为实证；浮沉分表里，即指纹浮显者多表证，指纹深沉者多为里证；三关测轻重，即指纹突破风关，显至气关，甚至显于命关，表明病情渐重，若直达指端称为"透关射甲"，为临床危象。

五、望舌

舌诊对了解疾病本质，指导辨证论治有重要意义。

望舌时应注意光线充足，以自然光线为佳。患者应自然伸舌，不可太过用力。并注意辨别染苔。正常舌象可概括为淡红舌，薄白苔，即舌质淡红明润，胖瘦适中，柔软灵活；舌苔薄白均匀，干湿适中，不黏不腻，揩之不去。

（一）望舌质

1. 舌色

（1）淡白舌：舌色红少白多，色泽浅淡，多为阳气衰弱或气血不足，为血不盈舌，舌失所养而致。主虚证、寒证。

（2）红舌：舌色鲜红或正红，多由热邪炽盛，迫动血行，舌之血脉充盈所致。主热证。

（3）绛舌：舌色红深，甚于红舌。主邪热炽盛，主瘀。

（4）青紫舌：色淡紫无红者为青舌，舌深绛而暗是紫舌，二者常常并见。青舌主阴寒、瘀血；紫舌主气血壅滞、瘀血。

2. 望舌形

（1）老嫩：舌质粗糙，坚敛苍老，主实证或热证，多见于热病极期；浮胖娇嫩，或边有齿痕，主虚证或寒证，多见于疾病后期。

（2）胖瘦：舌体肥大肿胀为胖肿舌，舌体瘦小薄瘪为瘦瘪舌。

（3）芒刺：舌乳头增生、肥大高起，状如草莓星点，为热盛之象。

（4）裂纹：舌面有裂沟，深浅不一，浅如划痕，深如刀割，常见于舌面的前半部及舌尖侧，多因阴液耗伤。

（5）齿印：舌边有齿痕印记称为齿痕舌，多属气虚或脾虚。

（6）舌疮：以舌边或舌尖为多，形如粟粒，或为溃疡，局部红痛，多因心经热毒壅盛而成。

（7）舌下络脉：舌尖上卷，可见舌底两侧络脉，呈青紫色。若粗大迂曲，兼见舌有瘀斑瘀点，多为有瘀血之象。

3. 望舌态

（1）痿软：舌体痿软无力，伸卷不灵，多为病情较重。

（2）强硬：舌体板硬强直，活动不利，言语不清，称舌强。

（3）震颤：舌体震颤抖动，不能自主。常因热极生风或虚风内动所致。

（4）歪斜：舌体伸出时，舌尖向左或向右偏斜，多为风中经络，或风痰阻络而致。

（5）卷缩：舌体卷缩，不能伸出，多为危重之证。

（6）吐弄：舌体伸出，久不回缩为吐舌。舌体反复伸出舐唇，旋即缩回为弄舌，为心脾经有热所致。

（7）麻痹：舌体麻木，转动不灵称舌麻痹。常见于血虚风动或肝风挟痰等证。

（8）舌纵：舌体伸出，难以收回称为舌纵，多属危重凶兆。

（二）望舌苔

1. 苔质

（1）厚薄：透过舌苔能隐约见到舌质者为薄，不见舌质者为厚。苔质的厚薄可反映病邪的浅深和轻重。苔薄者多邪气在表，病轻邪浅；苔厚者多邪入脏腑，病较深重。由薄渐厚，为病势渐增；由厚变薄，为正气渐复。

（2）润燥：反映津液之存亡。苔润表示津液未伤；太过湿润，水滴欲出者为滑苔，主脾虚湿盛或阳虚水泛。苔燥多为津液耗伤，或热盛伤津，或阴液亏虚。舌质淡白，口干不渴，或渴不欲饮，多为阳虚不运，津不上承。

（3）腐腻：主要反映中焦湿浊及胃气的盛衰情况。颗粒粗大，苔厚疏松而厚，易于刮脱者，称为腐苔，多为实热蒸化脾胃湿浊所致；颗粒细小，状如豆腐渣，边缘致密而黏，中厚或糜点如渣，多为湿热或痰热所致；苔厚，刮之不脱者，称为腻苔，多为湿浊内蕴，阳气被遏所致。

2. 苔色

（1）白苔：多主表证、寒证、湿证。

（2）黄苔：多主里证、热证。黄色越深，热邪越重。

（3）灰苔：多主痰湿、里证。

（4）黑苔：主里证，多见于病情较重者。苔黑干焦而舌红，多为实热内炽；苔黑燥裂，舌绛芒刺，为热极津枯；苔薄黑润滑，多为阳虚或寒盛。

3. 苔形

舌苔布满全舌者为全苔，分布于局部者为偏苔，部分剥脱者为剥苔。全苔主痰湿阻滞；偏苔，多属肝胆病证；苔剥多处而不规则称花剥苔，主胃阴不足；小儿苔剥，状如地图者，多见于虫积；舌苔光剥，舌质绛如镜面，为肝肾阴虚或热邪内陷。

第二节 闻 诊

闻诊是通过听声音和嗅气味来诊察疾病的方法。

一、听声音

（一）声音

实证和热证，声音重浊而粗、高亢洪亮、烦躁多言；虚证和寒证，声音轻清、细小低弱，静默懒言。

（二）语言

1. 谵语

神志不清，语无伦次，语意数变，声音高亢。多为热扰心神之实证。

2. 郑声

神志不清，声音细微，语多重复，时断时续。为心气大伤，精神散乱之虚证。

3. 独语

喃喃自语，喋喋不休，逢人则止。属心气不足之虚证，或痰气郁结清窍阻蔽所致。

4. 狂言

精神错乱，语无伦次，不避亲疏。多为痰火扰心。

5. 言謇

舌强语謇，言语不清。多为中风证。

（三）呼吸

1. 呼吸

主要与肺肾病变有关。呼吸声高气粗而促，多为实证和热证；呼吸声低气微而慢，多为虚证和寒证。呼吸急促而气息微弱，为元气大伤的危重证候。

2. 气喘

呼吸急促，甚则鼻翼扇动，张口抬肩，难以平卧，多为肺有实邪或肺肾两虚所致。

3. 哮

呼吸时喉中有哮鸣音。哮证有冷热之别，多时发时止，反复难愈，多为缩痰内状，或外邪所诱发。

4. 上气

气促咳嗽，气逆呕呃。多为痰饮内停，或阴虚火旺，气道壅塞而致。

5. 太息

时发长吁短叹，以呼气为主。多为情志抑郁，肝不疏泄。

（四）咳嗽

有声无痰为咳，有痰无声为嗽，有痰有声为咳嗽。暴咳声哑为肺实；咳声低弱而少气，或久咳暗哑，多为虚证。

（五）呕吐

胃气上逆，有声有物自口而出为呕吐，有声无物为干呕，有物无声为吐。虚证或寒证，呕吐来势徐缓，呕声低微无力；实证或热证，呕吐来势较猛，呕声响亮有力。

（六）呃逆

气逆于上，自咽喉出，其声呃呃，不能自主，俗称"打呃"。虚寒者，呃声低沉而长，气弱无力；实热者，呃声频发，高亢而短，响而有力。

二、嗅气味

（一）口气

酸馊者是胃有宿食；臭秽者，是脾胃有热，或消化不良；腐臭者，可为牙疳或内痈。

（二）汗气

汗有腥膻味为湿热蕴蒸；腋下汗臭者，多为狐臭。

（三）痰涕气味

咳唾浊痰脓血，味腥臭者为肺痈；鼻流浊涕，黄稠有腥臭为肺热鼻渊。

（四）二便气味

大便酸臭为肠有积热；大便溏薄味腥为肠寒；失气奇臭为宿食积滞；小便臭秽黄赤为湿热；小便清长色白为虚寒。

（五）经带气味

白带气味臭秽，多为湿热；带下清稀腥臊多为虚寒。

第三节　问　诊

问诊包括询问一般情况、主诉、既往史、个人生活史、家族史并围绕主诉重点询问现在证候等。

一、问寒热

（一）恶寒发热

恶寒与发热同时出现，多为外感病初期，是表证的特征。

（二）但寒不热

多为里寒证。新病畏寒为寒邪直中；久病畏寒为阳气虚衰。

（三）但热不寒

高热不退，为壮热，多为里热炽盛；按时发热，或按时热盛为潮热（日晡潮热者，为阳明腑实证；午后潮热，入夜加重，或骨蒸痨热者，为阴虚）。

（四）寒热往来

恶寒与发热交替而发，为正邪交争于半表半里，见于少阳病和疟疾。

二、问汗

主要诊察有是否汗出，汗出部位、时间、性质、多少等。

(一) 表证辨汗

表实无汗，多为外感风寒；表证有汗，为表虚证或表热证。

(二) 里证辨汗

汗出不已，动则加重者为自汗，多因阳气虚损，卫阳不固；睡时汗出，醒则汗止为盗汗，为阴虚内热；身大热大汗出，为里热炽盛，迫津外泄；汗热味咸，脉细数无力，为亡阴证；汗凉味淡，脉微欲绝者，为亡阳证。

(三) 局部辨汗

头汗可因阳热或湿热；半身汗出者，多无汗部位为病侧，可因痰湿或风湿阻滞，或中风偏枯；手足心汗出甚者，多因脾胃湿热，或阴经郁热而致。

三、问疼痛

(一) 疼痛的性质

新病疼痛，痛势剧烈，持续不解而拒按者为实证；久病疼痛，痛势较轻，时痛时止而喜按者为虚证。

(二) 疼痛的部位

头痛，痛连项背，病在太阳经；痛在前额或连及眉棱骨，病在阳明经；痛在两颞或太阳穴附近，为少阳经病；头痛而重，腹满自汗，为太阴经病；头痛连及脑齿，指甲微青，为少阴经病；痛在巅顶，牵引头角，气逆上冲，甚则作呕，为厥阴经病。胸痛多为心肺之病。常见于热邪壅肺，痰浊阻肺，气滞血瘀，肺阴不足及肺痨、肺痈、胸痹等证。胁痛，多与肝胆病关系密切，可见于肝郁气滞、肝胆湿热、肝胆火盛、瘀血阻络及水饮内停等病证。脘腹痛，其病多在脾胃。可因寒凝、热结、气滞、血瘀、食积、虫积、气虚、血虚、阳虚所致。喜暖为寒，喜凉为热，拒按为实，喜按为虚。腰痛，或为寒湿痹证，或为湿热阻络，或为瘀血阻络，或为肾虚所致。四肢痛，多见于痹证。疼痛游走者，为行痹；剧痛喜暖者，为寒痹；重着而痛者，为湿痹；红肿疼痛者，为热痹。足跟或胫膝酸痛为气血亏虚，经气不利常见。

四、问饮食口味

主要问食欲好坏，食量多少，口渴饮水，口味偏嗜，冷热喜恶，呕吐与否等情况，以判断胃气有无及脏腑虚实寒热。

五、问睡眠

主要有失眠与嗜睡。不易入睡，或睡而易醒不能再睡，或睡而不酣，易于惊醒，甚至彻夜不眠者为失眠，为阳不入阴，神不守舍所致。时时欲睡，眠而不醒，精神不振，头沉困倦者为嗜睡，多见于痰湿内盛、困阻清阳、阳虚阴盛或气血不足。

六、问二便

主要了解二便的次数、便量、性状、颜色、气味以及便时有无疼痛、出血等方面。

七、问小儿及妇女

（一）问小儿

主要应了解出生前后的情况，及预防接种和传染病史和传染病接触史，小儿常见致病因素有易感外邪、易伤饮食、易受惊吓等。

（二）问妇女

应了解月经的初潮、月经周期、行经天数、经量、经色、经质、末次月经，或痛经、带下、妊娠、产育以及有无经闭或绝经年龄等情况。

第四节 切 诊

一、脉诊的部位和方法

脉诊的常用部位是手腕部的寸口脉，并分为寸、关、尺三部。通常以腕后高骨为标记，其内侧为关，关前（腕侧）为寸，关后（肘侧）为尺。其临床意义大致为左手寸候心、关候肝胆，右手寸候肺、关候脾胃，两手尺候肾。

以中指定关位，示指切寸位，环指（无名指）切尺位。诊脉时用轻力切在皮肤上称为浮取或轻取；用力不轻不重称中取；用重力切按筋骨间称为沉取或重取。诊脉时，医生的呼吸要自然均匀，以医生正常的一呼一吸的时间去计算患者的脉搏数。切脉的时间必须在 50 s 以上。

二、正常脉象

正常脉象：三部有脉，沉取不绝，一息四至（每分钟 70～80 次），不浮不沉，不大不小，从容和缓，流畅有力。临床所见斜飞脉、反关脉均为脉道位置的变异，不属于病脉。

三、常见病脉及主病

（一）浮脉

1. 脉象

轻取即得，重按反减；举之有余，按之稍弱而不空。

2. 主病

主表证，为卫阳与邪气交争，脉气鼓动于外而致。也见于虚证，多因精血亏损，阴不敛阳或气虚不能内守，脉气浮散于外而致。内伤里虚见浮脉，为虚象严重。

（二）洪脉

1. 脉象

脉形宽大，状如波涛，来盛去衰。

2. 主病

气分热盛。证属实证，乃邪热炽盛，正气抗邪有力，气盛血涌，脉道扩张而致。

（三）大脉

1. 脉象

脉体阔大。但无汹涌之势。

2. 主病

邪盛病进，又主正虚。根据脉之有力与无力，辨别邪正的盛衰。

（四）沉脉

1. 脉象

轻取不应，重按始得。

2. 主病

里证。里实证可见于气滞血瘀、积聚等，为邪气内郁，气血困阻，阳气被遏，不能浮应于外而致，多脉沉而有力按之不衰。里虚证，为气血不足，阳气衰微，不能运行营气于脉外所致，多脉沉无力。

（五）弱脉

1. 脉象

轻取不应，重按应指细软无力。

2. 主病

气血不足，元气耗损。阳气衰微鼓动无力而脉沉。阴血亏虚，脉道空豁而脉细无力。

（六）迟脉

1. 脉象

脉来缓慢，一息脉动不足四至。

2. 主病

寒证。脉迟无力,为阳气衰微的里虚寒证。脉迟有力,为里实寒证。

(七)缓脉

1. 脉象

一息四至,应指徐缓。

2. 主病

湿证、脾虚,亦可见正常人。

(八)结脉

1. 脉象

脉来缓中时止,止无定数。

2. 主病

主阴盛气结,寒痰瘀血,气血虚衰。实证者脉实有力,迟中有止,为实邪郁遏,心阳被抑,脉气阻滞而致。虚证者脉虚无力,迟中有止,为气虚血衰,脉气不相顺接所致。

(九)数脉

1. 脉象

脉来急促,一息五至以上(每分钟 90 次以上)。

2. 主病

热证。若数而有力,多因邪热鼓动,气盛血涌,血行加速而致。数而无力,多因精血亏虚、虚阳外越、致血行加速、脉搏加快。

(十)促脉

1. 脉象

往来急促,数而时止,止无定数。

2. 主病

实证多为阳盛热实或邪实阻滞,见脉促有力。前者因阳热亢盛,迫动血行而脉数,热灼阴津,津血衰少,致急行血气不相接续,故脉有歇止。后者由气滞、血瘀、痰饮、食积等有形之邪阻闭气机，脉气不相接续而致；虚证多为脏气衰败，可见脉促无力。多因阴液亏耗，真元衰惫，气血不相接续而致。

（十一）虚脉

1. 脉象

举之无力，按之空虚，应指软弱。

2. 主病

虚证，多见于气血两虚。因气虚则血行无力，血少则脉道空虚而致。

（十二）细脉

1. 脉象

脉细如线，应指明显，按之不绝。

2. 主病

主气血两虚，诸虚劳损；又主伤寒、痛甚及湿证。虚证因营血亏虚，脉道不充，血运无力而致。实证因暴受寒冷或疼痛，则脉道拘急收缩，细而弦紧。湿邪阻遏脉道，则见脉象细缓。

（十三）代脉

1. 脉象

脉来迟缓力弱，时发歇止，止有定数。

2. 主病

虚证多脉代而无力，良久不能自还，为脏气衰微，脉气不复所致。实证多脉代而有力，多为痹证、痛证、七情内伤、跌打损伤等邪气阻遏脉道，血行涩滞而致。

（十四）实脉

1. 脉象

脉来坚实，三部有力，来去俱盛。

2. 主病

实证。乃邪气亢盛，正气不衰，正邪剧烈交争，气血涌盛，脉道坚满而致。若虚证见实脉则为真气外越之险候。

（十五）滑脉

1. 脉象

往来流利，应指圆滑，如盘走珠。

2. 主病

痰饮、食积、实热。为邪正交争，气血涌盛，脉行通畅所致。脉滑和缓者，可见于青壮年的常脉和妇人的孕脉。

（十六）弦脉

1. 脉象

形直体长，如按琴弦。

2. 主病

肝胆病、诸痛、痰饮、疟疾。弦为肝脉，以上诸因致使肝失疏泄，气机失常，经脉拘急而致；老年人脉象多弦硬，为精血亏虚，脉失濡养而致。此外，春令平脉亦见弦象。

（十七）紧脉

1. 脉象

脉来绷紧有力，屈曲不平，左右弹指，如牵绳转索。

2. 主病

寒证、痛证、宿食。乃邪气内扰，气机阻滞，脉道拘急紧张而致。

（十八）濡脉

1. 脉象

浮而细软。

2. 主病

主诸虚，又主湿。

（十九）涩脉

1. 脉象

脉细行迟，往来艰涩不畅，如轻刀刮竹。

2. 主病

气滞血瘀，伤精血少，痰食内停。

四、按诊

按诊是医生用手直接触摸或按压患者某些部位，以了解局部冷热、润燥、软硬、压痛、肿块或其他异常变化，从而推断疾病部位、性质和病情轻重等情况的一种诊病方法。

（1）按胸胁：主要了解心、肺、肝的病变。

（2）按虚里：虚里位于左乳下心尖搏动处，反映宗气的盛衰。

（3）按脘腹：主要检查有无压痛及包块。腹部疼痛，按之痛减，局部柔软者为虚证；按之痛剧，局部坚硬者为实证。

（4）按肌肤：主要了解寒热、润燥、肿胀等内容。肌肤灼热为热证，清冷为寒证。

（5）按手足：诊手足的冷暖，可判断阳气的盛衰。

（6）按俞穴：通过按压某些特定俞穴以判断脏腑的病变。

第四章

中医辨证体系

第一节 八纲辨证

八纲为阴阳、表里、寒热、虚实八大证型的概念。八纲辨证是将四诊获得的症状，按八纲的特定体系来归纳，概括为八个具有普遍性的证候类型，用以表示疾病的性质（寒热）、病变部位深浅（表里）、邪气盛衰与机体正气的强弱（虚实）、疾病的类别（阴阳）与制定治疗大法的纲。它是一切辨证的基础与前提，凡诊断疾病，首先要用八纲辨证来作总的概括。它普遍用于内外障诸眼病。

眼科的八纲辨证，除索取全身症状信息外，很注重局部的证候特征，两者结合，综合分析而归类。

一、虚实辨证

虚与实是区别病邪与人体正气之间盛衰的两个纲领。临床上分清虚证与实证，在治疗上对确定扶正与祛邪，以及判断预后皆有重要意义。

一般来说，外障多实，内障多虚；新病多实，久病多虚；发病暴多实，缓多虚；少壮得病多实，年老体弱者得病多虚。但在疾病变化过程中，正邪各有盛衰，临证时除了要分清虚实外，还必须注意虚实的相互转化与表里、寒热的相互关系。如遇到虚实夹杂证时，还应进一步区分当时情况下虚实的主次标本关系。

（一）实证

实证是指邪气亢盛，正气尚足，邪正斗争激烈所反映出来的证候。

1. 病因病机

外邪袭眼，尤以外感风热与风寒为多见。亦可因脏腑功能失调，阳明腑实、肝火上炎、三焦热盛、痰浊上泛、风痰阻络等等，导致眼部经络气血失调而病。

2. 辨证依据

发病急、反应强、变化快。如突发眼部眵稠黏结，热泪如汤；或眼部刺痛难睁，羞明流泪；或肿痛拒按，或眼胀如突；或突感眼前黑花片片，甚则如夜幕降临；或视物变形、变色、虹视或突发复视等等。检查可有胞睑红赤肿起，或白睛红赤或抱轮红赤；黑睛骤起星翳，或翳陷或翳凸，或状如凝脂、如蟹睛；或黄液上冲，或瞳神缩小，或血灌瞳神，或见瞳散不收；黑睛雾状混浊，眼压增高。眼底可见血管阻塞、出血、水肿、渗出等等病变。

全身可见头痛头胀，面红气粗，口渴便秘，或口苦咽干，胸胁胀满，烦躁易怒，舌红苔黄或黄腻，脉洪数或弦数等。

（二）虚证

虚证是一系列正气不足，脏腑功能衰退的证候。

1. 病因病机

先天禀赋不足，或后天失调，或年老体虚。以肝肾阴虚、脾胃虚弱或气血亏虚为多。亦有正虚感邪或外感眼病后期伤正之象。

2. 辨证依据

发病缓慢，反应弱而隐蔽，变化发展亦缓，但易反复发作。如自觉眼部干涩，睁眼乏力，不耐久视；眼胀隐隐，痛而喜按；冷泪常流，视物昏花；或目力渐降，黑夜不能视物；或眼前黑花飞舞，或神光自现。检查或可见眼部轻度红赤，或胞肿不红，或上胞下垂；黑睛生翳，溃久不收，或黑睛边缘起翳，反复发作；瞳神干缺，或瞳神变色；眼底或可见视盘色淡；视网膜血管变细，视网膜少量出血或弥漫性水肿，或色素沉着及黄斑变性等。

全身可见精神萎靡不振，面色萎黄或㿠白，头昏乏力，自汗盗汗，腰膝酸软，气短懒言，口淡无味，食欲不振，四肢不温，大便溏薄，舌质胖淡，或舌上少苔、无苔，脉虚弱无力。

二、表里辨证

表里是区别病变部位深浅的两个纲领。

一般来说，皮毛腠理、肌肉与经络等属表，五脏六腑、血脉与骨髓等属里。相对来说，眼前部病变属表，眼后部病变属里；以组织层次深浅而言，浅层病变属表，深层病变属里。但临床上辨别表证与里证，不能绝对从病变的部位上来划分，因为还存在病因与脏腑气血阴阳盛衰等等相关的问题。故必须结合证候特点、舌象与脉象加以判断。

（一）表证

为邪气由外入侵眼部浅表组织所反映出来的证候。由于病邪的属性与机体反应的不同，辨证时应首先分清是属表实证还是表虚证。

1. 表实证

（1）病因病机：六淫之邪侵犯眼的浅表组织，而机体正气尚盛，邪正斗争较为激烈而反映出的证候。

（2）辨证依据：突然发病，证候明显，病位较浅。如突感眼部沙涩痒痛，流泪生眵，怕日羞明；胞睑肿起，或赤烂胶黏；突发白睛红赤，眵泪黏结；或黑睛星翳骤起，梗痛泪多，睁眼尤甚。

全身可无明显证候，亦可有头痛、眶痛、鼻流清涕，甚至恶寒（风）发热等候。舌苔薄白或薄黄，脉浮。

2. 表虚证

（1）病因病机：机体卫外功能不固，外邪客表，或外障眼病日久伤正，正虚邪恋所致。

（2）辨证依据：病变位于眼的浅表，不易入里，证候轻微，但易反复发作。如胞睑局部微肿微痛，此起彼伏，频繁发作；或白睛微赤，或一隅红赤；黑睛星翳细小隐蔽或乍起乍退，稍有目涩羞明流泪；黑睛边缘或赤脉末端时而起翳，或原有老翳而时发小小溃陷而疼痛不显。

全身或可见发热恶风，自汗，或漏汗不止，脉浮缓无力等候。

（二）里证

里证是指机体内的脏腑阴阳气血功能失调，引起眼的深部或后部组织发生病变，从而所反映出来的证候。辨证时首先要根据脏腑的虚实而分清是里虚证还是里实证。

1. 里虚证

（1）病因病机：由七情过伤，劳累过度，目劳神伤，旷日持久可引起脏腑本身阴阳、气血虚损失调，导致眼部病变的发生。或年老体弱所致。

（2）辨证依据：瞳神干缺或散大不收，瞳神变色；冷泪长流，视物昏朦，眼球作胀，睁眼乏力，甚至上胞下垂；眼前黑花浮动或荧星满目，或视力渐降，视物变形。查见眼底神神经乳头苍白，血管细小，甚至呈白线状，或网膜可有少量出血，硬性渗出或黄斑变性系列变化。

全身证候见虚证证候。

2. 里实证

（1）病因病机：烦劳过度，饮食失节，痰湿内生，经络阻滞，或暴怒伤肝，气火上逆，或风痰上扰，导致眼部气血乖和，血热妄行，甚至玄府闭塞；或因外邪由浅入深，内热亢盛所致。

（2）辨证依据：外眼端好，而视力骤降。查见玻璃体积血，眼底视网膜血管阻塞，或动脉硬化，视网膜广泛出血、渗出、水肿。

全身证候可不明显，或有口干口苦，便结尿黄，舌红苔黄，脉弦数或洪大。实验室检查可有血液黏稠等改变。

由邪深热盛所致者，可见后"里实热证"。

（三）表里同病

眼病同时出现表证与里证者，称表里同病。一般有 3 种情况。

一是病初见有表证，表证未除而又出现里证；二是原有里证，又新感外邪；三是表里同时受邪。

眼科病以既有表证又有里热者，最为常见。

1. 病因病机

表邪未解，而又已传里化热；或本有内热，复感外邪，内外合邪所致。

2. 辨证依据

胞睑浮肿触痛，恶寒发热；黑睛起翳，疼痛流泪未除，翳障继续扩大，向深层发展，或已见黄液上冲，瞳神紧小，玻璃体混浊。

全身有口渴引饮、大便燥结等证候。

三、寒热辨证

寒热是区别疾病性质的两个纲领。临床上分清寒证与热证，是确定治疗用温热药或寒凉药的重要依据。

（一）寒证

寒证是表现一系列阳虚或阴盛的证候。

1. 表寒证

（1）病因病机：寒邪犯眼，邪正斗争在眼的浅表组织所致，多为实证。临床上寒邪常与风邪结合犯眼而出现风寒表证。

（2）辨证依据：白睛赤脉淡红，黑睛骤起星翳，眼部梗痛，畏光流泪，清涕自出，头痛，恶寒等候。

2. 里寒证

（1）病因病机：为脏腑阳气不足，阴寒内盛之象。多为虚证，或虚中夹实证。

（2）辨证依据：冷泪长流，浮翳白膜遮睛；或白睛紫赤，黑睛生翳如虫蚀，疼痛难忍，时而加重，经久难愈；或视物模糊，视盘水肿，视网膜水肿、渗出范围较广，久不吸收。

全身证候可见有畏寒喜暖，四肢清凉，纳谷不香，口淡不渴，常泛清水，大便溏薄，小便清长，舌苔白或白滑，脉沉迟等。

（二）热证

热证是表现一系列阳盛或阴虚证候。

1. 表热证

（1）病因病机：外感阳热之邪，邪正斗争在眼的浅表部位所致。多为实证。

（2）辨证依据：胞睑微肿微赤，或白睛红赤，眵多色黄，灼热涩痛；或黑睛星翳丛生等等。

2. 里热证

里热亦有虚实之分，虚者又称虚热证。

（1）里实热证。

病因病机：外邪化热入里；或邪热直接侵犯脏腑；或五志之火，上攻于目所致。

辨证依据：自觉眼胀如突或眼痛难睁，热泪如汤；或眵黄黏稠，或胞睑红肿疼痛，白睛红赤臃肿；或抱轮红赤、白睛混赤；黑睛翳大且嫩，如花瓣鱼鳞，或如凝脂，其色秒黄；神水混浊，或瞳神紧小，黄液上冲，血灌瞳神；或突起睛高，视力急降。

全身可兼见头痛剧烈，口渴引饮，大便秘结，小便黄赤，舌红绛，苔黄燥或黄而微腻，脉洪数或沉数。

如属五志之火引起者，多见视力急降而瞳神端好，而眼底或见视盘充血，境界模糊，视网膜水肿、渗出或出血。全身可兼有身热烦躁，口干口苦，便干尿黄，舌红苔黄，脉沉数或弦数等疾。

（2）虚热证：多为阴虚阳盛之象。

病因病机：机体精血津液亏虚，阴不制阳，则内热熏蒸，阴虚火旺，虚火上攻于目所致。

辨证依据：自觉眼部干涩不舒，白睛微赤，羞明少泪，时而加重；或白睛泡状隆起，赤丝围绕，沙涩畏光；或视物昏朦，瞳神干缺，或瞳散不收，虹视目胀，或眉棱骨痛；或眼底可见视网膜少量出血、微血管瘤等。

全身可兼有形体消瘦，心烦少寐，口干咽燥，手足心热，颧红盗汗，舌红苔少，脉细数等。

四、阴阳辨证

阴与阳是指疾病的类别，为八纲之首。阴阳辨证是概括证候类别的一对纲领。临床上各种疾病所出现的证候虽然不同，其病理尽管千变万化，错综复杂，但总离不开阴阳两大类。因此，掌握阴阳属性与变化，不仅在辨证时能执简驭繁，提纲挈领，而且能为治疗提供总的原则。

（一）阴证与阳证

辨别阴证与阳证，是通过寒热虚实表里等证候而体现的。

1. 阴证

凡病在里、在血、属虚、属寒，正气不足，反应弱的，均属阴证范畴。

凡慢性内外障眼病，而兼有精神萎靡，面色苍白或晦暗，动作迟缓，或畏寒，肢冷，嗜卧，静而少言，语声低微，呼吸微弱，气短乏力，口淡无味，纳谷不香，不烦不渴或渴喜热饮，大便溏薄，小便清长，舌淡胖嫩，苔白润滑，脉沉细迟而无力等。

2. 阳证

凡病在表、在气、属实、属热，正气未伤，反应强的，均属阳证范畴。

凡急性内外障眼病，而兼有精神兴奋，发热面赤，身热喜凉，烦躁不安，口唇燥裂，渴喜冷饮，语声粗壮，呼吸气粗，大便秘结，小便短赤，舌红苔黄燥，脉浮洪或滑数有力等。

（二）阴虚与阳虚

阴虚与阳虚是机体脏腑阴阳亏损所产生的病变与证候的概括，属里虚证范畴。

在正常情况下，脏腑气血阴阳维持相对平衡，如一旦阴阳相对平衡遭到破坏时，就会产生阴阳的盛衰变化而形成疾病。阴阳偏盛所引起的阳盛（即实热证）和阴盛（即寒实证）前已论及，在此重点说明阴虚证与阳虚证。

1. 阴虚证

由精血津液亏损所致。

凡慢性内外障眼病，兼有消瘦、潮热、盗汗，口干咽燥，手足心热，小便短赤，舌红少苔或无苔，或舌有裂纹，脉细数无力等候者，属阴虚证。

2. 阳虚证

由体内阳气衰减所致。

凡慢性内外障眼病，兼有神疲乏力，面色淡白，少气懒言，畏寒肢冷，自汗。口淡不渴，大便溏薄，小便清长，舌淡苔白而润，脉虚弱等候者，属阳虚证。

上述阴虚与阳虚的临床表现，还不是具体的证，若欲明确属何脏之虚，还必须结合脏腑辨证与五轮辨证。

第二节　脏腑辨证

脏腑辨证是根据脏腑的生理功能、病理表现，对疾病证候进行分析归纳，借以推究病机，判断病变部位、性质、正邪盛衰等情况的一种辨证方法，是临床各科的诊断基础，是中医辨证体系中的重要组成部分。

脏腑辨证包括脏病辨证、腑病辨证、脏腑兼病辨证三个部分，其中脏病辨证是脏腑辨证的重要内容。

一、心与小肠病辨证

心的病证有虚有实。虚证多由于久病伤正、禀赋不足、思虑伤心等因素，导致心气、血、阴、阳的不足；实证多由于痰阻、火扰、寒凝、血瘀、气郁等引起。

（一）心气虚、心阳虚

心气虚、心阳虚是指心气不足、心阳虚衰所表现出的证候。本证多由于禀赋不足，久病体虚，或年高脏气亏虚所致。

（1）证候：心悸、气短，活动时加重，自汗，脉细弱或结代，为其共有症状。若兼面色无华，体倦乏力，舌淡、苔白则为心气虚；若兼形寒肢冷，心胸憋闷，舌淡胖或紫暗、苔白滑则为心阳虚。

（2）分析：心气虚、心阳虚，鼓动乏力，血液不能正常运行，强为鼓动，故心悸；心气虚，胸中宗气运转无力，故气短；动则耗气，故活动后心悸、气短加重；气虚卫外不固，则自汗；心气虚，鼓动无力，气血不能上荣，故面色无华、舌淡；气血虚弱，功能活动减退，故体倦乏力；气血不足，不能充盈脉管或脉气不相连续，故脉细弱或结代；心阳虚，心脉瘀阻，气血运行不畅，故心胸憋闷、舌紫暗；阳虚不能温煦周身，故形寒肢冷；阳虚寒盛，水湿不化，故苔白滑。

（二）心血虚、心阴虚

心血虚是心血亏虚、心失濡养所表现出的证候；心阴虚是心阴血不足、虚热内扰所表现出的证候。本证多由久病耗伤阴血，或失血过多，或阴血不足，或情志不遂，耗伤心血、心阴所致。

（1）证候：心悸失眠，健忘多梦为其共有症状。若见面白无华，眩晕，唇舌色淡，脉细为心血虚；若见颧红，五心烦热，潮热盗汗，舌红少津，脉细数为心阴虚。

（2）分析：心阴（血）不足，心失所养，故心悸失眠、健忘多梦；心血不足，不能上荣及充盈于脉，故面白无华、眩晕、唇舌色淡、脉细；心阴虚，心阳偏亢，虚热内扰，故颧红、五心烦热、潮热盗汗、舌红少津、脉细数。

（三）心火亢盛

心火亢盛证是心火炽盛、扰乱心神所表现出的证候。本证常因七情郁结、气郁化火，或六淫内郁化火，或嗜肥腻厚味以及烟酒所致。

（1）证候：心胸烦热，失眠多梦，面赤口渴，便干溲赤，舌尖红苔黄，脉数有力；或口舌生疮，舌体糜烂疼痛；或狂躁谵语；

或吐血衄血；或肌肤生疮，红肿热痛等。

（2）分析：心火炽盛，扰乱心神，轻则见心胸烦热、失眠多梦，重则为狂躁谵语；火热炽盛，灼津耗液，故见口渴、便干溲赤；心火上炎，故见面赤、舌尖红或口舌糜烂疼痛；心火炽盛，血热妄行，则见吐血衄血；心火内盛，火毒壅滞脉络，局部气血不畅，故见肌肤生疮、红肿热痛。苔黄、脉数有力，均为里热内盛的征象。

（四）心脉痹阻

心脉痹阻是指心脏在各种致病因素作用下导致闭阻不通所反映出的证候，常见的因素有瘀血、痰浊阻滞心脉、寒凝、气滞等。

（1）证候：心悸怔忡，心胸憋闷疼痛，痛引肩背内臂，时发时止。若痛如针刺、舌紫暗或见瘀点瘀斑、脉细涩或结代，为瘀血阻滞心脉；若体胖痰多、身重困倦、闷痛较甚、舌苔白腻、脉沉滑，为痰阻心脉；若剧痛暴作，得温痛缓，畏寒肢冷、舌淡红或黯红、苔白、脉沉迟或沉紧，为寒凝；若心胸胀痛，其发作与情志因素相关，舌淡红或黯红、苔薄白，脉弦为气郁。

（2）分析：本证多因正气先虚，阳气不足，心失温养，则心悸怔忡；阳气不足，血液运行无力，易诱发各种致病因素闭阻心脉，气血运行不畅而发生疼痛；手少阴心经之脉直行上肺，出腋下循内臂，故痛引肩背内臂，这是诊断心脉痹阻的主要依据。

瘀阻心脉的疼痛以刺痛为特点，伴见舌紫暗、紫斑、紫点，脉细涩或结代等瘀血内阻的症状；痰浊阻滞心脉的疼痛以闷痛为特点，患者多体胖痰多、身重困倦、舌苔白腻、脉象沉滑等痰浊内盛的症状；寒凝心脉的疼痛以疼痛剧烈、发作突然、得温痛缓为特点，并伴畏寒肢冷、舌淡苔白、脉沉细迟或沉紧等寒邪内盛的症状；气滞心脉的疼痛以胀痛为特点，其发作多与精神因素有关，并常伴胁胀、善太息、脉弦等气机阻滞的症状，气滞则影响血行，轻则舌淡红，重则舌黯红。

（五）痰迷心窍

痰迷心窍是痰浊蒙闭心神所表现出的证候。本证多由七情所伤，肝气郁结，气郁生痰；或感受湿浊邪气，阻滞气机，使气结痰凝，痰浊闭阻心神所致。

(1) 证候：面色晦滞，脘闷作恶，意识模糊，语言不清，喉有痰声，甚则昏不知人，舌苔白腻，脉滑；或精神抑郁，表情淡漠，神志痴呆，喃喃自语，举止失常；或突然仆地，不省人事，口吐痰涎，喉中痰鸣，两目上视，手足抽搐，口中作猪羊叫声。

(2) 分析：湿浊阻滞气机，清阳不升，故见面色晦滞、脘闷作恶；心主神志，痰蒙心神则神志异常，出现意识模糊或昏迷、语言不清，或精神抑郁、表情淡漠、神志痴呆、喃喃自语、举止失常，或突然仆地、不省人事、手足抽搐；痰涎内盛，喉中痰涌，痰为气激，肝气上逆，故口吐痰涎、喉中痰鸣、口中作猪羊叫声、两目上视。苔白腻、脉滑，均是诊断痰湿的依据。

(六) 痰火扰心

痰火扰心是指痰火扰乱心神所出现的证候。

(1) 证候：发热气粗，面红目赤，痰黄稠，喉间痰鸣，躁狂谵语，舌红、苔黄腻，脉滑数；或见失眠心烦，痰多胸闷，头晕目眩；或神志错乱，哭笑无常，狂妄躁动，打人毁物。

(2) 分析：痰火扰心，属外感热病者以发热、痰盛、神志不清为辨证要点；内伤杂病中，轻者以失眠心烦、重者以神志错乱为辨证要点。

外感热病，多因邪热亢盛，燔灼于里，炼津为痰，上扰心窍所致。里热蒸腾，充斥肌肤，故见发热；热邪上扰，故面红目赤；热盛，机能活动亢进，故呼吸气粗；热灼津为痰，则痰液发黄、喉间痰鸣；痰热扰心，则心神昏乱，故躁狂谵语；舌红、苔黄腻、脉滑数，均是痰火内盛之征。

内伤病中，痰火扰心，常见失眠心烦；若痰阻气道，则可见胸闷痰多；清阳被遏，可见头晕目眩；若剧烈精神刺激，可使气机逆乱，心火鸱张，灼津为痰，上扰心窍，心神被蒙，而表现为神志错乱、哭笑无常、狂妄躁动、打人毁物的狂证。

（七）小肠实热

小肠实热是心火炽盛，移热小肠所表现出的证候。

（1）证候：发热口渴，心烦失眠，口舌生疮，小便涩赤不畅，尿道灼痛，尿血，舌红、苔黄，脉数。

（2）分析：心与小肠相表里，小肠有分别清浊的功能，使水液入于膀胱。心热下移小肠，故小便赤涩、尿道灼痛；热甚灼伤血络，故见尿血；心火炽盛，热扰心神则心烦失眠；热灼津液则口渴；热燔肌肤则发热；心火上炎，故口舌生疮。舌红、苔黄，脉数为里热之征象。

二、肺与大肠病辨证

肺的病证有虚实之分，虚证多见于气虚和阴虚；实证多见于风寒燥热等邪气侵袭或痰湿阻肺。

（一）肺气虚

肺气虚是指肺功能减退所表现出的证候。本证多因久病咳喘或气的生化不足所致。

（1）证候：咳喘无力，动则气短，痰液清稀，声音低怯，面色淡白，神疲体倦；或自汗畏风，易于感冒，舌淡、苔白，脉虚。

（2）分析：肺气虚，宗气不足，呼吸功能减弱，故咳喘无力、动则气短、声音低怯；肺气虚，输布水液的功能减退，水液停聚于肺系，随肺气而上逆，故见痰液清稀；肺气虚，不能宣发卫气于肌表，腠理不密，卫表不固，故见自汗畏风、易于感冒。面色淡白、神疲体倦及舌淡苔白、脉虚均为气虚之征象。

（二）肺阴虚

肺阴虚证是肺阴不足，虚热内生所反映出的证候。本证多由久咳伤阴，或痨虫伤肺，或热病后期，肺阴损伤所致。

（1）证候：干咳无痰，或痰少而黏，口燥咽干，形体消瘦，午后潮热，五心烦热，盗汗颧红，甚则痰中带血，声音嘶哑。舌红少津，脉细数。

（2）分析：肺阴不足，内生虚热，肺为热蒸，气机上逆而为咳嗽；津为热灼，炼津成痰，故痰少质黏；虚热灼伤肺络，故痰中带血；肺阴虚，上不能滋润咽喉则口燥咽干、声音嘶哑，外不能濡养肌肉则形体消瘦；虚热内炽，故午后潮热、五心烦热；热扰营阴，故盗汗；虚热上扰则见颧红。舌红少津、脉细数，皆是阴虚内热之象。

（三）风寒束肺

风寒束肺证是感受风寒，肺气被束所表现出的证候。

（1）证候：咳嗽痰稀色白，鼻塞流清涕；或兼恶寒发热，无汗，头身痛，舌苔薄白，脉浮紧。

（2）分析：外感风寒，肺气被束不得宣发，逆而为咳；风寒犯肺，肺失宣肃，水液失于敷布，聚而为痰，寒属阴，故痰液稀白；鼻为肺窍，肺气失宣，鼻窍不畅，故鼻塞流清涕；寒邪客于肺卫，卫气被遏则恶寒，正气抗邪则发热，毛窍郁闭则无汗，营卫失和则头身痛。舌苔薄白、脉浮紧均为寒邪束表之征象。

（四）风热犯肺

风热犯肺证是由风热之邪侵犯肺系，卫气受病所表现出的证候。

（1）证候：咳嗽，痰黄稠，鼻塞流黄浊涕，口干咽痛，发热，微恶风寒，舌尖红、苔薄黄，脉浮数。

（2）分析：风热袭肺，肺失宣降，肺气上逆则咳嗽、鼻窍不利则鼻塞；热灼津液为痰，故痰黄稠、流黄浊涕；咽喉为肺之门户，风热上壅，故咽喉痛；邪热伤津则口干；肺卫受邪，卫气抗邪则发热，卫气被遏则恶风寒。舌尖红、苔薄黄，脉浮数均为风热外感之象。

（五）燥邪犯肺

燥邪犯肺证是燥邪侵犯肺卫所表现出的证候。多因秋令燥邪犯肺，耗伤肺津所致。

（1）证候：干咳无痰，或痰少而黏不易咳出，唇、舌、鼻、咽处干燥欠润，大便干结，或身热恶寒，胸痛咯血。舌红或干、苔白或黄，脉数或浮数。

（2）分析：燥邪耗伤肺津，肺失滋润，清肃失职，故干咳无痰或痰少而黏不易咯出；燥伤肺津，津液不布，故唇、舌、鼻、咽处干燥欠润，大便干结；燥邪袭肺，肺卫失宣，故有身热恶寒、脉浮之表证；燥邪化火，灼伤肺络，故见胸痛咯血。燥邪有凉燥、温燥之分，凉燥性近寒，故证似风寒，温燥性近热，故证似风热。若为温燥，则舌红、苔薄黄、脉数；若为凉燥，则舌干、苔薄白。

（六）热邪壅肺

热邪壅肺证是热邪内壅于肺，肺失宣肃所表现出的证候。多由温热之邪从口鼻而入，或风寒、风热之邪入里化热，内壅于肺所致。

（1）证候：咳嗽气喘，呼吸气粗，甚则鼻翼煽动，咳痰黄稠，或痰中带血，或咳吐腥臭血痰，发热，胸痛，烦躁不安，口渴，小便短赤，大便秘结，舌红、苔黄腻，脉滑数。

（2）分析：热邪炽盛，内壅于肺，炼津成痰，痰热郁阻，肺失宣降，故有咳嗽气喘、呼吸气粗、鼻翼煽动、痰黄稠；痰热阻滞肺络，气滞血壅，脉络气血不畅，故发热胸痛；血腐化脓，则咳吐腥臭血痰；里热炽盛，津液被耗，故口渴、小便短赤、大便干结；热扰心神，则烦躁不安。舌红、苔黄腻，脉滑数均为里热或痰热的征象。

（七）痰湿阻肺

痰湿阻肺证是痰湿阻滞肺系所表现出的证候。常因脾气亏虚、水湿停聚，或久咳伤肺、肺不布津，或感受寒湿之邪，肺失宣降，水湿停聚所致。

（1）证候：咳嗽痰多，痰黏色白易咯出，胸闷，甚则气喘痰鸣，舌淡、苔白腻，脉滑。

（2）分析：痰湿阻肺，肺气上逆，故咳嗽痰多、痰黏色白易咯出；痰湿阻滞气道，肺气不利，故胸闷，甚则气喘痰鸣。舌淡苔白腻、脉滑是痰湿内阻之征象。

(八) 大肠湿热

大肠湿热证是湿热侵犯大肠所表现出的证候。多因感受湿热外邪，或饮食不节或不洁，暑湿热毒侵犯大肠所致。

(1) 证候：腹痛，泻泄秽浊；或下痢脓血，里急后重；或暴注下泄，色黄臭。伴见肛门灼热，小便短赤，口渴；或有恶寒发热，或但热不寒，舌红苔黄腻，脉滑数。

(2) 分析：湿热蕴结大肠，气机阻滞，故腹痛；湿热熏灼肠道，脉络损伤，血腐为脓，故下痢脓血；湿热下注大肠，传导失职，故泄泻秽浊或暴注下泄、色黄臭；热灼肠道，故肛门灼热；水液从大便外泄，故小便短赤；热盛伤津，故口渴。若表邪未解，则可见恶寒发热；邪热在里，则但热不寒。舌红苔黄腻，脉滑数均为湿热之象。

三、脾胃病辨证

脾和胃的病证有寒热虚实之不同。脾病以阳气虚衰、运化失调、水湿痰饮内生、不能统血、气虚下陷为常见病变；胃病以受纳腐熟功能障碍、胃气上逆为主要病变。

(一) 脾气虚

脾气虚证是脾气不足，运化失健所表现出的证候。本证多由饮食不节，或饮食失调，过度劳倦以及其他急慢性疾病耗伤脾气所致。

(1) 证候：食少纳呆，口淡无味，腹胀便溏，少气懒言，肢体倦怠，面色萎黄，或浮肿，或消瘦，舌淡苔白，脉缓弱。

(2) 分析：脾气虚弱，运化失健，故食少纳呆、口淡无味；脾虚水湿内生，脾气反为所困，故形成虚性腹胀；水湿不化，流注肠间，故大便溏薄或先干后溏；脾气虚，中气不足，故少气懒言；脾主肌肉四肢，脾气虚肢体失养，故见肢体倦怠；脾虚水湿浸淫肌表则见浮肿；脾胃为后天之本，气血生化之源，脾虚化源不足，肌体失养，故面色萎黄、消瘦及舌淡苔白、脉缓弱。

（二）脾阳虚

脾阳虚证是脾阳虚弱，阴寒内盛所表现出的证候。本证多由脾气虚发展而来。

（1）证候：腹胀纳少，脘腹冷痛，喜暖喜按，形寒肢冷，大便溏薄或清稀，或肢体困重浮肿，或白带清稀量多，舌淡胖、苔白滑，脉沉迟无力。

（2）分析：脾之阳气虚弱，运化失健，则腹胀纳少；阳虚阴寒内生，寒凝气滞，故脘腹冷痛、形寒肢冷，且喜暖喜按；脾阳气虚，水湿不化，流注肠中则大便溏薄或清稀，溢于肌肤四肢则肢体困重浮肿，水湿下注，妇女带脉不固则白带清稀量多。舌淡胖、苔白滑，脉沉迟无力，均为脾阳气虚，水寒之气内盛之征。

（三）中气下陷

中气下陷证是指脾气亏虚，升举无力而反下陷所表现出的证候。本证多由脾气虚发展而来，或久泻久痢、劳累过度所致。

（1）证候：脘腹重坠作胀，食后益甚；或便意频数，肛门坠重；或久痢不止，甚或脱肛；或内脏下垂；或小便混浊如米泔。伴头晕，气短乏力，肢体倦怠，食少便溏。舌淡苔白，脉虚弱。

（2）分析：脾气虚，升举无力，内脏无托，故脘腹重坠作胀、便意频数、肛门坠重，甚或脱肛、内脏下垂；脾气虚陷，精微不能正常输布，固摄无权，故久痢不止、或小便混浊如米泔；清阳不能上升头目，故头晕；中气不足，全身机能活动减退，故气短乏力、肢体倦怠、食少便溏、舌淡苔白、脉虚弱。

（四）脾不统血

脾不统血证是指脾气虚不能统摄血液所表现出的证候。本证多由久病，或劳倦伤脾，使脾气虚弱所致。

（1）证候：便血、尿血、肌衄、鼻衄、齿衄，或妇女月经过多、崩漏等，常伴有头晕，神疲乏力，气短懒言，面色无华，食少便溏。舌淡，脉细弱。

（2）分析：脾气虚，不能统摄血液，血不循经而行，故出现出血诸症；溢于胃肠为便血，溢于膀胱为尿血，溢于皮下为肌衄；脾失统血，冲任不固，故妇女月经过多，甚或崩漏；脾气虚，运化失健，故食少便溏；中气不足，机体机能活动减退，故神疲乏力、气短懒言、脉细弱；反复出血，营血虚少，肌肤失养，故面色无华、舌淡。

（五）寒湿困脾

寒湿困脾证是指寒湿内盛，脾阳受困而表现出的证候。多由饮食不节，过食生冷，淋雨涉水，居处潮湿，或内湿素盛所致。

（1）证候：脘腹胀闷，食少便溏，泛恶欲吐，口黏不爽，头身困重；或肌肤面目发黄，黄色晦暗；或肢体浮肿，小便短少。舌淡胖苔白滑，脉濡缓。

（2）分析：脾为湿困，运化失司，升降失常，故脘腹胀闷、食欲减退、泛恶欲吐；湿注肠中，则便溏；湿性黏滞重着，湿邪困阻，故头身困重、口黏不爽；脾为寒湿所困，阳气不宣，胆汁随之外泄，故肌肤面目发黄、黄色晦暗；中阳被水湿所困，水湿溢于肌肤，故肢体浮肿，阳气被遏，膀胱气化失司，故小便短少。舌淡胖苔白滑、脉濡缓均为寒湿内盛之征象。

（六）脾胃湿热

脾胃湿热证是湿热蕴结脾胃所表现出的证候。常因感受湿热外邪，或过食肥甘厚味，使湿热蕴结脾胃，受纳运化失职所致。

（1）证候：脘腹痞闷，恶心欲吐，口黏而甜，肢体困重，大便溏泻，小便短赤不利；或面目肌肤发黄，色泽鲜明如橘皮；或皮肤发痒；或身热起伏，汗出热不解。舌红、苔黄腻，脉濡数。

（2）分析：湿热之邪蕴结脾胃，受纳运化失职，升降失常，故脘腹痞闷、恶心欲吐；湿热上犯，故口黏而甜；湿性黏滞重浊，湿热阻遏，故肢体困重、大便溏泻、小便短赤不利；湿性黏滞，湿热互结，则身热起伏，汗出而不解；湿热内蕴脾胃，熏蒸肝胆，胆汁不循常道而外溢，故面目肌肤发黄、色鲜如橘皮、皮肤发痒。

舌红、苔黄腻、脉濡数皆是湿热之征象。

（七）胃阴虚

胃阴虚证是胃阴亏虚所表现出的证候。多由于胃病久延不愈，或热病后期阴液未复，或素食辛辣积热于胃，或情志不遂，气郁化火等，使胃阴耗伤所致。

（1）证候：胃脘部隐痛，饥不欲食，口燥咽干，大便干结；或脘痞不舒；或干呕呃逆。舌红少津，脉细数。

（2）分析：胃阴不足，胃阳偏亢，虚热内盛，胃气不和，而致胃脘隐痛、饥不欲食；胃阴亏虚，上不能滋润咽喉、下不能濡润大肠，故口燥咽干、大便干结；胃失阴液滋润，胃气不和，故脘痞不舒；阴虚热扰，胃气上逆，故见干呕呃逆。舌红少津、脉细数均为阴虚内热的征象。

（八）胃火炽盛

胃火炽盛证是胃中火热炽盛所表现出的证候。多由素食辛辣油腻，化火生热；或情志不遂，气郁化火；或邪热内犯等所致。

（1）证候：胃脘部灼热疼痛，吞酸嘈杂；或食入即吐，渴喜冷饮，消谷善饥；或牙龈肿痛溃烂，齿衄，口臭，大便秘结，小便短赤。舌红、苔黄，脉滑数。

（2）分析：胃火内炽，煎灼津液，故胃脘部灼热疼痛、渴喜冷饮；肝经郁热，肝胃火盛上逆，故吞酸嘈杂、呕吐或食入即吐；胃火炽盛，腐熟水谷功能亢进，故消谷善饥；胃的经脉上络于齿龈，胃热上蒸，气血壅滞，故牙龈肿痛，甚至化脓溃烂；血络受损，血热妄行，故可见齿衄；胃中浊气上逆，故口臭；热盛伤津，肠道失润，故大便秘结；小便化源不足，则小便短赤。舌红、苔黄为热证；热则气血运行加速，故脉滑数而有力。

（九）寒滞胃脘

寒滞胃脘证是阴寒凝滞胃脘所表现出的证候。多由于脘腹部受凉，或过食生冷，或劳倦伤中，复感寒邪，以致寒凝胃脘所致。

（1）证候：胃脘冷痛，痛势较剧，遇冷加重，得热则减，口泛清水，畏寒肢冷，舌淡、苔白滑，脉迟或紧。

（2）分析：寒邪凝滞胃脘，络脉收引，气机郁滞，故胃脘疼痛，且疼痛较剧；寒为阴邪，得热则散，遇寒则更凝滞不行，故疼痛遇冷加重、得热则减；寒邪伤胃，胃阳被遏，水饮不化，随胃上逆，故口泛清水；阳气被遏，肢体失于温煦，故畏寒肢冷。舌淡苔白滑、脉迟或紧为寒邪内盛，阻滞气机之象。

（十）食滞胃脘

食滞胃脘证是饮食物停滞胃脘不能腐熟所表现出的证候。多因饮食不节、暴饮暴食，或过食不易消化的食物，致宿食停滞胃脘，阻滞气机所致。

（1）证候：胃脘胀闷，甚则疼痛，嗳腐吞酸，或呕吐酸腐食物，吐后胀痛得减，厌食；或矢气便溏，泻下物酸腐臭秽，舌苔厚腻，脉滑。

（2）分析：饮食停滞胃脘，气机阻滞，故胃脘胀闷疼痛；胃失和降而上逆，胃中腐败食物挟浊气上泛，故嗳腐吞酸或呕吐酸腐食物、厌食；吐后实邪得消，胃气通畅，故胀痛得减；若食浊下趋，积于肠道，则矢气便溏、泻下物酸腐臭秽；胃中浊气上腾，则舌苔厚腻；正气抗邪，气血充盛，故脉来滑利。

四、肝与胆病辨证

肝的病证有虚实之分，虚证多见于肝阴、肝血的不足；实证多见于气郁火盛及寒邪、湿热等侵犯。至于肝阳上亢、肝风内动，则多为虚实夹杂之证。

（一）肝气郁结

肝气郁结证是肝失疏泄，气机郁滞所表现出的证候。多因情志抑郁，或突然的精神刺激等因素，导致肝的疏泄功能失常所致。

（1）证候：情志抑郁易怒，胸胁脘腹胀闷窜痛，善太息；或咽部有梗阻感；或胁下痞块；妇女可见乳房作胀疼痛，痛经，月经不调，甚或闭经，脉弦。

（2）分析：肝主疏泄，调节情志。气机郁滞，经气不利，则肝不得条达疏泄，故情志抑郁；久郁不解，失其柔顺舒畅之性，故急躁易怒；肝脉布于胁肋，肝气郁结，气机不利，故胸胁脘腹胀闷窜痛、善太息；气郁生痰，痰随气逆，循经上行，搏结于咽，故咽部有梗阻感；肝气郁久，气病及血，气滞血瘀，则成癥瘕痞块；肝郁气滞，气血不畅，冲任失调，故妇女经前乳房作胀疼痛、痛经、月经不调，甚或闭经。脉弦为肝郁之象。

（二）肝火上炎

肝火上炎证是肝经气火上逆所表现出的证候。多因情志不遂，肝郁化火，或外感火热之邪所致。

（1）证候：头晕胀痛，面红目赤，急躁易怒，口苦咽干，失眠多梦，胁肋灼痛，耳鸣如潮，尿黄便秘，或吐血衄血。舌红苔黄，脉弦数。

（2）分析：火性上炎，肝火循经上攻于头目，气血涌盛于络脉，故头晕胀痛、面红目赤；肝火循经上扰于耳，故耳鸣如潮；肝胆互为表里，肝热传胆，胆气循经上溢，故口苦；肝火内盛，失于条达柔顺之性，故急躁易怒；肝火内扰心神，则失眠多梦；肝火内炽，气血壅滞肝络，故胁肋部灼热疼痛；热盛耗津，故尿黄便秘；热灼血络，血热妄行，故吐血衄血。咽干、舌红苔黄、脉弦数均为肝火内盛之征。

（三）肝血虚

肝血虚证是指因肝藏血不足，导致肝血亏虚所表现出的证候。多因脾肾亏虚，生化之源不足；或慢性病耗伤肝血；或失血过多所致。

（1）证候：眩晕耳鸣，面白无华，爪甲不荣，夜寐多梦，两目干涩，视力减退或雀盲；或见肢体麻木，筋脉拘挛，手足震颤；妇女常见月经量少色淡，闭经。舌淡、苔白，脉细。

（2）分析：肝血虚不能上荣于头目，故眩晕、面白无华；肝主筋，肝血亏虚，血不养筋，则爪甲不荣，肢体麻木，筋脉拘挛，手足震颤；血虚，血不养神，故夜寐多梦；肝血虚，目失所养，故两目干涩，视力减退或雀盲；肝血虚，不能充盈冲任，故妇女月经量少色淡，或闭经。舌淡、苔白、脉细，均为血虚之征象。

（四）肝阴虚

肝阴虚证是指肝阴不足，虚热内扰所表现出的证候。多由情志不遂，气郁化火，或肝病、温热病后期耗伤肝阴所致。

（1）证候：头晕耳鸣，两目干涩，胁肋隐痛，视物模糊，五心烦热，潮热盗汗，咽干口燥，舌红少津，脉弦细数。

（2）分析：肝阴不足，不能上滋头目，故头晕耳鸣，两目干涩，视物模糊；肝阴不足，肝络失养，故胁肋隐痛；阴虚则生内热，虚热内蒸，故五心烦热，潮热盗汗；阴液亏虚不能上润，故咽干口燥。舌红少津，脉弦细数为肝阴虚，虚热内炽之征象。

（五）肝阳上亢

肝阳上亢证是指肝失疏泄，肝气亢奋，或肝肾阴虚，阴不潜阳，肝阳偏亢，上扰头目所表现出的证候。多因肝肾阴虚，肝阳失潜，或恼怒焦虑，气郁化火，暗耗阴津，以致阴不制阳所致。

（1）证候：头晕耳鸣，头目胀痛，面部烘热，急躁易怒，面红目赤，失眠多梦，口苦咽干，便秘，尿黄，舌红，脉弦有力或弦细数。

（2）分析：肝失疏泄，肝气亢奋，或肝阴不足，阴虚阳亢，使肝阳上扰头目，故头晕耳鸣，头目胀痛，面部烘热；肝阳化火，火热上扰，故急躁易怒，面红目赤，失眠多梦，口苦咽干；阴虚内热，热灼津耗，故便秘尿黄。舌红，脉弦有力或弦细数均为肝肾阴虚，肝阳上亢之征象。

（六）肝风内动

肝风内动证是指患者出现眩晕欲仆、抽搐震颤等具有"动摇"特点的症状。临床常见的有肝阳化风，热极生风和血虚生风。

1. 肝阳化风

肝阳化风证是肝阳亢逆无制而表现动风的证候。多因肝肾阴虚日久，肝阳失潜而暴发。

（1）证候：眩晕欲仆，头摇而痛，项强肢颤，语言謇涩，手足麻木，步履不稳；或猝然昏倒，不省人事，口眼㖞斜，半身不遂，舌强不语，喉中痰鸣。舌红，脉弦有力。

（2）分析：肝阳化风，肝风内旋，上扰头目，故天旋地转，眩晕欲仆，或头摇动不能自制；气血随风阳上逆，壅滞络脉，故头痛不止；肝主筋，肝风内动，故项强肢颤；足厥阴肝脉络舌本，风阳窜扰络脉，故语言謇涩；肝肾阴虚，筋脉失养，故手足麻木；风动于上，阴亏于下，上盛下虚，故步履不稳，行走漂浮；风阳暴升，气血逆乱，肝风挟痰上蒙清窍，心神昏聩，故猝然昏倒，不省人事；风痰窜扰络脉，患侧气血运行不利，弛缓不用，反受健侧牵拉，故半身不遂，口眼㖞斜而偏向一侧，不能随意运动；痰阻舌根，则舌体僵硬，舌强不语；痰随风升，故喉中痰鸣。舌红为阴虚之象，脉弦有力是风阳扰动的病理反应。

2. **热极生风**

热极生风证是热邪亢盛引动肝风所引起的抽搐等动风的证候。多由外感温热之邪，邪热鸱张，燔灼肝经所致。

（1）证候：高热烦渴，躁扰不宁，手足抽搐，颈项强直，甚则角弓反张，两目上翻，牙关紧闭，神志不清，舌红或绛，脉弦数。

（2）分析：热邪蒸腾，充斥肌肤，故高热；热传心包，心神愦乱，则神志不清、躁扰不宁；热灼肝经，津液受烁，筋脉失养，则见口渴，手足抽搐，颈项强直，角弓反张，两目上翻，牙关紧闭等筋脉挛急的表现；热邪燔灼营血，则舌红绛。脉弦数为肝经风热之征象。

3. **血虚生风**

血虚生风证是指血虚筋脉失养所表现出的动风证候。多由急慢性出血过多，或久病血虚所引起。

本证的证候、证候分析见"肝血虚"。

（七）肝胆湿热

肝胆湿热证是湿热蕴结肝胆所表现出的证候。多由感受湿热之邪，或过食肥甘厚腻，化湿生热所致。

（1）证候：胁肋部胀痛或灼热，口苦厌食，呕恶腹胀，大便不调，小便短赤，舌红苔黄腻，脉弦数；或寒热往来；或身目发黄；或阴囊湿疹，瘙痒难忍；或睾丸肿胀热痛；或带下黄臭，外阴瘙痒等。

（2）分析：湿热蕴结肝胆，疏泄失职，气机郁滞，故胁肋胀痛或灼热；湿热熏蒸，胆气上溢，故口苦；湿热郁滞，则脾胃升降功能失常，故厌食、呕恶腹胀；湿热内蕴，湿偏重则大便稀溏，热偏重则大便干结；湿热下注，膀胱气化功能失常，故小便短赤。舌红、苔黄腻，脉弦数则为湿热内蕴肝胆之征象。湿热蕴结，枢机不利，正邪相争，故寒热往来；湿热熏蒸，胆汁不循常道而外溢，则身目发黄；肝脉绕阴器，湿热下注，故见湿疹，瘙痒难忍，或睾丸肿胀热痛，妇女带下黄臭，外阴瘙痒等。

（八）寒滞肝脉

寒滞肝脉证是指寒邪凝滞肝脉所表现出的证候。多因外感寒邪侵袭肝经，使气血凝滞而发病。

（1）证候：少腹胀痛，睾丸坠胀，或阴囊收缩，痛引少腹，遇寒加重，得热则缓，舌苔白滑，脉沉弦或迟。

（2）分析：足厥阴肝经绕阴器抵少腹，寒邪侵袭肝经，阳气被遏，气血凝滞，故少腹胀痛、睾丸坠胀；寒性收引，寒邪侵袭则筋脉拘急，故阴囊收缩，痛引少腹；寒凝则气血凝涩，得热则气血通利，故疼痛遇寒加剧，得热减缓。舌苔白滑，脉沉弦或迟均为寒邪内盛之征象。

五、肾与膀胱病辨证

肾为先天之本，内藏元阴元阳，只宜固藏，不宜泄露。肾为人体生长发育之根，脏腑机能活动之本，一有耗伤，则诸脏皆病；

同时任何疾病发展到严重阶段，都可累及到肾。所以肾病多虚证。肾病常见的有肾阳虚、肾气不固、肾不纳气、肾虚水泛、肾阴虚、肾精不足等证，膀胱则多见膀胱湿热证。

（一）肾阳虚

肾阳虚证是肾脏阳气虚衰所表现出的证候。多由素体阳虚，或年高肾亏，房劳伤肾等因素引起。

（1）证候：腰膝酸软，畏寒肢冷，尤以下肢为甚，头目眩晕，神疲乏力，面色苍白或黧黑；或阳痿不育，宫寒不孕；或大便溏泄，完谷不化；或尿少浮肿，腰以下为甚，甚则全身浮肿。舌淡胖、苔白，脉沉弱。

（2）分析：腰为肾之府，肾阳虚衰，不能温养腰府，故腰膝酸软；阳虚不能温煦肌肤，故畏寒肢冷；肾居下焦，阳气不足，阴寒盛于下，故两下肢发冷更为明显；阳气不足，心神无力振奋，故神疲乏力；气血运行无力，不能上荣于面，故面色苍白；肾阳极度虚衰，浊阴弥漫肌肤，则面色黧黑无泽；肾主生殖，肾阳虚，命门火衰，则生殖机能减退而见阳痿不育、宫寒不孕；肾阳虚，脾阳失于温煦，健运失司，故大便溏泄，完谷不化；肾阳虚，膀胱气化功能障碍，故尿少；水液内停，溢于肌肤则发水肿。肾居下焦，水湿下趋，故腰以下肿为甚。舌淡胖、苔白，脉沉弱均为肾阳虚衰，气血运行无力的表现。

（二）肾气不固

肾气不固证是肾气亏虚，固摄无权所表现出的证候。多因年高肾气亏虚，或年幼肾气未充，或房劳过度，或久病伤肾所致。

（1）证候：小便频数清长，或小便失禁，或尿后余沥不尽，或遗尿，或夜尿频多，滑精早泄，白带清稀，或胎动易滑。伴腰膝酸软，面白神疲。舌淡、苔白，脉沉弱。

（2）分析：肾与膀胱相表里，肾气虚膀胱失约，故小便频数清长、遗尿，甚至小便失禁；肾气虚，排尿无力，故尿后余沥不尽；夜间为阴盛阳衰之时，肾气虚，则阴寒更甚，故夜尿多。肾气虚，封藏失职，精关不固，故滑精或早泄；带脉不固，则带下清稀；任脉失养，胎元不固，故胎动易滑；肾气虚，气血运行无力，不能上荣面部，机能活动减退，故面白神疲；腰为肾之府，肾气虚腰部失于温养，故腰膝酸软。舌淡、苔白，脉沉弱是肾气虚衰之象。

（三）肾不纳气

肾不纳气证是肾气虚衰，气不归元所表现出的证候。多由久病咳嗽、肺虚及肾，或年老体衰，肾气不足，或劳伤肾气等因素所致。

（1）证候：久病咳嗽，呼多吸少，气不得续，动则喘息益甚，自汗神疲，声音低怯，腰膝酸软，舌淡、苔白，脉沉弱。

（2）分析：肾气虚则摄纳无权，气不归元，故呼多吸少，气不得续，动则喘息益甚；肺气虚，卫外不固，故自汗；气虚机能活动减退，故神疲，声音低怯；腰为肾之府，肾虚腰部失于温煦，故腰膝酸软。舌淡、苔白，脉沉弱为气虚之象。

（四）肾阴虚

肾阴虚证是肾脏阴液不足所表现出的证候。多由久病伤肾，或禀赋不足，房事过度，或过服温燥之品，或情志内伤，耗伤肾阴等因素所致。

（1）证候：腰膝酸痛，头晕耳鸣，失眠多梦，男子遗精，女子经少或经闭，或见崩漏，咽干舌燥，形体消瘦，潮热盗汗，五心烦热，溲赤便干，舌红少津，脉细数。

（2）分析：肾阴不足，髓海失充，骨骼失养则腰膝酸痛，脑髓空虚则头晕耳鸣。肾阴虚而精少，故见女子经少或闭经；虚热内扰精室则男子遗精，虚热迫血妄行则女子崩漏；肾阴不足，虚热内生，故咽干舌燥，失眠多梦，形体消瘦，潮热盗汗，五心烦热，溲赤便干。舌红少津，脉细数均为阴虚内热之征象。

（五）肾精不足

肾精不足证是肾精亏损所表现出的证候。多因禀赋不足、先天元气不充，或后天调养失宜，或房事过度，或久病伤肾所致。

（1）证候：发育迟缓，身材矮小，智力和动作迟钝，囟门迟闭，骨骼痿软；或男子精少不育，女子经闭不孕，性机能减退；或成人早衰，发脱齿摇，耳鸣耳聋，健忘恍惚，足痿无力，精神呆钝等。

（2）分析：肾主骨生髓，主生长发育，若肾精不足，则精虚髓少，不能充骨养脑，故见小儿五迟（立迟、行迟、发迟、语迟、齿迟）、五软（头软、项软、手足软、肌软、口软）；成年人则见早衰，发脱齿摇，耳鸣耳聋，健忘恍惚，足痿无力，精神呆钝等；肾藏精，主生殖，肾精亏少，则性机能减退，男子精少不育，女子经闭不孕。

（六）膀胱湿热

膀胱湿热证是湿热蕴结膀胱所表现出的证候。多由于外感湿热之邪，或饮食不节，内生湿热，下注膀胱所致。

（1）证候：尿频，尿急，尿道灼热疼痛，尿黄赤短少；或尿混浊，或尿血，或尿有砂石，可伴有发热腰痛，舌红、苔黄腻，脉数。

（2）分析：湿热侵袭，热迫尿道，故尿频，尿急，尿道灼热疼痛；湿热内蕴，膀胱气化失司，故尿黄赤短少，尿液混浊；热伤血络，则尿血；湿热煎熬津液，渣滓沉结而成砂石，故尿中见砂石；湿热郁蒸，热淫肌肤，可见发热；膀胱与肾相表里，腑病及脏，湿热阻滞于肾，故见腰痛。舌红、苔黄腻，脉数均为湿热内蕴之象。

六、脏腑兼病辨证

人体各脏腑之间在生理上是相互滋生、相互制约的。当某一脏或腑发生病变时，不仅表现出本脏腑的证候，同时，还时常影响到其他脏腑，致使多脏腑同时发生病变。凡两个以上脏腑相继或同时发生病变时，即为脏腑兼病。脏腑病证的传变，一般以具有表里、生克、乘侮关系的脏腑兼病容易发生。掌握脏腑病证的一般传变规律,对临床分析判断病情的发展变化具有重要意义。除具有表里关系的脏腑之病变在五脏辨证中已论述外,尚有其他脏与脏、脏与腑的兼病,现将常见的兼证述于下。

(一)心肺气虚

心肺气虚证是心肺两脏气虚所表现出的证候。多由久病咳嗽,耗伤心肺,或禀赋不足,年高体弱等因素引起。

(1)证候:心悸咳喘,气短乏力,动则尤甚,胸闷,咳痰清稀,面白无华,头晕神疲,自汗声怯,舌淡、苔白,脉沉弱或结代。

(2)分析:肺主呼吸,心主血脉,二者赖宗气的推动、协调。肺气虚,宗气生成不足,则心气亦虚;心气先虚,宗气耗散,亦可致肺气不足。心气不足,心的鼓动无力,故心悸、脉沉弱或结代;肺气虚弱,肃降无权,气机上逆,则为咳喘。气虚则气短乏力,动则耗气,故喘息亦甚。肺气虚,呼吸机能减退,故胸闷;肺气虚不能输布精微,水液停聚,故痰液清稀;气虚全身机能活动减退,气虚血弱不能上荣,故面白无华,头晕神疲,舌淡、苔白;卫外功能减退则自汗;宗气不足则声怯。

(二)心脾两虚

心脾两虚证是心血不足,脾气虚弱所表现出的证候。多由久病失调,或劳倦思虑,或慢性出血,以致心血耗伤,脾气受损。

(1)证候:心悸健忘,失眠多梦,食欲不振,腹胀便溏,神疲乏力,面色萎黄,或皮下出血,月经量少色淡,或崩漏,或经闭,舌淡,脉细弱。

(2)分析:心血不足,无以化气,则脾气亦虚;脾气虚弱,生血不足,或统血无权,血溢脉外,则又可致心血虚。心血不足,心神失养,故心悸健忘,失眠多梦;脾气虚,健运失司,故食欲不振,腹胀便溏。气血虚弱,血不上荣,机体机能活动减退,故面色萎黄,神疲乏力。脾气虚,失于统血,则皮下出血,崩漏;脾气虚,气血生化无源,故月经量少色淡,闭经。舌淡,脉细弱均为心脾两虚、气血虚弱之象。

（三）心肾不交

心肾不交证是心肾水火既济失调所表现出的证候。多由久病伤阴，或房事不节，或思虑太过，情志郁而化火，或外感热病心火独亢等因素所致。

（1）证候：心烦失眠，心悸健忘，头晕耳鸣，咽干口燥，腰膝酸软，多梦遗精，五心烦热，舌红、少苔，脉细数。

（2）分析：肾水不足，不能上滋心阴，则心火偏亢；或心火亢于上，内耗阴精，致肾阴亏于下，使心肾阴阳水火既济失调，而成心肾不交的病理变化。肾水亏于下，心火亢于上，心神不宁，故心烦失眠，心悸；肾阴亏虚，骨髓不充，脑髓失养，故头晕耳鸣，健忘；腰为肾府，肾阴虚则腰失所充，故腰膝酸软；虚热内扰，精关不固，则多梦遗精。咽干口燥，五心烦热，舌红、少苔，脉细数均为阴虚内热之象。

（四）心肾阳虚

心肾阳虚证是心肾两脏阳气虚衰，阴寒内盛，失于温煦所表现出的虚寒证候，多由久病不愈，或劳倦内伤所致。

（1）证候：心悸怔忡，畏寒肢冷，小便不利，肢面浮肿，下肢为甚，或唇甲淡暗青紫，舌青紫淡暗、苔白滑，脉沉细微。

（2）分析：肾阳为机体阳气之根本，心阳为气血运行的动力。心肾阳虚，阴寒内盛，心失温养则心悸怔忡，不能温煦肌肤则畏寒肢冷；肾阳虚衰，膀胱气化失司，则小便不利，水液停聚，泛溢肌肤，则肢面浮肿；而水液趋于下，故下肢肿甚；心阳虚，血液运行无力，血行瘀滞，故唇甲淡暗青紫。舌青紫淡暗，苔白滑，脉沉细微均为心肾阳气衰微，阴寒内盛，血行瘀滞，水气内盛之征象。

（五）肺脾气虚

肺脾气虚证是肺脾两脏气虚所表现出的证候。多由久病咳嗽，肺虚及脾，或饮食不节，劳倦伤脾不能输精于肺所致。

（1）证候：久咳不止，痰多稀白，气短而喘，食欲不振，腹胀便溏，声低懒言，疲倦乏力，面色无华，甚则面浮足肿，舌淡、苔白，脉细弱。

（2）分析：肺主一身之气，脾主运化，为气血生化之源。脾气虚不能输精于肺，终致肺气虚；肺气虚宣降失常，脾气受困，亦可致脾气虚。久咳不止，肺气受损，故咳嗽气短而喘；气虚水津不布，聚湿生痰，故咳痰多稀白；脾气虚，运化失司，故见食欲不振，腹胀便溏；脾肺气虚，气血虚弱，机体机能活动减退，故声低懒言，疲倦乏力，面色无华；脾不化湿，水湿泛滥，故面浮足肿。舌淡、苔白，脉细弱均为气虚之象。

（六）肺肾阴虚

肺肾阴虚证是肺肾两脏阴液不足所表现出的证候。多因久咳肺阴受损，肺虚及肾；或肾阴亏虚，或房事伤肾，肾虚及肺所致。

（1）证候：咳嗽痰少，或痰中带血，口燥咽干或声音嘶哑，腰膝酸软，形体消瘦，五心烦热，潮热盗汗，或遗精，月经量少，舌红、少苔，脉细数。

（2）分析：肺肾阴液互相滋养，病理上无论病起何脏，均可形成肺肾阴虚之证。肺肾阴虚，津液不能上承，肺失清润，故咳嗽痰少，口燥咽干或声音嘶哑；阴虚内热，热灼肺络，故咳痰带血；肾阴亏虚，失其濡养，故腰膝酸软；虚热内蒸，则五心烦热，潮热盗汗；肺肾阴虚，阴精不足，机体失养，故形体消瘦；虚热扰动精室则遗精；阴血不足则月经量少。舌红、少苔，脉细数则均为阴虚内热之征象。

（七）肝火犯肺

肝火犯肺证是肝火炽盛，上逆犯肺所表现出的证候。多因情志郁结，肝郁化火，肝经热邪上逆犯肺，肺失肃降所致。

（1）证候：胸胁灼痛，急躁易怒，咳嗽阵作，痰黏量少色黄，甚则咳血，头晕目赤，烦热口苦，舌红、苔薄黄，脉弦数。

（2）分析：肝性升发，肺主肃降，升降相配，则气机协调平衡。肝脉贯膈上肺，若肝气升发太过，气火上逆，则可循经犯肺，而成肝火犯肺证。肝郁化火，热壅气滞，故胸胁灼痛；肝气升发太过，失于柔顺之性，故急躁易怒；肝火上炎，则头晕目赤；郁热内蒸，胆气上溢，故烦热口苦；肝火犯肺，肺失肃降，气机上逆则为咳嗽；热灼肺津，炼津为痰，故痰黏量少色黄；火灼肺络，故咳血。舌红、苔薄黄，脉弦数均为肝火炽盛之象。

（八）肝脾不调

肝脾不调证是肝失疏泄，脾失健运所表现出的证候。多由情志不遂，郁怒伤肝，或饮食不节，劳倦伤脾所致。

（1）证候：胁肋胀满窜痛，情志抑郁或急躁易怒，善太息，纳呆腹胀，便溏，肠鸣矢气，或腹痛欲泻，泻后痛减，舌苔白腻，脉弦。

（2）分析：肝之疏泄，有助于脾的运化；脾之运化，使气机通畅，亦有助于肝气的疏泄。肝失疏泄，气机郁滞，故胁肋部胀满窜痛，情志抑郁或急躁易怒；太息则气郁得畅，胀闷得舒，故善太息；脾失健运，气机郁滞，故纳呆腹胀；气滞湿阻，故便溏，肠鸣矢气；肝郁脾虚，气机失调，故腹痛欲泻；泻后气滞得畅，故泻后痛减。苔白腻，脉弦均为肝脾不调之象。

（九）肝胃不和

肝胃不和证是肝失疏泄，胃失和降所表现出的证候。多由情志不遂，肝郁化火，横逆犯胃；或饮食伤胃，胃失和降，影响了肝的疏泄功能所致。

（1）证候：胸胁胃脘胀满疼痛，嗳气呃逆，嘈杂吞酸，烦躁易怒，舌红、苔薄黄，脉弦。

（2）分析：肝郁化火，横逆犯胃，肝郁气滞，故胸胁胃脘胀满疼痛；胃失和降，气机上逆，故嗳气呃逆；气郁于胃，郁而化火，故嘈杂吞酸；肝气郁滞，失于条达，故烦躁易怒。舌红、苔薄黄，脉弦为气郁化火之象。

（十）肝肾阴虚

肝肾阴虚证是肝肾两脏阴液不足所表现出的证候。多由久病失调，房事不节，情志内伤所致。

（1）证候：头晕耳鸣，视物模糊，失眠健忘，腰膝酸软，胁痛，咽干口燥，五心烦热，颧红盗汗，遗精，月经不调，舌红、少苔，脉细数。

（2）分析：肝肾阴液相互滋生，若肝阴不足，可下及肾阴，使肾阴不足；肾阴不足，不能上滋肝阴，亦可致肝阴虚，故肝肾两脏的阴液盈亏，往往表现为盛则同盛，衰则同衰。肝肾阴虚，肝阳上亢，故头晕耳鸣；虚热内扰，心神不宁，故失眠健忘；肝阴不足，肝脉和目系失养，故胁痛，视物模糊；阴虚内热，虚热内盛，故咽干口燥，五心烦热，两颧发红；热迫营阴，故盗汗；虚热内扰精室，则遗精；冲任脉隶属于肝肾，肝肾阴虚，冲任失调，故月经不调。舌红、少苔，脉细数均为阴虚内热之征象。

（十一）脾肾阳虚

脾肾阳虚证是脾肾两脏阳气亏虚所表现出的证候。多由脾肾久病，或久泻、久痢，或水湿久居等耗气伤阳所致。

（1）证候：面色苍白，畏寒肢冷，腰膝或小腹冷痛，久泻、久痢；或五更泄泻，下利清谷；或小便不利，面浮肢肿，甚则出现腹水。舌淡胖、苔白滑，脉沉细。

（2）分析：脾为后天之本，主运化，有赖于肾阳之温煦；肾为先天之本，温养全身脏腑组织，又赖脾精的供养。两脏任一脏虚久，均可病及另一脏，最终导致脾肾阳虚。脾肾阳虚，不能温煦形体，故面色苍白，畏寒肢冷；肾阳虚，腰部失于温养，阴寒内盛，气机凝滞，故腰膝、小腹冷痛；命门火衰，脾阳衰微，故久泻、久痢，或五更泄泻，下利清谷；阳气虚衰，气化不利，水湿内停，故小便不利，腹水；水湿泛溢肌肤，故面浮肢肿。舌淡胖、苔白滑，脉沉细均为阳虚阴盛，水湿内停之象。

第三节 气血津液辨证

气血津液是脏腑正常生理活动的产物，受脏腑支配，同时它们又是人体生命活动的物质基础，一旦气血津液发生病变，它不仅会影响脏腑的功能，亦会影响人体的生命活动。反之，脏腑发生病变，必然也会影响气血津液的变化。气血津液辨证可分为气病辨证、血病辨证和津液病辨证。

一、气病辨证

气病的常见证候，可以概括为气虚证、气陷证、气滞证和气逆证。

（一）气虚证

是指体内营养物质受损或脏腑功能活动衰退所出现的证候。

（1）症状：头晕目眩、少气懒言、疲倦乏力、自汗、活动时诸症加剧、舌淡、脉虚无力。

（2）病因病机：多由久病、饮食失调、或年老体弱等因素引起。

（二）气陷证

是气虚病变的一种，以气虚无力升举为主的证候。

（1）症状：头昏眼花、少气倦息、腹部有坠胀感、脱肛或子宫脱垂等，舌淡苔白，脉虚弱。

（2）病因病机：气虚则脏腑功能衰减，出现清阳不升，气陷于下，升举无力，内脏下垂。

（三）气滞证

指体内某些部位或某一脏腑气机阻滞，运行不畅引起的病变证候。

（1）症状：闷胀、疼痛、时重时轻、走窜不定，得嗳气或矢气后胀痛减轻。

（2）病因病机：外感六淫，或内伤七情，或饮食劳倦，或跌扑闪挫等皆可引起气机不畅，出现气滞证。

（四）气逆证

指气上逆不顺而出现的病变证候。一般多见肺胃肝之气上逆。

（1）症状：肺气上逆主要以咳嗽喘息为特征；胃气上逆主要以呃逆、嗳气、恶心呕吐为特征；肝气上逆主要以头痛、眩晕、昏厥、呕血为特征。

（2）病因病机：外邪犯肺，或痰浊壅肺等致肺失宣降，故上逆为咳喘。外邪犯胃，或饮食积滞，或气郁等而致胃失和降，其气上逆，则呃逆、嗳气、呕吐。情志不遂，郁怒伤肝，肝气上逆，火随气升，故头痛、眩晕、昏厥、甚则呕血。

二、血病辨证

血病的常见证候，可概括为血虚证、血瘀证和血热证。

（一）血虚证

指机体内血液亏虚或其功能下降所引起的症状。

（1）症状：面色萎黄或苍白、唇色淡白、神倦乏力、头晕眼花、心悸失眠、手足麻木、妇女经量少、衍期甚或闭经、舌质淡、脉细无力。

（2）病因病机：久病耗伤、或病失血（吐、衄、便、溺血、崩漏等），或后天脾胃虚弱，生化不足等诸因皆能令人血虚。

（二）血瘀证

凡体内血行受阻，血液瘀滞，或血离于经而瘀阻于体内所引起的病变证候，均属血瘀证。

（1）症状：局部痛如针刺，部位固定，拒按，或有肿块，或见出血，血色紫暗，有血块，面色晦暗，口唇及皮肤甲错，舌质紫暗，或有瘀斑、脉涩等。

（2）病因病机：因气滞而血凝，或血受寒而脉阻，或热与血而相结，或外伤等血溢于经，导致瘀血内停，出现血瘀证。

（三）血热证

即血分有热，或热入血分的症状。

（1）症状：心烦、躁扰发狂，口干喜饮，身热以夜间为甚，舌红绛，脉细数，或见吐、衄、便、尿血及斑疹等，妇女月经提前、量多、色深红等。

（2）病因病机：外感热邪侵入，或五志郁火等所致。血分热盛，心神受扰，故烦躁，甚则发狂；血属阴，热入于内，入夜交争甚，所以发热至夜尤甚；阴血受灼，则口干喜饮；热盛血耗，不能充盈于脉，故脉细数；热迫血妄行，血络受损，必见出血，妇人月经亦必见量多而提前等。

三、津液病辨证

各种原因所致水液代谢障碍，或津液耗损证候，均可称之为津液病。津液病变，一般可概括为津液不足和水液停聚两方面。

（一）津液不足证

又称津伤证，是指津液受劫所致的病变证候。

（1）症状：唇、舌、咽喉、皮肤干燥，肌肉消瘦，口渴，便秘，尿少，舌红少津、苔薄黄，脉细数。

（2）病因病机：多因大汗、出血、吐泻、多尿以及燥热灼伤津液等所致。

（二）水液停聚证

多由肺、脾、肾和三焦等脏腑功能失常，使津液代谢发生障碍，造成水湿潴留，而形成痰、饮、水肿等病证。积水成饮，饮凝成痰；痰者稠黏，饮者清稀。虽二者皆由津液停聚而致，但痰与饮临床表现却颇多差异。

1. 痰

痰证一般又分风痰、热痰、寒痰、湿痰和燥痰，临床表现各有特征。

（1）风痰：阴虚阳亢，风阳内动，嗜食肥甘，痰涎内盛，痰盛而动风。症见头晕目眩，喉中痰鸣，突然仆倒，口眼歪斜，舌强不语，四肢麻木，偏瘫等。

（2）热痰：热邪入侵或阳气亢盛，炼液成痰，痰热互结而成。症见烦热，咳痰黄稠，喉痹，便秘，或发癫狂，苔黄腻，脉滑数等。

（3）寒痰：感受寒邪，或阴盛阳衰，水津结而成寒痰，或痰与寒结为病。症见畏寒厥冷，咳吐稀白痰，四肢不举，或骨痹刺痛，脉沉迟等。

（4）湿痰：脾虚不运，湿聚成痰，痰湿并而为病。症见胸痞，纳少，呕恶，痰多，身重困倦，脉濡滑，舌苔厚腻等。

（5）燥痰：燥邪内干，或热灼伤津化燥，炼液而成痰，燥与痰合而为病。症见咯痰黏稠如块如珠如线，量少，难咯，甚或痰中带血丝，口鼻干燥，咽干痛，便秘，脉细数而滑，舌干少津。

2. 饮

饮证可分为痰饮、悬饮和溢饮。

（1）痰饮：中阳不振，水湿内停聚而成饮，留于胃肠。症见胸胁支满，胃脘有振水声，呕吐痰涎清稀，口不渴或渴不多饮，头目眩晕，心悸短气，苔白滑，脉弦滑等。

（2）悬饮：阳不化水，水饮留于胁肋。症见胁痛，咳唾更甚，转则呼吸牵引而痛，肋间胀满，气短息促，脉沉而弦。

（3）溢饮：阳气不振，脾肺输布失职，水湿成饮，流溢于四肢肌肉。症见肢体疼痛而沉重，甚则肢体浮肿，小便不利，或见发热恶寒而无汗，咳喘痰多上逆，胸满气促，倚息不得平卧，浮肿多见于面部，痰多而色白，苔白腻，脉弦紧。

第五章

肺系疾病的中医治疗

第一节　肺系疾病的中医治疗思路

一、辨病、辨证相结合

辨病对诊断指标和判定预后有明确的认识。辨证在疾病发生发展的不同阶段，抓住主要矛盾，采用针对性较强的治疗措施，能做到具体问题具体分析。辨病与辨证两种方法各有所长，两者有机地结合，能充分发挥中西医各自的长处。辨证所得出的证型是对疾病的某一阶段病理本质高度概括。辨证方法，概括起来就是"望闻问切抓主症，脏腑学说把位定，找出某脏为主导，再用八纲去定性，卫气营血与三焦，经络循行与六经，结合气血与痰饮，高度概括成证型"。在辨病与辨证相结合方法指导下的处方用药，是现代医学和中医学高度融合的结晶。原则上既要符合中医学传统辨证施治理论体系，又要考虑现代科学对中药的研究成果。处方用药必须在相应的治疗原则指导下，筛选有双重治疗意义的方剂和药物，药物的筛选应当遵循中医的辨证施治理论，药物的数量和剂量要有科学依据。

辨病与辨证相结合，基本可为三种形式所囊括。

（一）病下辨证

病下辨证就是明确现代医学"病"的诊断前提下，根据中医理论将病辨为若干相应证型，然后施治。该形式的优点是大体上勾画出了疾病演变的主要证候特征，便于对疾病的证候有一个大致的了解。缺点是证候是动态演变的过程，它不是若干固定的证型就能概括的，甚至它的转化也不是"病"能约束得了的。分型辨证容易使辨证论治简单化，束缚医者的思维。但是中医的辨证灵活的，是一定高度上的思维的知常达变。辨病的同时，了解该病的几种可能证候，而不为其所拘，细心辨证，这就发挥了中医的长处。因此，辨病下辨证方式应灵活掌握，善于运用。这也是目前运用较常见的形式。

（二）证主病辅

证主病辅即是辨证为主，辨病为辅为参考的形式。它的关键在于辨证，"病"的诊断不太注重。在临床中对于一些"病"的诊断不明确或不大需要"病"的诊断的情况下，也能发挥一定作用。缺点是不利于辨证的深化，一定程度上影响疗效的观察和经验的总结。

（三）宏微结合

宏微结合就是宏观辨证和微观辨病相结合，一是整体上调整阴阳的失衡，二是在局部选用针对"病"的有效药物，把二者结合起来。这是中医辨证论治与专方专药相结合的发展。此种形式在临床上也积累了不少经验，如结核病的治疗，在进行宏观势证的基础上进行整体调节，选用一些现代药理研究有抗结核作用的中药，如百部、黄芩、元参、夏枯草、远志、白及、银杏、地骨皮等，以促进疗效的提高。但是，宏观辨证与微观辨病用药也是相对的，疾病发展的过程中，正虚已上升为主要矛盾，往往舍病救人，以扶正救逆为主，而不拘于治"病"，体现了中医治疗原则性和灵活性统一。

辨病与辨证如何相结合得更好，还有待于更深层次地探索和总结，最为关键的当属提高中医学术水平，熟练掌握辨证论治技巧。

二、药性、药味的选择

邪实和正虚是呼吸系统疾病的主要病证，外感和内伤是常见的病因。邪实多由外感所致，起居不慎、寒暖失调、感受外邪等可成寒闭、热壅或痰阻等邪实之证。若外感久延不愈，正气日衰，可转为内伤，成肺气亏虚或肺阴耗伤等正虚之证。五行生克制化，肺病迁延日久，又可旁及它脏；它脏之病亦可令肺损，致两脏甚至多脏共病。如肺虚不愈，不能布津滋肾，可呈肺肾阴亏之象；如脾虚不能散精，肺因之而虚，表现出肺脾两虚。如情志郁结，肝郁化火，上犯于肺，则可表现肝火犯肺之证。根据肺及肺病的生理、病理及证候的特点，在其药性和药味的选择上需引起重视。肺部用药的特点为：性宜和缓，味宜辛苦，药宜轻清，肺喜凉润，气分用药。

（一）性宜和缓

肺为娇脏，不耐寒热。肺脏对药物反应较为灵敏，耐受力较差。肺经之用药，药性宜选用和缓之性，不宜过偏过峻。过寒则伤阳气，致使津液凝聚，形成肺寒痰饮。过热则易伤肺阴，阴虚则火旺，灼伤肺经，致使肺叶枯槁。所以临床上治疗外感之邪，邪存肌表者，均用解表法。解表法又分为辛凉解表、辛温解表、扶正解表、轻宣温燥、轻宣凉燥、宣肺解暑、祛风止咳等方法，再细分又可达数十种，这是因为肺为娇脏，辨证必须精细，用药宜慎重之故。

（二）味宜辛苦

辛味能行能散，苦能降能泄。正常量的辛味有助于肺之宣发，使卫气津液敷布于肌肉腠理，以抵御外邪，启闭汗孔，调节体温，润泽皮肤。正常量的苦味有助于肺之肃降，下行通调水道，下输膀胱的作用。

如寒邪内侵，痰涎瘀血阻滞胸阳而见胸痹等，可以用辛药驱散寒结瘀血，开痹通阳。如外邪束表，肺卫受阻，产生恶寒、发热之表证，胸闷喘咳证或水肿证等，应及时应用辛味药以宣肺平喘止咳、宣肺利水等。

当各种病因引起肃降失常，肺气上逆而致胸满咳喘，或水道不通，或大便不畅。此时多宜用苦味药以降气平喘、止咳、利水、通便等。药如杏仁、厚朴、前胡、郁李仁、黄芩等。

肺的宣发与肃降是相互联系、相辅相成的，所以宣降宜同时进行。治疗肺之宣降失调，应辛苦同用，不可偏废。不少药物同时具有辛苦之味，如麻黄、桔梗、牛蒡子、苍耳子、马兜铃、葶苈子等等。辛开苦降，对于肺之宣降失调尤为有效，可广泛用于肺络之病，为肺经常用药物。

（三）药宜轻清

肺为华盖，位居上焦，其位最高。据"治上焦如羽，非轻不举"的原则，肺脏用药应注重"轻"的原则。主要表现在以下四个方面。

（1）性宜轻清：即是指药性具有宣散升发的功能。外感六淫之邪，邪侵肺卫，应选轻剂以宣肺解表。选药如：桔梗、升麻、苏叶、牛蒡子等。

（2）质地轻：即是指药物有质地轻扬之性。如花、叶、虫、衣，质地疏松，重量很轻，大多入肺而治肺经之病。选药如：银花、菊花、桑叶、瓜蒌、陈皮、蝉衣等。

（3）用量轻：即是指治肺方中之药在用量上宜用轻剂量。如桑菊饮中，方中药量甚轻，主药桑叶不过 8 g，薄荷、连翘不过 5 g，其他皆在其间。若用量重，则不仅无轻清上行之力，反而使药力下行而寒凉中焦。

（4）用法轻：即是指煎药时间宜短，并采取少量频服之法。如煎药时间过长则气多挥发，味厚反浊，浊则降泄，药走下焦。少量频服，药多走上，反之，量多顿服则药必走下。故吴鞠通在《温病条辨》银翘散的用法中指出"香气大出，即取服，勿过煮，肺药取轻清，过煮则味厚入中焦矣。"

（四）肺喜凉润

肺属燥属金，喜润而恶燥，喜凉而恶热。润则肺体柔和，张合自如。因此肺经用药应避免辛苦大热等刚燥之药，须注意肺阴肺津。若为病情所需，用辛温散表、辛热温肺、苦寒清热之剂时，应佐以甘寒柔润之品，如白芍、五味子、生地、玉竹、甘草等。

（五）气分用药

肺为轻虚之体，司呼吸，主全身之气机。肺之病证，多为宣降失司，气机不畅，津失敷布，两便不畅等气分病，宜选用气分之药。如过早使用血分药，则碍气机之流畅，并可引邪入血分，使病情反而加重。但是，亦不可拘泥于此。如阴虚火旺、火灼肺络，出现咯血证，可在滋阴降火中配以止血药；如热毒炽盛，蒸腐气血，化脓化血，发为肺痈，可在清热解毒药中配以活血排脓药，但这些药物在肺病中所占比例甚少，临床常见的仅有阿胶、紫河车、桂枝、紫菀、元胡、郁金等。肺脏之病多为气分病，多用气分药，这在五脏中也可以说是其一大特点。

第二节　肺系疾病的辨证治疗

根据中医药治疗的特点，可将呼吸系疾病的中医辨证治疗方法分为两种：单纯治肺法和复合治肺法。

一、单纯治肺法

单纯治肺法是依据肺病的中医生理病理特点及病机演变规律而设立，其基本治疗方法大致有如下方面。

（一）补肺法

根据"虚则补之"，针对肺气不足而设补肺法，即补益肺气。常用药物：黄芪、党参、太子参、白术、茯苓、炙甘草等。代表方如黄芪四君子汤、补肺汤，临证时应根据病因病机灵活选方。

（1）脾虚土不生金，痰湿行滞：宜用六君子汤"培土生金"。

（2）肺虚宗气生成不足，无以下贯心脉以行气血，使心血瘀阻：治宜益气活血，可用桃红八珍汤加减。

（3）肺气虚弱，卫外功能减弱而易感冒、自汗：用玉屏风散益气固表。

(二) 润肺法

根据"燥者润之",针对外燥犯肺而设清润肺燥法。常用药物:沙参、麦冬、梨皮、甜杏仁、浙贝母、天花粉、知母等。

(1) 温燥:多见于初秋,宜用桑杏汤加减,外以清宣燥邪,内以凉润肺金。

(2) 凉燥:多见于深秋,则用杏苏散化裁,功可轻宣凉燥、止咳润肺又兼化痰。

(3) 温燥伤肺,气津俱伤而无表证者:临证多用清燥救肺汤加减以治之。

(三) 养肺法

针对肺阴不足而设滋阴养肺之法。肺为娇脏,不耐寒热,寒则肺阳易伤,热则阴精易灼。阴虚必使火旺,使得阴津再伤。常用药物:沙参、麦冬、百合、百部、玉竹、生地、山药、鳖甲、知母、地骨皮等。

(1) 滋阴养肺:宜用沙参麦冬汤加味。

(2) 滋阴降火:多用百合固金汤化裁。

(3) 肺肾阴虚:常用麦味地黄汤增损。

(4) 肺胃阴亏:宜麦门冬汤加减以治之。

润肺与养肺两法,虽都选用甘寒濡润之品,然前者主治外燥为患,并多与清宣之药同用,以祛邪为主;后者则主治肺阴不足,常与降火并施,以扶正为主。因病因病机不同,故治法有别。

(四) 敛肺法

根据"散者收之",针对久病虚喘,肺欲散之证而设收敛肺气法。有敛肺降逆法、敛肺止汗法、敛肺止血法之分。常用药物:五味子、黄芪、人参、诃子、罂粟壳、白果仁、乌梅等。

(1) 敛肺降逆法:适用于肺气虚、肺阳虚、肾不纳气等证,常常兼有肺气耗散、肺虚不敛的久咳之候,无明显痰湿之象。方如补肺汤、五味子汤,二方中均用五味子以收敛耗散之气。

（2）敛肺止汗法：适用于气阴两虚、卫外失固而自汗、盗汗甚多、久汗不止者。多以生脉散为代表方。

（3）敛肺止血法：适用于久咳不愈并见咯血者，以五味子、白及、阿胶、海蛤粉等敛肺止血为主，辅以百合、百部、贝母等润肺、化痰、止咳之品。

（五）清肺法

根据"热者寒之"，针对邪热壅肺、肺失和降之证而设清肺法即清泻肺热。根据具体证候差异，分清肺化痰法、清肺泻火法、清暑益肺法、清肺降逆法及清肺解毒法。常用药物：黄芩、栀子、生石膏、蒲公英、银花、连翘、鱼腥草、穿心莲、野菊花、紫花地丁等。

（1）清肺化痰法：适用于肺热痰多的咳嗽，以清肺化痰汤为代表方。

（2）清肺泻火法：适用于火热咳嗽，以二母宁嗽汤为代表方。

（3）清暑益肺法：适用于暑热伤肺之咳喘，以加味玉黛散为代表方。

（4）清肺降逆法：适用于肺热喘咳之证，以麻杏石甘汤、定喘汤为代表方。

（5）清肺解毒法：适用于热毒壅肺，症见发热、胸痛、咳唾脓血，或咽喉、腮颊肿痛，以普济消毒饮等为代表方。

（六）温肺法

针对肺阳不足，寒饮停滞于内而设温补肺阳法。常用药物：干姜、细辛、桂枝、白芥子、桂心、附片、巴戟天（后三味乃通过补肾阳以温肺）。由于肺阳虚每因多种因素所致，故临症很少单独运用温肺一法，大都配合化痰平喘、补肺益气、疏散外寒、温肾纳气诸法治之，常用苓甘五味加姜辛半夏杏仁汤、甘草干姜汤、肾气丸、小青龙汤、黄芪四君子汤加干姜细辛等方。

（1）温肺止咳法：适用予肺寒咳嗽、痰多、清稀、色白等症，以止嗽散为代表方。

（2）温肺化痰法：适用于形寒肢冷、肺脾俱寒、咳嗽吐稀涎痰者，以加味理中丸为代表方。

（3）温肺平喘法：适用于肺寒喘证与哮证，以小青龙汤、苏子降气汤、射干麻黄汤、苓甘五味加姜辛半夏杏仁汤为代表方。

（4）温肺理气法：适用于肺寒、气机不利而咳嗽上气者，以九宝饮酌加旋覆花汤为代表方。上述治法中，宣肺、降肺、清肺、泻肺属于祛邪；温肺、润肺，祛邪与扶正并存；补肺、敛肺属于扶正。各法应临证参合，如宣降同用、清润同用、清宣同用、润降同用、敛补同用，又如温、清、宣、敛合用；宣、降、清、润合用等。

（七）宣肺法

肺主宣发，在体合皮，其华在毛。肺主宣发功能可使卫气津液宣散至全身充实于肌表，从而使之能够抗御外邪，启闭汗孔，调节体温，润泽皮毛。由于肺气不宣与各种表证往往同时并存，因而治疗亦是宣肺与解表并举。常用药物：麻黄、生姜、桔梗、前胡、苏叶、薄荷、牛蒡子等。

（1）寒邪束表，肺失宣肃：症见恶寒发热、头身疼痛、鼻塞、咳嗽、胸闷不舒、吐痰清稀，当用宣肺散寒法，以麻黄汤，发汗解表、宣肺平喘，或用荆防败毒散解表、宣肺、疏风祛湿。

（2）温邪袭肺，肺卫失宣：症见身热恶风、咽痛、流涕、舌尖红、脉浮等，当用宣肺解热法，以桑菊饮、银翘散疏散风热、宣肺止咳。

（3）邪犯肺卫，肺失肃降：症见喘促、咳嗽者当用宣肺降逆法，偏寒者多用三拗汤之类，偏热者多用麻杏石甘汤之类。

（4）外邪侵犯，肺气不宣，通调水道失司，水湿行滞：症见浮肿、小便不利、兼有恶风、发热、脉浮等，乃风客玄府，水行皮里，传为浮肿，是谓风水，当用宣肺行水法，越婢汤方中重用麻黄、生姜宣肺散水、清热，白术利水，甘草、大枣和中，只待宣发正常，津液得以布散，水肿诸症自可渐除。若系风寒所致，则宜去石膏加苏叶、荆芥、防风等辛温发散之品。

宣肺法主要是恢复肺的宣发功能，一般可起三个方面作用：①肺气宣畅，卫气充达肌表，抗邪外出；②散水消肿；③畅达气机，止咳平喘。

（八）降肺法

肺主肃降，主要包括肃降肺气，降气豁痰，肃肺祛瘀等法。常用药物：苏子、杏仁、厚朴、半夏、紫菀、款冬花、旋覆花、莱菔子等。

（1）肃降肺气法：适用于肺气愤郁，肺失肃降而气逆咳嗽或咳喘，以苏子降气汤及葶苈大枣泻肺汤为代表方。

（2）降气豁痰法：适用于痰涎壅盛所致之咳嗽痰多，以苏子养亲汤，加味半瓜丸为代表方。

（3）肃肺祛瘀法：适用于瘀血内阻之咳嗽，代表方为桃仁散和加味当归丸。

肺的宣发与肃降，是属于两种相反的运动，是肺脏生理功能相辅相成的两个方面。宣发失常，气机不畅，常致肺气不降、肺失清肃（如慢性咳喘），又每每引起宣发异常（卫气不能布达肌表而易感冒）。故临床运用宣肺法时，常加杏仁、半夏等以降肺气；用降肺方时，又常增麻黄、生姜等药助肺宣发，如苏子降气汤中加生姜、前胡，定喘汤中用麻黄即属此例。

（九）泻肺法

根据"实者泻之"，针对痰热浊唾内伏于肺而又不易清涤之证而设峻泻肺内伏热痰浊之法。常用药物：桑白皮、葶苈子、皂荚、甘遂、大戟、芫花等。

（1）肺中伏热，经久不愈：症见咳嗽、痰黄、皮肤蒸热、热常在日晡加重、舌红苔黄，宜以泻白散加味泻肺除热、平喘止咳。

（2）痰浊壅盛，阻滞肺系，气道不畅：症见胸闷咳喘、痰稠难出、呼吸急促，甚或一身面目浮肿者，仅以化痰降逆之剂尚嫌药力不足，惟用葶苈大枣泻肺汤峻泻痰浊，方与病机合拍，饮停胸胁谓之悬饮，宜用十枣汤泻肺逐饮。

（3）痰浊胶固，实难咳出：若痰壅气闭而危及生命之时，治当泻肺涤痰除垢，《金匮》皂荚丸速速与之为要。

泻肺之法多适用于邪盛而正不衰之实证。

二、复合治肺法

复合治肺法是通过五脏生克及脏腑表里关系，进行治疗的方法。常用方法：肺肠同治法、肺脾同治法、肺肾同治法、肺肝同治法、肺心同治法、肺脾肾同治法、肺肝脾同治法等七法。

（一）肺肠同治法

（1）治肺热实以宣肺通便：症见咳、喘、哮、气粗声高，伴有寒热，大便数日不解、苔腻、脉弦滑，多用宣白承气汤化裁或己椒苈黄丸加理肺药。

（2）治肺热里传阳明用解肌清里：症见咳、喘、哮，伴有寒热、大便稀薄、口渴苔黄、脉弦数，尤儿科多见，多用葛根芩连汤化裁。

（二）肺脾同治法

（1）治痰源用培土生金：症见咳喘痰多清稀、胸闷乏力，多于治肺方中合入二陈汤、参苓白术丸、苓桂术甘汤等方。

（2）防风犯以益气固表：症见哮喘多汗，稍受凉即发鼻塞、流清涕，多以玉屏风散、四君子汤等方化裁。

（3）利脾胃运化行苦降辛开、气机升降：症见哮喘，胸脘满胀，苔腻而黄，脉滑数，多以半夏泻心汤与治肺药合方化裁。

（三）肺肾同治法

（1）顽固寒哮、寒喘治以温肾散寒：症见哮、喘、痰多，遇寒加剧或引发，腰膝酸冷，多用麻黄附子细辛汤加泻肺药。

（2）喘促、喘脱治以温肾纳气：症见哮喘持续、汗出淋漓、呼多吸少、痰声漉漉，多用都气丸加紫石英、补骨脂、沉香粉等。

（3）壮水之主治用滋阴补肾：临床多用于久服激素类药物后乏力、动则作喘、口渴、舌红脉细，多用六味地黄丸、麦味地黄丸等服一段后，等阴生阳长，再进阴阳双补之剂，同时渐减激素。

（4）益火之源治用温补肾命：症见哮喘日久、面色㿠白或黧黑、动则喘甚、腰膝酸冷、阵阵轰热、舌质淡、苔白、脉细缓无力。多用二仙汤、青娥丸、金匮肾气丸合入治肺药中。

（四）肺心同治法

（1）畅心肺气血以宣痹通阳：症见哮喘、胸憋闷痛、痰多色白，用瓜蒌薤白桂枝汤合入治肺药中。

（2）利肺气宣降行活血通脉：哮喘久发、面色黧黑、心悸时作、舌有瘀斑、脉结代，多用丹参饮、血府逐瘀汤加治肺药。

（3）助气运血行用温阳化饮：哮喘日久，颜面虚浮，动则心悸喘重，舌黯红、苔腻，多用桑苏桂苓饮、瓜蒌薤白半夏汤、苓桂剂加治肺药。若饮郁化热，多用金匮木防己汤加治肺药。

（五）肺肝同治法

（1）治木火刑金用泻肝清肺：症见咳喘阵作、干咳无痰或痰黄黏稠，痰中夹血，多将泻白散、黛蛤散加入宣降肺气方中。

（2）畅达气机以理气降逆：如咳、喘与情志月经有关时，选用四逆散、小柴胡汤加减。

（3）养肝熄风行酸甘柔润：症见哮喘咳嗽骤发骤止、苔薄白、舌质略红、脉细弦小数，可用过敏煎合地龙、僵蚕或全蝎等，或合钩藤、白蒺藜等药治之。

（六）肺脾肾同治法

治肺肾阴虚以滋肺肾健脾化痰湿：症见痰湿内停之咳喘痰多、五心烦热、自汗盗汗，多用金水六君煎化裁。

（七）肺肝脾同治法

治咳喘久发行养阴健脾柔肝理肺：症见痰稀白量多、水肿、纳呆乏力，常用当归芍药汤加宣降肺气药。

综上所述，中医治肺有法可依，有方可循。凡肺之所病者，皆可依法治之，循法选方用药。但是疾病的发生发展是极其复杂的病理过程，单纯运用某一治法，常不易达到预期效果，因而临床多是两法或数法复合运用，治病中的，事半功倍。

第三节 肺系疾病的对症治疗

症状是患者主观感到的异常或不适。根据不同的症状，施以相应的治法，即对症治疗，亦是中医呼吸系疾病重要的治疗方法。呼吸系统疾病的中医对症治疗方法可分为止咳法、平喘法、化痰法、止血法等。

一、止咳法

咳嗽可见于多种疾病之中，是呼吸系统疾病的主要症状。咳嗽症状的产生多由外感和内伤等多种病因使肺气失于宣发、肃降所致。"咳嗽不离乎肺，咳嗽不只于肺"。根据其病因病机进行治疗是咳嗽的主要治法，止咳法和镇咳法为其症状治疗的重要治法。止咳法有宣肺止咳、肃肺止咳、化痰止咳、理气止咳等，刘河间云："咳嗽者，治痰为先，治痰者下气为上。"因此止咳药多有利肺气、化痰浊作用，常用药如杏仁、前胡、紫菀、贝母等。镇咳法是对剧烈咳嗽或咳嗽且咯血者，所采取的急治法。常用药如罂粟壳、诃子肉、五倍子等，此类药一般不主张早用，以免闭门留寇。

二、平喘法

喘可见于多种急慢性疾病之中，是呼吸系疾病的常见症状。喘有寒、热、虚、实四端。"喘分虚实""哮分寒热""哮必兼喘"。治疗循《素问·至真要大论》"寒者温之，热者清之，虚者补之，实者泻之"的原则。常用药物中，实喘多选麻黄、葶苈子等宣降肺气之品，虚喘多用五味子、补骨脂、人参、附片之药。

三、化痰法

痰是呼吸道内病理性分泌物。肺主治节，外邪袭肺，肺失宣肃，肺津可凝聚成痰。在性质上有寒、热、燥、湿、风等多种痰。已成之痰，内赋予肺，肺气壅塞，可致上逆为咳，甚而作喘等肺系疾病，化痰法亦为肺系疾病常用治疗方法。主要有清热化痰、温化寒痰、燥湿化痰、润燥化痰、祛风化痰等五法。

（一）清热化痰法

清热化痰法适用于热痰证，症见咳嗽痰黄、黏稠难咯、舌红、苔黄腻、脉滑数等，常用清热化痰药如瓜蒌、胆南星等，代表方如清金化痰丸、小陷胸汤等。

（二）温化寒痰法

温化寒痰法适用于寒痰证，症见咳痰清稀色白、舌苔白滑等，常用温化寒痰药如干姜、细辛等，代表方如苓甘五味姜辛汤。

（三）燥湿化痰法

燥湿化痰法适用于湿痰证，症见痰多易咯、胸脘痞闷、呕恶眩晕、肢体困倦、舌苔白滑或腻、脉缓或弦滑等，常用燥湿化痰药如半夏、南星、陈皮等，代表方如二陈汤。

（四）润燥化痰法

润燥化痰法适用于燥痰证，症见痰稠而黏、咯之不出、咽喉干燥、甚则呛咳、声音嘶哑等，常用润肺化痰药如贝母、瓜蒌等，代表方如贝母瓜蒌散。

（五）祛风化痰法

祛风化痰法适用于风痰证，外感风邪，肺气不宣，痰浊内生，症见恶寒发热、咳嗽痰多、咽痒、舌苔薄白等，常以宣散风邪药与化痰药合用，代表方如止嗽散。由于疾病症状的表现并不是单一的，常呈多元化。故治疗上，止咳、平喘、化痰法多参合应用，如止咳、化痰同用，化痰、平喘同用，止咳、平喘同用，止咳、化痰、平喘合用，治疗时应灵活变通应用。

由于疾病症状的表现并不是单一的，常呈多元化。故治疗上，止咳、平喘、化痰法多参合应用，如止咳、化痰同用，化痰、平喘同用，止咳、平喘同用，止咳、化痰、平喘合用，治疗时应灵活变通应用。

四、止血法

止血法即制止肺络溢血之法。咯血的成因甚多，治疗必须审因论治，不能妄用止血之剂，以免造成"闭门留寇"之弊，甚则加重出血。常用止血方法有清肝泻火凉血止血法、清热化痰止血法、滋阴降火止血法。

（一）清肝泻火凉血止血法

证属肝郁化火、木火刑金出现痰中带血，或咳吐大量鲜红纯血，代表方用泻白散合黛蛤散加黄芩、栀子、龙胆草等。

（二）清热化痰止血法

证属痰热壅肺、热伤肺络出现痰中带血如铁锈色样，代表方用麻杏石甘汤加鱼腥草、黄芩、蒲公英、紫花地丁等。

（三）滋阴降火止血法

证属阴虚火旺、灼伤肺络而咯血鲜红者，代表方如百合固金汤加炒栀子、白及、地榆等。

急则治标，是治疗出血的必须引以重视的重要治则。在以上各证中，如出现大量咯血不止，当可先用十灰散止血，一旦病情缓解再议治本之法。大量咯血，阴不敛阳，当益气回阳救逆，用独参汤或参附汤。

第四节 肺系疾病的其他疗法

呼吸系统疾病的中医疗法还有几种特殊的治疗方法。

一、针灸治疗

（一）耳针

（1）主穴：肺、神门。

（2）配穴：咳嗽配支气管、枕点，哮喘配肾、肾上腺、平喘、交感、皮质下。

（3）手法：每日 1 次，每次留针 30 分钟或 1 小时，5～10 次为 1 个疗程，疗程间休息 3～5 天。

（二）体针

（1）主穴：肺俞、尺泽。

（2）配穴：痰多配丰隆，咽痒而咳刺天突，胸膺憋闷刺内关、膻中，恶寒发热加泻大椎、合谷，头痛刺太阳、风池，气逆作咳，胸胁引痛配阳陵泉、太冲，咳喘日久体弱温灸肺俞、肾俞、脾俞。

（3）手法：外感实证宜浅刺，用泻法；内伤虚证宜平补平泻，并可配合艾灸。

（三）皮肤针

咳嗽即刺督脉经、膀胱经的上背部，以皮肤红或少量出血为度，每日 1 次，5 次为 1 个疗程，哮喘发作期可用皮肤针叩击鱼际及前臂手太阴肺经循行部 15 分钟，两侧胸锁乳突肌 15 分钟，有缓解作用。

（四）拔罐疗法

（1）走罐：取上背部脊柱两侧，3～5 天治疗 1 次，5 次为 1 个疗程。

（2）刺络拔罐：部位同走罐，先用皮肤针叩刺，再施拔罐。

二、推拿

推拿治疗能提高机体免疫力，对肺系疾病的预防和缓解临床症状均有较好疗效。

（一）手法

平推、按、揉、捏拿等。

（二）取穴

膻中、天突、肩井、肺俞、脾俞、肾俞等。

（三）疗程

每日 1 次，实证 6 次为 1 个疗程，虚证 12 次为 1 个疗程，各疗程之间休息 3～5 天。

三、外治法

（一）擦法

（1）姜汁和蜜擦背治干咳。

（2）荞面和鸡蛋清为团，擦胸口治哮喘痰稠大便结实热证。

（3）姜末、竹沥擦胸治痰结。

（4）杏仁诃子散（杏仁、青黛、诃子肉，佐以海蛤粉、半夏、香附、瓜蒌、以姜末、白蜜调）擦胸背治肺胀，咳而上气，烦躁而喘。

（二）敷法

（1）用生南星末或白芥子末适量，姜汁调敷足心以治痰喘上气。

（2）寒痰用草乌、南星、白果等各等量，姜汁调敷肺俞穴、膻中穴。

（3）热痰用大黄、五倍子、牡蛎各等量为末，以醋调敷膻中穴、肺俞穴。

（三）涂法

白芥子、延胡索各 30 g，甘遂、细辛各 15 g，入麝香 1.5 g，研末杵匀。姜汁调涂肺俞、膏肓、百劳等穴，10 日一换，最好在夏月三伏天涂，用以治哮喘。

（四）贴法

三健膏（天雄、川乌、川附子、桂心、官桂、桂枝、细辛、川椒、干姜各等份，麻油熬，加黄丹收膏）摊贴肺俞穴，3 日一换，可治哮喘。

（五）熨法

紫苏子 60 g，白芥子 30 g，萝卜子 60 g，炒熨背部以治痰实气喘。

（六）吸法

三奇散（款冬花、木鳖仁或款冬花、雄黄、艾叶各 30 g，共研末）摊纸上卷筒烧烟吸治咳嗽，水肿喘促。

（七）塞法

（1）白果麻黄栓（白果、麻黄各等量捣碎）塞鼻治寒哮。
（2）金银丸（巴豆霜、姜汁为丸橘皮裹）塞鼻治喘。

（八）埋线法

选取定喘、大椎、肺俞、厥阴俞、中府、尺泽等穴，埋植羊肠线，每 20～30 天一次，连续数次以治疗哮喘。

（九）割治法

选取膻中穴，常规消毒皮肤后，切开膻中穴皮肤，以刀刺激骨膜数次，然后缝合包扎。

四、气雾剂

如预防哮喘，可用色苷酸二钠胶囊 20 mg，由特制的粉末吸入器吸入呼吸道，每日 3～4 次，平喘用 0.25% 盐酸异丙肾上腺素气雾剂，每次吸入 1～2 下，2～3 次/日。

五、超声雾化吸入

对上呼吸道感染等呼吸系感染性疾病，可用中药针剂及中药汤剂进行超声雾化吸入，药物直接作用于患处，可缓解局部症状及提高疗效，对上呼吸道感染可用鱼腥草针剂加生理盐水雾化吸入，痰稠难咯者用鲜竹沥水 20 mL 加 α-糜蛋白酶等。

六、穴位药物注射法

如治疗咳嗽、属外感者，可选 5% 穿心莲注射液；内伤者，可选当归注射液，每穴 0.5～1 mL，每日 1 次。

七、经纤维支气管镜用药

对肺内化脓症、支扩、咯血、胸部外科手术后的脓栓、血栓所致的肺不张，可经纤支镜直接向病变部位注射抗生素、止血剂以控制感染及止血。

第五节 肺系疾病的用药组方特点

一、用药特点

（一）根据现代药理研究分类用药

1. 作用于呼吸中枢的中药

（1）兴奋呼吸中枢药物：麻黄、洋金花、樟脑、蟾蜍、麝香、艾叶、生姜、白芷、益母草、红花、独活、天麻等。

（2）抑制呼吸中枢（镇静）药物：苦杏仁、桃仁、白果、枇杷叶、款冬花、百部、全蝎等。

2. 镇咳、祛痰、扩管的中药

（1）祛痰药物：桔梗、远志、艾叶、紫菀、半夏、制南星、南沙参、甘草、皂荚、矮地茶、青果等。

（2）镇咳药物：苦杏仁、款冬花、艾叶、百部、川贝母、枇杷叶、甘草、半夏、旋覆花、紫菀、前胡、桑白皮、马兜铃、知母、北沙参、百合、天冬、麦冬、苏子、瓜蒌、浙贝母、罗汉果、华山芩、罂粟壳。

（3）舒张支气管平滑肌的药物：麻黄、洋金花、杏仁、白果、银杏叶、地龙、葶苈子、苏子、浙贝、半夏、旋覆花、鱼腥草、满山红、矮地茶、侧柏叶、厚朴、五味子、冬虫夏草、胡桃肉、橘皮。

3. 免疫功能相关的中药

（1）激活体液免疫及抗体形成的中草药：人参、党参、黄芪、白术、白花蛇舌草、山药、黄精、山豆根、仙茅、仙灵脾、黄连、黄柏、大青叶、板蓝根、紫河车、穿心莲、鱼腥草、野菊花等。

（2）促进淋巴细胞转化的药物：黄连、黄芩、金银花、蒲公英、黄芪、淫羊藿、五味子、阿胶、白芍、柴胡、川芎、当归、红花、丹参、枸杞子、女贞子。

（3）提高细胞免疫功能的中药：人参、黄芪、黄精、党参、白术、山药、地黄、五味子等。

（4）能升高因放、化疗所致白细胞和血小板减少的药物：黄芪、当归、太子参、白术、阿胶、丹参、鸡血藤、生熟地、冬虫夏草、五味子、山萸肉、元参、石斛、红枣等。

4. 抗菌类中药

（1）具有广谱抗菌作用的药物：金银花、连翘、板蓝根、大青叶、青黛、黄芩、黄连、黄柏、地丁、蒲公英、败酱草、穿心莲、山豆根、知母、栀子、丹皮、白芍、夏枯草，瓜蒌等。

（2）抗肺炎链球菌的药物：除广谱抗菌中草药外，还有桔梗、虎杖、牛蒡子、侧柏叶、艾叶、厚朴。

（3）抗结核杆菌药：百部、黄芩、夏枯草、苦参、款冬花、紫菀、远志、白及、柴胡、冬虫夏草、丹参、银杏、地骨皮、黄精、玉竹等。

5. 抗肿瘤中药

（1）抗肺癌中草药：马勃、凤尾草、栀子、熊胆、牛黄、芙蓉叶、大蒜、大蓟、白头翁、野菊花、鱼腥草、龙葵、七叶一枝花、猪苓、牡蛎、猫爪草、瓜蒌、皂刺、南星、木瓜、前胡、蟾皮、女贞子、桑寄生、玉竹、沙参、薏苡仁、黄芪、天冬、人参、龟甲、棉花根、补骨脂、山核桃等。

（2）对胸部肿瘤有一定作用的中药：蜂皇浆、鳖甲、核桃树枝、丹参、紫草根、全蝎、穿山甲、壁虎、虎杖、鬼箭羽、石见穿、蛇蜕、徐长卿、藤梨根、半枝莲、石打穿、草河车、仙鹤草等。

（二）根据中医治法分类用药

1. 补法用药

（1）补肺气：人参、党参、黄芪、山药、黄精、蛤蚧、炙甘草。

（2）养肺阴：天冬、麦冬、沙参、百合、生地、熟地、玉竹、川贝、天花粉、阿胶、芦根、知母、元参、石斛。

2. 清法用药

（1）清肺热：桑叶、黄芩、知母、瓜蒌、桑白皮、地骨皮、石膏、芦根、枇杷叶。

（2）清痰热：川贝母、浙贝母、天竺黄、瓜蒌、竹沥、胆南星、射干、白前、黄芩、芦根、葶苈子、前胡、杏仁、竹茹、马兜铃。

（3）清虚热：青蒿、鳖甲、地骨皮、黄精。

3. 温法用药

（1）温肺寒：麻黄、苏叶、细辛、干姜、生姜、紫菀、款冬花。

（2）温寒痰：白芥子、半夏、细辛、陈皮、干姜、紫菀、款冬花、百部、金沸草。

4. 理气法用药

（1）宣肺气：杏仁、桔梗、前胡、射干、牛蒡子、桑叶、蝉蜕、百部。

（2）降肺气：苏子、莱菔子、旋覆花、白前、桑白皮、枇杷叶、前胡、马兜铃、射干、款冬花。

5. 固涩法用药

（1）敛肺气：五味子、白果、诃子、乌梅、胡桃肉、罂粟壳。

（2）止肺血：白及、仙鹤草、侧柏叶、旱莲草、藕节、大蓟、小蓟。

6. 开窍法用药

通鼻窍：辛夷花、苍耳子、白芷、藁本。

7. 消法用药

化痰核：夏枯草、贝母、瓦楞子。

8. 下法用药

泻肺水：葶苈子、桑白皮、冬瓜皮。

二、组方特点

呼吸系统疾病的病因不外乎是外感与内伤，外感常致邪实，内伤而有正虚。病情缠绵者又有虚实夹杂之证。无论是外感、内伤，抑或是正虚与邪实及虚实夹杂之候均有其相应的治法，亦有其一定的组方规律。下面从肺的实、虚二证来阐释呼吸系统疾病的组方特点，虚实夹杂证亦囊括于其中，不再另述。

（一）肺之实证

1. 呼吸系统的外感病证

呼吸系统的外感病也可以说为外感肺病，是指由于六淫之邪侵犯肌表，影响到肺的宣降功能而致的呼吸系统疾病。外感肺病证候表现以表证和肺失宣降病变为主。临床上包括了风寒束肺证、风热犯肺证、风燥伤肺证等。解除表邪为外感肺病的治疗基本原则，并结合通调肺气，随证配伍。其组方特点包括下述几方面。

（1）解表为主：外邪犯肺是外感肺病的基本病因，邪为表邪，因此在选药处方时，宜以解表为主。

辛温解表法：风寒之证当选用辛温解表药，常用药物配伍如麻黄配桂枝，羌活配独活，荆芥配防风，葱白配豆豉等。若对肺气的宣降影响不大，可拟单纯的解表药组合成方，诸如葱豉汤、防风汤、防风冲和汤以攻发汗散，均是单纯疏风解表而未结合调肺之法。

辛温合辛凉法：除以辛温相结合法治疗风寒表证外临床还有辛温合辛凉法，此种配伍多以辛温为重、辛凉为辅，以辛凉之性胜辛温之性，又以辛凉防风寒化热，如荆防败毒散中荆芥、防风、羌活、独活等辛温之药配伍了辛凉的薄荷、柴胡，如川芎茶调散中大剂辛温药物配伍了大量的薄荷，再如荆防排毒汤，亦在辛温药中配伍了辛凉的桑叶、薄荷等。

辛凉解表法：对于风热之证当选用辛凉解表为法，常见的药物配伍包括桑叶配伍菊花，银花配连翘，柴胡配葛根、升麻配葛根等，在不影响到肺之宣降时，也有单纯辛凉解表为法的，如蝉花散中蝉衣配薄荷，但临床更常应用的是辛凉剂中配伍辛温之品，以协助辛凉之药开表达邪，如银翘散中，加入了少量的荆芥、淡豆豉；柴葛解肌汤中配伍了羌活即是。

轻宣法：风燥之证，多宜轻宣，忌用重剂解表，故一般而言，在风燥表证之组方中，无麻黄、桂枝、荆芥、防风等峻汗之药，亦无羌活、独活等芳香燥烈之品，一则防汗出更伤其阴，一则防芳香化燥助其邪，临床多选用辛润调达，轻柔生津之品，使之既祛肺燥之邪，又养肺之阴体，选药如桑叶、梨皮、沙参、连翘、薄荷、芦根等，方如桑杏汤。

除上述肺病之表证外，临床上还有风湿表证、风寒表证。风寒湿之表证，其制方多雷同于辛温解表剂，如九味羌活汤、苏羌达表汤等。风暑及某些风寒湿证，常影响脾胃气机，病证表现除肺卫气表证外，还有脾胃病证，其组方必须结合内调脾胃之法，如麻黄加术汤。

(2) 兼顾调肺：六淫邪气袭表，入里则会影响肺气的宣降，此时应该通调肺气，助肺气宣发，卫气得行，温养周身而达到助卫散邪的目的，从而加强解表的效果。

宣降肺气：临床调肺的核心在于宣降肺气，以宣肺和肃肺为调肺的原则。常用的药物是桔梗、杏仁、前胡、枳壳等单纯宣肺药，这些药亦有助于解表的作用，如银翘散、葱豉桔梗汤、翘荷汤中均配伍了桔梗。肃肺或宣肺同用多表现在降气止咳、平喘方面，如麻黄汤中配伍了杏仁、清燥救肺汤中配伍了杏仁，桑菊饮、人参荆芥散中桔梗与杏仁为伍。败毒散、参苏饮、杏苏散中均以桔梗配伍了枳壳、前胡，使得全方在解表的同时又能宣降肺气而平喘咳。

随证加减：对于外感肺病的调肺还应结合病证的不同而灵活

变化。如九味羌活汤中，用辛温药解表时，配伍了黄芩、生地清肺养阴，以调肺气。华盖散中以麻黄配杏仁宣散肃降的基础上配伍了苏子、桑白皮、陈皮、茯苓，增强降气和化痰的功能以助肺气通调。总之，外感肺病调肺一法总以宣降为主，结合调肺诸法，或清、或补、或祛痰以恢复肺之宣降功能，而祛邪出表平顺肺气。

慎用敛补：在调肺中要慎用敛补。由于肺主卫气，担负人体抗邪护卫之职，故外界各种病邪毒气侵袭人体，肺卫首当其冲，特别是肺气虚弱，肺卫不足时，最易受邪。此时的制方，常要考虑扶正气，应当慎用敛补。若过早或滥用敛补，常可造成闭门留寇之弊，而使表证不得解。即使是久病宿疾，慢性喘咳，虚劳久嗽兼有外感时，也不宜单纯以补敛为用，要分清表里先后主次。一般宜先治外感，或者宣散外邪，或者采用祛邪扶正之法，正虚与新感同时兼顾。千万不可忽视新感之邪，一味强调补虚扶弱，以致外邪留恋，酿成后患。临床制方如桂枝汤，桂枝配白芍，一辛散、一酸收以及一些虚人外感常用之方多依此而设。

（3）随证化裁组方：外感肺病的制方，除了解表、调肺外，尚需注意随证化裁，方能组成完整的方剂。随证配伍方面，应注意下述几点。

因病制方：考虑病邪的性质，预防疾病的纵深传变，如银翘散中，加入了竹叶、芦根以清心利尿、生津止渴是针对风热之邪而设，因邪热易传心包，且热宜伤津，故配伍此两药导热下行，合甘草而甘寒生津。

因人制方：要结合患者的体质，注意兼症兼病，综合配方，如加减葳蕤汤中，针对阴虚体质，加入了滋阴退热的玉竹、白薇并以大枣、甘草益气护中；再造散针对阳虚的体质，配伍了人参、黄芪、附子、桂枝等益气温阳药；参苏散针对气虚有痰湿的兼证，配伍了木香、人参、半夏、茯苓、陈皮等行气健脾化痰药。

因时因地制方：如秋冬多燥寒，药宜辛温，辛润；春夏多湿温，药宜辛凉清化，再如，西方之地，治寒多选麻黄、桂枝；东方之地，治寒多选荆芥、防风、羌活、独活等，均是外感病组方规律中必须考虑的部分。

2. 肺之痰浊水饮证

痰浊水饮既是病理产物也是人体的致病因素。痰浊水饮郁于肺常可引起咳嗽、咳喘、水肿等疾患，痰瘀互结、热壅内腐还可发为肺痈。因此，临床对于痰浊水饮证亦须重视，其组方的特点有以下几点。

(1) 祛痰首重理气：古人谓"治痰先治气，气顺则痰清"，因此对于肺之痰浊水饮证的制方，必须以祛痰为核心，且许多药物本方中具有祛痰和顺气双重功能，如二陈汤、三子养亲汤、小陷胸汤、清气化痰汤等。同时强调要配伍止咳平喘药以宣肃肺气。又由于"脾为生痰之源"，脾虚才能生痰，或食滞于脾，湿困于脾影响到脾胃气机，皆能生痰，故在祛痰剂中应考虑脾胃，从脾调治。

(2) 水饮证注重散收配伍：水饮多为阴寒之邪，故《金匮要略》中指出"治痰饮当以温药和之"，因此治饮多不离"温肺"，此为化饮之法。从临床组方结构来看，治肺之水饮选药多以半夏、细辛、干姜三药配伍为核心。但此三药具有辛散之性，易损肺气，故临床配方宜伍酸收为法，如白芍、五味子等，如苓甘五味姜辛汤、小青龙汤、射干麻黄汤、厚朴麻黄汤等方均属此类。

(3) 攻逐水饮法：直接泻肺，通调水道也可以达到治饮的目的，叫攻逐水饮法。此类配方由于选药不辛散，多不耗损肺气，而无需配伍酸收之药。但攻逐法由于药性峻猛，最易损伤脾胃，因此，在配方中常常强调固护脾胃。

痰饮虽同出一源，由于其病理特性的不同，因此选药配伍的方法也有不同，临床应注意区别。但当两者病机表现一致时，配伍用药应互相配合，同时依患者体质、病变的性质及地理气候随证配伍也同样重要。

(二) 肺之虚证

肺之虚证无论外感、内伤，病之后期都可以导致。常见病包括肺痿、肺痨、肺胀、肺痈等。临床以肺之气、阴（津）、阳等的不足为主，治疗上，肺虚宜补。临床组方时，除直接补肺外，更多的是利用五行生克制化关系，间接补肺。补肺方的常见配伍特点有以下几点。

1. 气虚宜收敛

《素问·脏气法时论》指出："肺欲收，急食酸以收之，用酸补之，辛泻之。"涩敛补肺多包括下述几方面的内容。

（1）单纯收敛以补肺气：如七味都气丸中，六味地黄丸三补三泻，平补肝肾，本无敛肺纳气作用，但加入五味子后以其酸收之性助肺纳气，使肺之气足是而喘平。再如久咳丸中，用了五味子、罂粟壳收敛肺气以止咳定喘。劫嗽丸中以诃子肉、百部煎之酸涩敛肺气以治久嗽气虚证。这些方中均无补气之药，但都有补益肺气的作用，由此说明肺气之虚宜用酸敛，防其气之耗散。

（2）补气收敛同施：大多补肺气的方剂都有这个特点，如补肺汤，以人参、黄芪配伍五味子；宁肺汤中，以人参、白术配伍五味子；参诃饮中，以人参、白术、黄芪配伍诃子、五味子；以及九仙散中，人参配伍五味子、乌梅、罂粟壳等，这类方剂补气以人参为主，亦有用怀山药、黄芪、白术等，收敛以五味子为主，也有用乌梅、诃子、罂粟壳的，具体的应用应该根据病证的虚损程度和患者的体质而设。

（3）注意气津和阴血：补气与收敛的同时，还要注意气津和阴血。由于肺为清虚之体，以气津为本，是人体生命活动的根基，亦是抵抗外邪的正气。且肺之气虚，多由久咳久喘而致，咳喘除伤气津外，还可损伤肺络而致喘咳痰血证。因此在补肺气之方中，要特别注意气津和阴血的生化。补气津多以人参配伍麦冬，常用的方剂是以生脉散为基础加味而成，如五味子汤，以生脉散益气生津敛肺，合杏仁、橘皮以降气化痰止咳，补阴血则多用阿胶，如补肺阿胶散由生脉散合阿胶加味而成；宁肺汤由四君子合生脉合四物汤加阿胶等组合而成，九仙散亦用了人参、阿胶补益肺气。

2. 气阴气阳不足宜培土生金

临床运用培土生金法制方时有两种情况。

（1）直接补土法：脾为肺之母，补土能生金，土虚则肺无所依，终至必虚，此类方剂如补中益气汤、六君子汤、加味理中汤、甘草干姜汤等等。

（2）运用引经药：脾肺双补或补脾方中加入引经药而成，如参苓白术散，在四君子汤中加入运湿药，补脾胃基础上，配伍了桔梗，其目的在于载药上浮，引药以益肺气，从而加强补肺生津。沙参麦冬汤也是在滋养肺肾之阴的同时，用扁豆、甘草护中土，以桑叶轻浮之性引药入肺，而达到培土生金之效，此类方剂的核心部分在于补益脾土以求土旺生金。一般认为，气阳虚重在补脾，气津伤多以补胃，但两者都属于补土生金的范畴。

3. 阴阳亏损求于肾

肾为元阴元阳之脏，肺病之阴阳亏损多会累及肾阴和肾阳，反之，肾之阴阳亏损也会累及肺之气血阴阳。因此，对于补肺方中，凡是阴阳亏损的，多以补肾或肺肾双补为核心，在制方中，注意以下几点。

（1）如肺之喘嗽日久，肺气不足，用人参胡桃汤及杏仁煎，方中用胡桃温肾益精纳气，以温肾阳助肺之摄纳。对上盛下虚之咳喘痰涎证，用人参蛤蚧散温肾纳气，助肺宣降。

（2）肺肾阴亏者，当补子益母以助金水相生，药多用滋补肝肾填精益髓之品，如当归、熟地、紫河车、冬虫夏草等，方如麦味地黄丸、一贯煎等。

（3）阴虚火旺者要注重肺之阴血，由于肺为娇脏，阴虚有火，势必灼伤肺络而致咯血或痰中带血。一方面要补血止血，如百合固金汤即可养血益阴，润肺燥；另一方面要注意止血而不留瘀，如月华丸即可润肺滋阴清热养血活血止血。对肺虚有热之肺血证还可从肝论治，如咳血方、泻白散合黛蛤散等。

4. 结合调肺，随证配伍

如外感肺病中所述，调肺要注重以恢复肺之宜降为根本，随证要因病、因人、因时、因地制宜。但在肺之虚证组方中，于调肺之时不可宣散太过，也不可过寒过热，应当尽可能地选择药性平和之品，同时注意补散，敛散结合，如玉屏风散，黄芪、白术益气保肺，合防风则散收结合；人参理肺汤则麻黄配罂粟壳，散敛结合以益气保肺，止咳平喘。

临床篇

第六章

间质性肺炎

肺间质纤维化（PIF）是由已明或未明的致病因素通过直接损伤或有免疫系统介入，引起的肺泡壁、肺间质的进行性炎症，最后导致肺间质纤维化。常见的已知病因为有害物质（有机粉尘、无机粉尘）吸入，细菌、病毒、支原体的肺部感染，致肺间质纤维化药物的应用，以及肺部的化学、放射性损伤等。未明病因则称为特发性间质性肺炎（IIPs），可分6种亚型，其中以特发性肺间质纤维化（IPF）为最常见。此外，还继发于其他疾病，常见的有结缔组织病、结节病、慢性左心衰竭等。

PIF的临床表现均因病变累及肺泡间质而影响肺换气功能，故引起低氧血症的临床表现，有病因或有原发病的PIF应归属原发病中介绍，故本文仅介绍病因未明的PIF即IIPs。

中医古籍中无本病病名，有关本病的认识，散见于肺痿、肺胀、上气、咳喘、胸痹、肺痨、虚劳等病证的记载中。

一、病因病理

肺为五脏六腑之华盖，肺气与大气相通，肺气通于鼻，在空气中的有机粉尘、无机粉尘（二氧化硅）、石棉、滑石、煤尘、锑、铝及霉草尘、蔗尘、棉尘、真菌、曲菌、烟雾、气溶胶、化学性气体及病毒、细菌等，经鼻咽部吸入肺中，肺为娇脏，受邪而致发病。如宋代孔平钟《孔氏谈苑》曰："贾谷山采石人，末石伤肺，肺焦多死"。

气候急剧变化也是本病致病原因。节气应至而未至，干燥寒冷或闷热潮湿的气候变化常使人有"非时之感"或温疫之邪相染,经口鼻而入,首先犯肺而致病。

皮毛者,肺之合也,肺主皮毛。风、寒、燥、暑之邪常在肌表皮毛汗孔开泄,卫气不固之时侵袭人体。许多农药、除草剂等有毒物质经皮肤吸收入血液中,"肺朝百脉",直接损其肺脏而发病。

肺与其余四脏相关作用,心肝脾肾有病,或受邪时亦可损于肺而发病。如有毒农药、细胞毒性药物、免疫抑制剂、磺胺类、神经血管活性药物、部分抗生素可损伤脾之运化、肝之疏泄,致使化源不足,肺失所养而致病。其中一部分药物还可损及肾精、骨髓,使脾肾功能低下,引起骨髓造血低下,自身免疫功能异常,精血亏耗,使肺之功能异常而发病。

肾为先天之本,本病的发生与先天禀赋关系密切,已经观察到本病有家族遗传因素,具有同种白细胞抗原相对增多的特征。有人研究发现组织与细胞毒性组织特异性抗体相结合,引起细胞和组织的损伤及免疫复合物的沉着,经各种炎细胞、肺泡巨噬细胞、T淋巴细胞等免疫系统的介入,发生肺泡炎和纤维化的形成。而以上这些免疫异常的形成与个体素质、先天禀赋有着内在的密切关系。本病病理主要有燥热、痰瘀、痰浊及津亏。

(一)燥热伤肺

多见于先天禀赋不足,肾气亏虚者。因吸入金石粉尘及有毒物质,常以其燥烈之毒性直接伤及肺脏本身,"金石燥血,消耗血液"(李木延),除伤其阴津外,由于气道干燥,痰凝成块不易咳出而郁于内,生热生火。又因先天肾亏,阴津不能蒸腾自救,燥痰郁阻更伤于肺。故见干咳、喘急、低热、痰少、胸闷诸症,劳作时则更剧。

(二)气亏津伤

气根于肾主于肺,肾气亏虚而气无所根,燥热伤肺,肺气不足而气无所主。肺肾气虚而不能保津,阴津亏耗,精液枯竭又不能养气，气亏津伤而肺脏失养，纤维增生或缩小而成肺痿，或膨胀而为肺胀。肺肾皆虚，呼气无力，吸气不纳，故胸闷气急，呼吸浅促，口咽干燥，舌红苔少，脉细弱而数。

（三）痰瘀互结

肺气亏虚则血行无力，阴虚血少则血行涩滞，故气滞血瘀。肺肾亏虚，脾失肺之雾露、肾之蒸腾，输布津液上不能及肺，下不能与肾，津液停聚，燥邪瘀热，煎熬成痰，痰阻脉络，使瘀更甚，痰瘀互结，故唇舌色黯，手足发绀，痰涎壅盛而气息短促。

（四）痰浊内盛

久病脾肾亏虚，以致饮停痰凝，痰湿内聚，脉道受阻，肺气不达，不能"朝百脉"升清降浊，血气不能相合，脏腑失养，五脏衰竭，清气不得升，浊气不得降，故喘满、气急、发绀、烦躁，痰盛甚者，阳衰阴竭，痰浊内阻，清窍不明，气阴两衰，内闭外脱。

二、临床表现

（一）症状

IIPs 均为病因不明，以进行性呼吸困难，活动后加重为其临床特征。急性型常有发热、干咳、起病后发展迅速的胸闷、气急，类似 ARDS 的病情，1～2 周即发生呼衰，1～2 个月可致死亡。慢性型隐匿起病，胸闷、气短呈进行性加重，初期劳累时加重，后期则静息时亦然。病程常数年。当继发感染后则咳吐痰液、喘急、发热，或导致呼吸衰竭。

（二）体证

呼吸急促、发绀、心率快，两肺底听及弥漫性密集、高调、爆裂音或有杵状指。慢性型可并发肺心病，可有右心衰竭体征，颈静脉充盈，肝大、下肢浮肿。

三、辅助检查

(一) 肺活检

可采用纤维支气管镜进行肺活检。本病初期病变主要在肺泡壁，呈稀疏斑点状分布；增生期则肺组织变硬，病变相对广泛；晚期肺组织皱缩实变，可形成大囊泡。

(二) 胸部 X 线检查

早期可无异常，随病变进展肺野呈磨砂玻璃样，逐渐出现细网影和微小结节，以肺外带为多，病变重时则向中带、内带发展。且细网状发展为粗网状、索条状，甚至形成蜂窝肺，此期肺容积缩小，膈肌上升，可并有肺大疱。

(三) 肺功能检查

呈限制性通气功能障碍，肺活量下降，弥散功能减退，$P_{(A-a)}O_2$ 增大，低氧血症，运动后加重，早期 $PaCO_2$ 正常或降低，晚期可增加。

(四) 血气检测

IIPs 主要表现为低氧血症，或并有呼吸性碱中毒，PaO_2、SaO_2％降低的程度和速度与病情严重程度呈正相关，可作为判断病情严重程度、疗效反映及预后的依据。

四、诊断要点

(一) 临床表现

(1) 发病年龄多在中年以上，男：女≈2：1，儿童罕见。

(2) 起病隐袭，主要表现为干咳、进行性呼吸困难，活动后明显。

(3) 本病少有肺外器官受累，但可出现全身症状，如疲倦、关节痛及体重下降等，发热少见。

(4) 50％左右的患者出现杵状指（趾），多数患者双肺下部可闻及 velcro 音。

（5）晚期出现发绀，偶可发生肺动脉高压、肺心病和右心功能不全等。

（二）X 线胸片（高千伏摄片）

（1）常表现为网状或网状结节影伴肺容积减小。随着病情进展，可出现直径多在 3～15mm 大小的多发性囊状透光影（蜂窝肺）。

（2）病变分布多为双侧弥漫性，相对对称，单侧分布少见。病变多分布于基底部、周边部或胸膜下区。

（3）少数患者出现症状时，X 线胸片可无异常改变。

（三）高分辨 CT（HRCT）

（1）HRCT 扫描有助于评估肺周边部、膈肌部、纵隔和支气管－血管束周围的异常改变，对 IPF 的诊断有重要价值。

（2）可见次小叶细微结构改变，如线状、网状、磨玻璃状阴影。

（3）病变多见于中下肺野周边部，常表现为网状和蜂窝肺，亦可见新月形影、胸膜下线状影和极少量磨玻璃影。多数患者上述影像混合存在，在纤维化严重区域常有牵引性支气管和细支气管扩张，和（或）胸膜下蜂窝肺样改变。

（四）肺功能检查

（1）典型肺功能改变为限制性通气功能障碍，表现为肺总量（TLC）、功能残气量（FRC）和残气量（RV）下降。一秒钟用力呼气容积/用力肺活量（FEV_1/FVC）正常或增加。

（2）单次呼吸法一氧化碳弥散（DLCO）降低，即在通气功能和肺容积正常时，DLCO 也可降低。

（3）通气/血流比例失调，PaO_2、$PaCO_2$ 下降，肺泡－动脉血氧分压差 $[P_{(A-a)}O_2]$ 增大。

（五）血液检查

（1）IPF 的血液检查结果缺乏特异性。

（2）可见红细胞沉降率增快，丙种球蛋白、乳酸脱氢酶（LDH）水平升高。

（3）出现某些抗体阳性或滴度增高，如抗核抗体（ANA）和类风湿因子（RF）等可呈弱阳性反应。

（六）组织病理学改变

（1）开胸/胸腔镜肺活检的组织病理学呈 UIP 改变。

（2）病变分布不均匀，以下肺为重，胸膜下、周边部小叶间隔周围的纤维化常见。

（3）低倍显微镜下呈"轻重不一，新老并存"的特点，即病变时相不均一，在广泛纤维化和蜂窝肺组织中常混杂炎性细胞浸润和肺泡间隔增厚等早期病变或正常肺组织。

（4）肺纤维化区主要由致密胶原组织和增殖的成纤维细胞构成。成纤维细胞局灶性增殖构成所谓的"成纤维细胞灶"。蜂窝肺部分由囊性纤维气腔构成，常常内衬以细支气管上皮。另外，在纤维化和蜂窝肺部位可见平滑肌细胞增生。

（5）排除其他已知原因 ILD 和其他类型的 IIP。

五、鉴别诊断

（一）嗜酸性粒细胞性肺疾病

嗜酸性粒细胞性肺疾病（eosinophilic lung disease，ELD）包括单纯性、慢性、热带型、哮喘性或变应性支气管肺曲菌病、过敏性血管炎性肉芽肿、特发性嗜酸细胞增多综合征等类型，影响多为肺实质嗜酸细胞癌浸润，部分并有肺间质浸润征象，亦常为弥漫性阴影故需鉴别，主要依据 ELD 的临床病情和周围血 BAL 中嗜酸性粒细胞增加＞10%。

（二）外源性过敏性肺泡炎

外源性过敏性肺泡炎（HP）的影像亦为弥漫性肺间质炎、纤维化征象，其和 IIPs 影响相似，不能区别，主要依据 IIPs 病因不明，HP 则有过敏原（如鸟禽、农民肺等）接触，BAL 中淋巴细胞增高（常至0.3～0.7），治疗需脱离过敏原接触，否则 GC 不能阻止病情。

（三）郎格罕组织细胞增多症（LCH）

以往称为肺嗜酸细胞肉芽肿、组织细胞增多症，好发于中青年，累及肺者为 LCH 细胞浸润，发病过程可分为三期：细胞期（细胞浸润）、增殖期（肺间质纤维化）、纤维化期（细支气管阻塞形成囊泡），肺影响呈弥漫性，早期为小结节，继之纤维化和囊泡，胸片特征为常不侵犯肋膈角部位。其和 IIPs 的鉴别为 LCH 具有弥漫性囊泡的特征。

（四）肺结节病

肺结节病可分为 4 期。Ⅰ期肺门、纵隔淋巴结肿大，Ⅱ期淋巴结肿大并间质性肺炎，Ⅲ期肺间质纤维化，Ⅳ期蜂窝肺。Ⅱ、Ⅲ、Ⅳ期时需和 IIPs 鉴别，常依据结节病有Ⅱ、Ⅲ、Ⅳ期相应的影像发展过程，有时需依据病理。

（五）结缔组织病

类风湿关节炎，进行性系统硬化症、皮肌炎和多发性肌病、干燥综合征等为全身性疾病，可伴有肺间质纤维化。可依据结缔组织病的临床表现如关节畸形、皮肤肌肉炎症、口腔干燥等病情和相应的自身免疫抗体相鉴别。

（六）药物性肺间质病

抗肿瘤化疗与免疫抑制剂如博莱霉素、氮芥类、白消安、环磷酰胺、甲氨蝶呤、巯基嘌呤、丝裂霉素、甲基苄肼等均可引起肺间质病变。苯妥英钠、异烟肼、肼屈嗪当引起不良反应时可伴有肺间质损害。胺碘酮、呋喃妥因、青霉胺等也可引起肺间质病变，可依据有关应用药物史作鉴别。

（七）尘肺

石棉肺是因吸入多量石棉粉尘引起广泛弥漫性肺间质纤维化及胸膜增厚。痰内和肺组织中可查到石棉小体。矽肺是因吸入多量游离二氧化硅粉尘、煤尘引起，影响以结节性肺纤维化为特征。均有职业接触史为特点。

六、中医治疗

（一）中医证治枢要

1. 首辨气阴亏虚、五脏气衰

本病以本虚为其病理基础，急进型多以气阴两亏并见，阴亏甚者必耗其气，气虚者必伤其阴，益气养阴为急重型治疗大法，非益气不能统摄阴津，不保阴津血液而气无所主。病缓者应辨其五脏虚损，初病者胸闷、气短、咽干口燥、纳少腹胀、汗出量多，病属脾肺气虚。病久者胸闷如窒，胸痛彻背，胸胁疼痛，口苦烦躁，目眩耳鸣，心悸不寐，腰膝酸软，则以心、肝、肾亏虚多见。

2. 明辨在气在血，掌握轻重缓急

本病虽与外感疾病不同，但多数也有先入气分，后入血分，新病在气，久病入血的规律。但急重型（急性间质性肺炎）发展迅速，症状明显，患者多痛苦异常，胸闷如窒，行走气短，口干咽燥，乏力汗出，这时治疗非常关键，应早期配合应用西药肾上腺皮质激素，用大剂的益气养阴之品，有效地控制病情发展，不然病情会迅速恶化，导致功能衰竭。但对缓进型患者，养阴补血、滋填肝肾、化瘀祛痰为治疗大法，对中型、轻型患者，单纯中药治疗往往有效，但要以症状、体征、肺功能的客观指标为依据，密切观察病情，必要时仍需中西医结合治疗。

3. 急以养阴清热，缓以活血化瘀

重症患者以痰、瘀、热毒为标，以气阴两亏为本。邪毒甚者，可用金银花、连翘、蒲公英、生地、沙参、黄芩、丹参、栀子、芦根、玄参、柴胡、陈皮、川贝、浙贝、桔梗、甘草。气阴两亏为主者则投人参、西洋参、童参、麦冬、沙参、五味子、生地、川贝、陈皮。缓进期气虚津亏血瘀，应重在益气活血化瘀，在辨证治疗基础上加入丹参、当归、生地、赤芍、桃仁、红花等。

（二）辨证施治

适用于各种病因及病因不明所致的肺间质纤维化及肺泡炎的治疗。

1. 肺阴亏虚，燥热伤肺

主症：干咳无痰，胸中灼热、紧束感、干裂感，动则气急，胸闷，胸痛，乏力，气短，或有五心烦热，夜不得寐，或有咽干口渴，唇干舌燥。舌红或舌边尖红，苔薄黄而干或无苔，甚者舌红绛有裂纹，脉细或细数。

治法：益气养阴，止咳化痰。

处方：五味子汤。红参 12g（慢火单炖 1 小时）（或党参、北沙参各 30g），麦冬 15g，五味子 9g，川贝母 12g，陈皮 6g，生姜 3 片，大枣 3 枚。

阐述：本证是本类疾病最常见的临床证候，可见于本病的各种临床病种，以肺阴亏虚为主要病理机制，投以五味子汤养阴止咳化痰，既顾其阴虚之本，又兼管其干咳之症。若舌红苔少或无苔干裂者，可加鲜生地 60g、鲜石斛 30g、肥玉竹 15g；伴身热、咳嗽、咽干、便结者，可予以清燥救肺汤；胃中灼热、烦渴者，予沙参麦冬汤；五心烦热、夜热早凉、舌红无苔者，予以秦艽鳖甲汤；伴腰膝酸软者，予以百合固金汤；如有低热干咳，痰少带血丝鲜红者，改用苏叶、黄芪、生地、阿胶、白茅根、桔梗、麦冬、贝母、蒲黄、甘草加三七粉冲服。

2. 肺脾气虚，痰热壅肺

主症：胸闷气急，发热，咽部阻塞憋闷，喉中痰鸣，咯吐黄浊痰，难以咯出，胃脘灼热，纳可。舌红苔黄厚或腻，脉弦滑数。

治法：益气开郁，清热化痰。

处方：涤痰汤加味。全瓜蒌 15g，枯黄芩 12g，党参 12g，姜半夏 12g，桔梗 12g，云苓 15g，橘红 12g，贝母 12g，石菖蒲 9g，竹茹 3g，甘草 3g，生姜 3 片，大枣 3 枚。

阐述：本型多见于慢性病继发感染者，以痰热壅肺为主，故以清热化痰治疗。兼胸脘痞满者加薤白 12g；伴呛咳、咽干，脉细数者改用贝母瓜蒌散加沙参、杏仁；伴咽部红肿者再加蝉衣、僵蚕、银花、连翘、薄荷。

3. 脾肺肾亏，痰浊内阻

主症：胸中窒闷，咳吐痰涎或痰黏难咯，脘腹胀闷，腰膝酸软，乏力，纳呆食少或腹胀泄泻。舌淡或黯红，苔白或白腻，脉滑或沉。

治法：健脾益肾，化痰止咳。

处方：金水六君煎加味。清半夏 12g，云苓 12g，当归 12g，陈皮 9g，党参 9g，苍术 9g，白术 9g，紫苏 9g，枳壳 9g，生、熟地各 12g，生姜（煨）3 片，大枣（擘）5 枚。

阐述：本证多见于慢性进展、迁延难愈者，以痰浊内蕴为主要表现，化痰为主要治则。若咳嗽重者加浙贝母、杏仁、桑白皮；喘鸣、咳痰清稀伴腰背胀痛者改用小青龙汤；伴腰膝酸软，下肢浮肿，咳嗽痰多，腹胀者予以苏子降气汤；病久咳嗽夜甚，低热者用紫菀茸汤（人参、半夏、炙甘草、紫菀、冬花、桑叶、杏仁、贝母、蒲黄、百合、阿胶、生姜、水牛角粉）。

4. 气虚阴亏，痰瘀交阻

主症：胸痛隐隐或胸胁掣痛，胸闷，焦躁善怒，失眠心悸，面唇色黯，胃脘胀满，纳少，乏力，动则气短。舌黯红，苔黄或有瘀斑，脉沉弦或细涩。

治法：益气养阴，化瘀止痛。

处方：血府逐瘀汤加味。当归 15g，生地 18g，党参 12g，桃仁 12g，赤芍 12g，柴胡 9g，枳壳 9g，川芎 12g，牛膝 9g，红花 9g，桔梗 9g，炙甘草 6g。

阐述：本型多见于晚期患者，以气虚阴亏为主，但其病理已呈肺痿，有瘀血内阻，故治用活血化瘀。伴咳嗽气急者，可加沙参 12g、浙贝 9g、瓜蒌 18g；胃脘疼痛，干呕者可加香附 12g、焦山栀 9g、苏叶 9g；胃脘疼甚者，加丹参 18g、砂仁 9g；咽干善饮者，加麦冬 15g、芦根 30g、木蝴蝶 6g。

5. 五脏俱虚，气衰痰盛

主症：干咳气急，喘急气促，短气汗出，动则喘甚，心悸、憋闷异常，胸痛如裂，羸弱消瘦。舌红或红绛，少苔或无苔，脉细弱或细数。

治法：益气养阴，利窍祛痰。

处方：三才汤加味。人参（慢火单炖 1 小时）15g，天门冬 30g，生地黄 60g，川贝母 12g，桔梗 6g，菖蒲 9g。

阐述：本证已是本病的晚期表现，已有呼衰等垂危见症，当以益气养阴救逆为主。兼口干甚、舌红绛无苔干裂者加鲜石斛、鲜芦根、鲜玉竹；骨蒸潮热、盗汗者加秦艽、鳖甲、青蒿、知母，人参改用西洋参；病情较缓者可用集灵膏（生地、熟地、天冬、麦冬、人参、枸杞）；如纳呆乏力，舌淡苔白，脉沉者改用香砂六君子汤；病情危重，大汗淋漓，精神委靡，口开目合，手撒遗尿，脉微欲绝者，急用独参汤，取红参 30g 或野山参 15g 单炖喂服。

（三）特色经验探要

1. 胸闷、气急辨治要点

胸中窒闷，呼气不得出，吸气不得入，烦闷异常为本病的典型症状特点，根据其病情发展，轻重情况不同，临床辨治有所不同。轻症患者病势较缓，只有剧烈活动时才感气急，但活动后休息很长时间仍不能缓解，因此患者常不敢跑步、疾步、上楼、登山。此时以肺气亏虚，阴津亏乏为主，治疗以养阴益肺为主，用沙参、麦冬、五味子、童参、陈皮、桑白皮、炒黄芩、桔梗、甘草等；病情较重者多感胸中憋闷异常，自感痰多不能咳出，胸闷气急不得缓解，此为痰浊壅滞上逆，予瓜蒌 30～60g、薤白、半夏各 15～30g，桂枝 10g，干姜 6g，细辛 3～6g，黄芩 10g，甘草 3g 以辛开苦降，开胸豁痰；若口干咽燥、烦渴者为热痰郁滞，上方重用枯黄芩 15～30g，加猫眼草、蒲公英、十大功劳叶各 15～30g；若见舌紫黯、杵状指加用丹参、当归、干地黄；重危患者烦渴、气急予人参煎浓汁与鲜生地、鲜石斛、鲜芦根、鲜麦冬、梨煎汁混合频服，以益气养液，急救其阴。

2. 单味中药的研究及选用

（1）枯黄芩：清肺热首选枯黄芩，枯黄芩含有较高的黄芩酮、黄芩素，可抑制肥大细胞脱颗粒，阻断组胺及慢反应物质的释放，具有广泛的免疫调节作用，是治疗肺纤维化有前途的中草药。

（2）丹参：丹参有保护肺毛细血管内皮细胞、肺Ⅱ型上皮细胞的作用，还有降低肺动脉高压的作用，这些重要的药理作用使其不仅对肺纤维化早期形成有一定治疗作用，而且可治疗晚期患者肺动脉高压症，已经证明丹参在预防放射性肺损伤造成的肺纤维化及平阳霉素引起的肺纤维化均有较好的保护作用。有人报道丹参的有效单体 IH764-3 对博莱霉素所致大鼠肺纤维化具有明显的预防和治疗作用，电镜观察证实治疗组肺胶原形成细胞数量、炎性细胞渗出、胶原纤维和弹力纤维都较模型组明显减少。进一步研究表明 IH764-3 可抑制肺泡巨噬细胞分泌成纤维细胞生长因子，并对肺泡巨噬细胞刺激成纤维细胞增殖有阻断或抑制作用。

（3）川芎、当归：有学者对博莱霉素造模大鼠腹腔注射川芎嗪注射液、当归注射液，并设正常组及模型组，各组均于 4 周后处死，作组织病理学检查，并用电子计算机图像分析仪进行肺泡炎和肺间质纤维化定量分析，结果川芎嗪治疗后肺泡炎和肺间质纤维化明显减轻，当归次之。提示中药川芎嗪、当归治疗肺间质纤维化疗效满意，不良反应小，为肺纤维化的中药治疗提供了依据。

（4）苦参碱：对肺间质纤维化大鼠的保护作用。苦参碱能减轻 BLM（博莱霉素）诱导的大鼠肺纤维化，这种作用有可能通过改善 BLM 大鼠体内氧化应激状态，减轻肺间质纤维化大鼠 PB-MCsDNA 损伤实现的。

（5）桑叶：在治疗丝虫病晚期形成的象皮腿取得疗效，可减少纤维增生和组织机化，有人已用于本病的治疗。

（6）半夏：有止咳、化痰作用，在小青龙汤、杏苏散、射干麻黄汤、苏子降气汤、清气化痰汤、涤痰汤、金水六君煎中均有半夏，用于矽肺纤维化的防治亦取得了较好的疗效。

（7）防己：己椒苈黄丸在《金匮要略》中有行气逐饮之效，用于饮邪壅逆、口舌干燥、喘咳胀闷等症。防己含汉防己甲素，有舒松肌肉的作用，近年对矽肺研究发现本药是治疗矽肺导致的肺组织纤维化的有效药物。主要作用是防止肺组织中前胶原和糖胺多糖（GAG）向细胞外分泌，并能与铜离子络合，阻止不溶性胶原的形成，降低矽肺组织中胶原、GAG 及脂类含量，使形成矽肺的主要成分下降，汉甲素还能与矽肺病灶中胶原蛋白、多糖及脂蛋白结合并使之分解，故可见到降解的胶原及低分子肽出现。

（8）甘草：《金匮要略》中之甘草干姜汤"治肺痿吐涎沫而咳者，其人不渴，必遗尿，小便数。所以然者，以上虚不能利下故也。此为肺中冷，必眩，多涎唾，甘草干姜汤以温之。"甘草中含有大量甘草次酸，有类肾上腺皮质激素作用，还含有 LX 成分，可抑制 IgE 和组胺合成。临床应用有止咳平喘、抗过敏、抗炎等诸多药理作用，是治疗肺纤维化较理想的中草药，但应用量不宜过多（不超过 12g），量大长期应用可引起水肿及胃酸过多。

（9）秋水仙碱：本药在体外和动物模型中可抑制胶原形成和调节细胞外基质；在结节病或 IPF 病人培养的肺泡巨噬细胞中，也可抑制巨噬细胞源性的生长因子和纤维连接素的释放。口服秋水仙碱 0.6mg，每天 1 次或 2 次，用于 IPF 的治疗或对激素抵抗的患者，可单用或与免疫抑制剂合用。

（10）雷公藤：有人观察雷公藤 T4 单体腹腔注射对肺纤维化模型大鼠肺组织病理及肺羟脯氨酸含量，结果表明雷公藤 T4 单体可使肺泡炎和肺纤维化程度有所减轻，并使肺羟脯氨酸含量下降，说明 T4 单体具有一定的抗肺纤维化的疗效。

（11）大蒜：大蒜素可稳定溶酶体，减少毛细血管通透性，减轻局部渗出，减少纤维化的形成。已有人配合肾上腺皮质激素用于肺纤维化的治疗。

在防己科植物粉叶轮环藤中提取的酚性生物碱成分对大鼠实验性矽肺有较强抑制胶原纤维形成的作用。从贵州细叶十大功劳叶中提取生物碱也具有相同作用。日本学者发现在激素治疗本症过程中，柴胡厚朴汤具有防止激素受体招致抑制作用。以上药物选用的原则，仍以辨证治疗为主，因为许多药物是辨治主方中常用药物，如黄芩、丹参等，长期使用也无毒副作用，治疗效果也很确切。

七、饮食调护

急重期患者饮食应清淡，多食新鲜富含汁液的水果、蔬菜，口咽干燥患者可予果汁，如梨汁、萝卜汁、藕汁及西瓜等。缓解期患者应少食海鲜、羊肉等发物，但要保持每日饮食有鲜猪肉、禽蛋及水果、蔬菜等。忌暴饮暴食。

第七章

慢性阻塞性肺疾病

一、病因病机

慢性阻塞性肺疾病因肺脏长期反复遭受多种外邪侵袭，或烟毒伤肺，导致肺脏宣肃功能失常，日久肺气受损，子盗母气，肺脾两虚，病势深入，耗伤肾气，最终导致肺脾肾三脏俱虚。肺虚不能输布水精，脾虚不能散精上归于肺，肾虚膀胱气化失司，水津代谢失常，痰浊内蕴；正气亏虚，无力推动血行，瘀阻心脉。痰瘀互结，阻遏气机，肺气郁闭，吐故纳新受碍，故见咳、痰、喘。正如《症因脉治》谓："肺胀之因，内有郁结，先伤肺气，外复感邪，肺气不得发泄，则肺胀作矣。"后期水饮迫肺凌心，则出现咳逆上气、心悸等症状。

（一）病因

1. 外感六淫

六淫之邪侵犯人的肌表肺卫，或从口鼻而入。皮毛为肺之外合，肺开窍于鼻，外邪袭入，表卫闭塞，肺失于宣发，气壅于肺，不能肃降，肺气上逆而为咳、为喘。

2. 痰饮聚肺

饮食不节，损伤脾胃，或情志不畅，肝木克脾土，致脾失健运，痰浊内生，贮于肺中。痰饮阻塞气道，气道不畅，肺失宣肃，则见咳嗽、咯痰、呼吸急促。

3. 脾胃虚弱

脾胃虚弱，不能运化水谷，酿生痰浊，痰浊贮于肺，影响肺的宣肃，致咳嗽、痰多、气喘。

4. 肺肾亏虚

久病体虚，肺肾不足，或肺病日久及肾，母病及子，致肺肾亏虚，肺虚不主气，肾虚不纳气，气失主纳，以致呼吸短促，动则加重；肾不主水，水液代谢失常，则见水肿。

（二）病机

COPD 是一种慢性疾病，总属于本虚标实，其临床演变经历早、中、晚期较长的过程，在不同的阶段，其病机表现各有特点。病变初期，病位在肺，多表现为六淫外侵，痰邪阻肺；中期影响脾肾，病程迁延，病机重点在于肺脾肾虚，痰浊潴留；后期病及于心（脑），病机特点为气阳虚衰，痰瘀内阻，水饮外溢，蒙蔽清窍。

二、临床表现

COPD 起病隐潜，多有长期吸烟史，或职业性粉尘接触史，部分患者有家族聚集倾向，多于中年以后发病，症状多出现于秋冬寒冷季节，常有反复呼吸道感染及急性加重史。随病情进展，急性加重逐渐频繁。

（一）症状

1. 慢性咳嗽

通常为首发症状。初起咳嗽呈间歇性，早晨较重，以后早晚或整日均有咳嗽，但夜间咳嗽一般不明显。亦有部分病例可无咳嗽症状。

2. 慢性咳痰

咳嗽后通常咳少量黏液性痰，部分患者在清晨较多；并发感染时痰量增多，常有脓性痰。

3. 气短或呼吸困难

气短或呼吸困难是 COPD 的标志性症状，也是使患者焦虑不安的主要原因，早期仅于劳力时出现，后逐渐加重，以致日常活动甚至休息时也感气短。

4. 其他症状

部分患者可能有胸闷感，晚期常有体重下降，食欲减退，精神抑郁或焦虑等，并发感染时可伴有咳血。

（二）体征

早期体征可不明显，随疾病进展，可出现以下体征。

1. 视诊或触诊

胸廓形态异常包括胸部过度膨胀、前后径增大、剑突下胸骨下角（腹上角）增宽及腹部膨凸等。呼吸改变：常见呼吸变浅，频率增快，辅助呼吸肌如斜角肌及胸锁乳突肌参加呼吸运动，重症可见胸腹矛盾运动；患者不时采用缩唇呼吸以增加呼出气量；呼吸困难加重时常采取前倾坐位。低氧血症者可出现黏膜及皮肤发绀，伴右心衰竭者可见下肢水肿、肝脏增大。

2. 叩诊

由于肺过度充气使心浊音界缩小，肺肝界降低，肺叩诊可呈过清音。

3. 听诊

两肺呼吸音可减低，呼气相延长，平静呼吸时可闻干性啰音，两肺底或其他肺野可闻湿啰音；心音遥远，剑突部心音较清晰响亮。

（三）常见并发症

COPD 的常见并发症有自发性气胸、呼吸衰竭、肺部感染、慢性肺源性心脏病和右心衰竭、胃溃疡、睡眠呼吸障碍、继发性红细胞增多症等。

三、实验室和其他辅助检查

（一）肺功能检查

对确定是否存在气流受限有重要意义，是诊断 COPD 的金标准。在吸入支气管舒张剂后，第一秒用力呼气容积（FEV_1）/用力肺活量（FVC）×100%<70%表明存在气流受限，并且不能完

全逆转，即可诊断 COPD。其重复性好，对 COPD 的诊断、严重程度评价、疾病进展、预后及治疗反应等均有重要意义。

根据肺功能检查可评估气流的受限程度，根据气流的受限程度可对 COPD 进行分级，如表 7-1。

表 7-1　COPD 患者气流受限分级

COPD1	轻度	$FEV_1\%pred \geqslant 80\%$
COPD2	中度	$50\% \leqslant FEV_1\%pred \leqslant 80\%$
COPD3	重度	$30\% \leqslant FEV_1\%pred \leqslant 50\%$
COPD4	非常重度	$FEV_1\%pred < 30\%$

（吸入支气管舒张剂后，$FEV_1/FVC < 0.70$）

（二）血常规检查

COPD 急性加重期或合并肺部感染时，可见血白细胞计数及中性粒细胞比例升高，合并气道高反应性者嗜酸性粒细胞可增高。

（三）胸部 X 线检查

COPD 早期 X 线胸片可无明显变化，后期主要 X 线征为肺过度充气：肺容积增大，胸腔前后径增长，肋骨走向变平，肺野透亮度增高，横膈位置低平，心脏悬垂狭长，肺门血管纹理呈残根状，肺野外周血管纹理纤细稀少等，有时可见肺大泡形成。

（四）胸部 CT 检查

CT 检查一般不作为常规检查。但是，在鉴别诊断时 CT 检查有益，高分辨率 CT（HRCT）对辨别小叶中心型或全小叶型肺气肿及确定肺大泡的大小和数量，有很高的敏感性和特异性，对预计肺大泡切除或外科减容手术等的效果有一定价值。

（五）血气分析

当 FEV_1 占预计值百分比 $< 40\%$ 时或有呼吸衰竭或右心衰竭的 COPD 患者均应做血气分析。血气分析异常首先表现为轻、中度低氧血症。随疾病进展，低氧血症逐渐加重，并出现高碳酸血症。

（六）其他实验室检查

低氧血症，即 $PaO_2 < 55mmHg$ 时，血红蛋白及红细胞可增高，血细胞比容 $> 55\%$ 可诊断为红细胞增多症。并发感染时痰涂片可见大量中性粒细胞，痰培养可检出各种病原菌，常见者为肺炎链球菌、流感嗜血杆菌、卡他摩拉菌、肺炎克雷白杆菌。

四、诊断要点

（一）危险因素接触史

接触危险因素，尤其是吸烟、家中烹调时产生的油烟或燃料产生的烟尘、职业粉尘和化学物质。

（二）家族史

COPD 有家族聚集倾向。

（三）发病年龄及好发季节

多于中年以后发病，症状好发于秋冬寒冷季节，常有反复呼吸道感染及急性加重史。随病情进展，急性加重渐频繁。

（四）主要症状

慢性咳嗽、咳痰和（或）呼吸困难。少数病例咳嗽不伴咳痰，也有部分病例虽有明显气流受限但无咳嗽症状。气短或呼吸困难是 COPD 的标志性症状。早期仅于劳力时出现，后逐渐加重，以致日常活动甚至休息时也感气短。

（五）存在不完全可逆性气流受限

吸入支气管扩张剂之后 $FEV_1/FVC < 0.70$，表明存在气流受限，即可诊断 COPD。

（六）胸部 X 线检查

有助于确定肺过度充气的程度及与其他肺部疾病相鉴别。

COPD 的诊断应根据临床表现、危险因素接触史、体征及实验室检查等资料综合分析确定。COPD 的主要症状［慢性咳嗽、咳痰和（或）呼吸困难］、危险因素接触史、存在不完全可逆性气流受限是诊断 COPD 的必备条件。肺功能测定指标是诊断 COPD 的金标准。用支气管舒张剂后（FEV$_1$/FVC）×100％＜70％可确定为不完全可逆性气流受限。同时注意排除支气管哮喘、心力衰竭、支气管扩张等其他疾病。

五、鉴别诊断

慢性阻塞性肺疾病的鉴别诊断必须从主要症状慢性咳喘来鉴别。COPD 多中年发病；症状缓慢进展；长期吸烟史；活动后气促；大部分为不可逆性气流受限。

（一）支气管哮喘

早年发病（通常在儿童期）；每日症状变化快；夜间和清晨症状明显；也可有过敏史、鼻炎和（或）湿疹；哮喘家族史；气流受限大部分可逆。

（二）充血性心力衰竭

胸部 X 线片示心脏扩大、肺水肿；肺功能测定示限制性通气障碍（而非气流受限）。

（三）支气管扩张

大量脓痰；常伴有细菌感染；粗湿啰音、杵状指；胸片或 CT 示支气管扩张、管壁增厚。

（四）肺结核病

所有年龄均可发病；胸片示肺浸润性病灶或结节状阴影；微生物检查可确诊；流行地区高发。

（五）闭塞性细支气管炎

发病年龄较轻，且不吸烟；可能有类风湿关节炎病史或烟雾接触史，CT 在呼气相显示低密度影。

（六）弥漫性泛细支气管炎

主要发生在亚洲人群中，大多数为男性非吸烟者；几乎所有患者均有慢性鼻窦炎；胸部 X 线片和 HRCT 显示弥漫性小叶中央结节影和过度充气征。

六、中医治疗

COPD分为急性加重期与稳定期，稳定期的治疗包括药物治疗与非药物治疗，主要目的在于缓解患者的症状、降低急性加重的频率和程度以及改善健康状况与活动耐力。西医学治疗虽能有效缓解COPD患者症状和并发症，但"迄今为止，没有任何西药能阻止COPD肺功能长期衰减的趋势"，在此方面可发挥中医药的独到优势。急性加重期患者病情重，应给予中西医结合治疗。

（一）辨证治疗

慢性阻塞性肺疾病治疗，应分清标本虚实不同。一般感邪急性发作时偏于邪实，平时偏于正虚。偏于邪实者须分清风寒、风热、痰浊、痰热、瘀血的不同；偏于正虚者当区别气（阳）虚、阴虚的差异，肺、心、脾、肾病变的主次。临床多兼见出现，证型复杂多样，治疗应抓住治标、治本两个方面。

1. 急性加重期

（1）外寒内饮。

证候特点：畏寒，恶风，咳喘胸闷，痰白稀或泡沫痰，便溏，舌淡红，苔白腻，脉弦滑或濡滑。

治法：散寒化饮。

推荐方剂：小青龙汤加减。

基本处方：麻黄8g，桂枝10g，白芍12g，法半夏12g，干姜10g，射干15g，葶苈子15g，款冬花12g，紫菀12g，细辛3g，五味子6g，甘草6g。每日1剂，水煎服。

加减法：饮邪内阻见痰多者加杏仁12g、炒莱菔子15g以化痰止咳；饮邪化热去干姜、细辛、桂枝，加桑白皮15g、黄芩10g、知母10g以清热化痰。

（2）痰热郁肺。

证候特点：咳喘气涌，咳吐黄黏痰，难咯，或痰兼血丝，伴烦热，身热汗出，尿赤，大便或秘，舌红，苔黄腻，脉滑数。

治法：清热化痰。

推荐方剂：定喘汤合苇茎汤加减。

基本处方：麻黄 8g，桑白皮 12g，款冬花 12g，苏子 10g，枳壳 10g，法半夏 10g，黄芩 15g，苇茎 15g，川贝母 10g，桃仁 10g，天竺黄 10g，杏仁 12g，甘草 6g。每日 1 剂，水煎服。

加减法：热邪壅盛见高热者去法半夏、苏子，加青蒿 6g（后下）、石膏 30g、柴胡 12g、鱼腥草 30g 以清热泻火，解表退热；喉痒加防风 12g、白僵蚕 10g 以宣肺祛风。

（3）痰浊阻肺。

证候特点：咳喘胸闷，痰白稀或泡沫痰，口黏不渴，兼有呕恶纳呆，便溏，舌淡红，苔白腻，脉弦滑或濡滑。

治法：化痰平喘。

推荐方剂：二陈汤合三子养亲汤加减。

基本处方：法半夏 15g，陈皮 6g，茯苓 20g，白芥子 10g，甘草 6g，莱菔子 12g，苏子 15g，香附 12g，砂仁 6g（后下），紫菀 12g，款冬花 12g，杏仁 10g。每日 1 剂，水煎服。

加减法：咳逆胸闷加前胡 10g 以宣肺止咳、厚朴 12g 以燥湿化浊；脾虚便溏加党参 15g、白术 12g 以健脾化湿；形寒肢冷加干姜 6g、细辛 4g 以温肺散寒。

（4）痰瘀壅肺。

证候特点：咳喘胸闷，喘息不能平卧，胸部膨满，憋闷如塞，舌质黯红，边有瘀斑，舌底络脉青紫或粗胀，脉弦。

治法：涤痰祛瘀，泻肺平喘。

推荐方剂：温胆汤或瓜蒌薤白半夏汤合血府逐瘀汤加减。

基本处方：生姜 10g，法半夏 6g，橘皮 9g，竹茹 6g，枳实 10g，炙甘草 10g，当归 10g，生地 9g，桃仁 10g，赤芍 10g，柴胡 3g，桔梗 10g，川芎 10g，牛膝 10g。每日 1 剂，水煎服。

加减法：痰浊化热者可加浙贝母 15g、金荞麦 15g 以清热化痰；胸中憋闷明显者可加瓜蒌皮 15g、薤白 10g 以化痰宽胸。

2. 稳定期

(1) 肺脾气虚。

证候特点：喘咳，气短，动则喘甚，咳嗽，少痰，神疲乏力，纳呆，舌红苔少，脉细弱。

治法：健脾益肺。

推荐方剂：六君子汤合玉屏风散加减，或补中益气汤加减。

基本处方：黄芪 30g，白术 10g，防风 10g，党参 20g，茯苓 20g，陈皮 6g，杏仁 10g，浙贝母 15g，黄精 20g，炙甘草 6g，法半夏 12g，鹿衔草 15g。每日 1 剂，水煎服。

加减法：气喘者加炙麻黄 10g、苏子 10g 以降气平喘；痰多色黄稠者加桑白皮 12g、苇茎 15g、黄芩 15g、鱼腥草 30g 以清热化痰。

(2) 肺肾两虚。

证候特点：胸闷气短，动则气促加重，语声低怯，咳嗽，痰白量少，神疲，时自汗出，纳差，舌淡苔薄白，脉细弱。

治法：健脾益肺，纳气平喘。

推荐方剂：平喘固本汤或补肺汤加减；偏阴虚者，六味地黄丸；偏阳虚者，金匮肾气丸。

基本处方：黄芪 30g，白术 15g，蛤蚧粉（冲）5g，胡桃肉 15g，茯苓 15g，杏仁 10g，川贝母粉（冲）3g，磁石 30g，炙紫菀 10g，炙甘草 5g，陈皮 5g，每日 1 剂，分 2 次温服。

加减法：若瘀血明显，唇甲紫黯，加当归 10g、赤芍 15g 以养血活血；若肾阳虚衰，寒痰阻肺，畏寒肢冷，痰稀白泡沫，加鹿角胶 15g 烊化、肉桂 1.5g、白芥子 10g、干姜 6g 以温阳化痰。

(二) 其他治疗

1. 中成药

(1) 珠贝定喘丸。①功能：理气化痰，镇咳平喘，补气温肾。②主治：久病咳喘、痰涎壅盛。③适用于肺胀咳喘、痰多为主者。④含服或用温开水送服，每次 6 粒，每日 3 次。

(2) 安达平口服液。①功能：养阴敛肺，镇咳祛痰。②主治：

久咳劳嗽，支气管炎。③适用于肺胀咳嗽甚者。④每次15 mL，每日3次。

（3）鲜竹沥口服液。①功能：清热化痰。②主治：痰热咳嗽。③适用于肺胀咳嗽痰黄、难以咯出者。④每次10mL，每日3次。

（4）玄麦甘桔胶囊。①功能：清热滋阴，祛痰利咽。②主治：阴虚咳嗽者。③适用于咳嗽痰黏、口鼻干燥，咽喉肿痛者。④每次3～4粒，每日3次。1周为1个疗程。

（5）橘红痰咳煎膏。①功能：理气祛痰、润肺止咳。②主治：痰湿咳嗽者。③适用于咳声重浊，痰多，色白或带灰色者。④每次15 mL，每日3次。

（6）百令胶囊。①功能：补虚损、益精气、保肺益肾、止咳化痰、收敛镇静。②主治：咳喘属于肺肾两虚者。③适用于肺胀见咳嗽、气喘、腰背酸痛者。④每次5粒，每日3次。

（7）金水宝胶囊。①功能：补益肺肾、秘精益气。②主治：肺肾两虚，精气不足，久咳虚喘。③适用于肺胀见虚喘日久，神疲乏力，不寐健忘，腰膝酸软，月经不调者。④每次3粒，每日3次。

（8）生脉胶囊。①功能：益气复脉，养阴生津。②主治：气阴两亏。③适用于肺胀虚喘，心悸气短，脉微自汗者。④每次3粒，每日3次。

（9）猴枣散。①功能：清热化痰。②主治：痰热蕴肺者。③适用于咳嗽痰黄量多者。④每次1支，每日3次。

（10）蛇胆川贝液。①功能：祛风止咳，除痰散结。②主治：痰热蕴肺者。③适用于咳嗽、痰黄量多，气促者。④每次1支，每日3次。

（11）参麦注射液。①功能：益气固脱，养阴生津，生脉。②主治：气阴两虚者。③适用于咳喘日久，干咳无痰，口鼻咽干者。④每次20～60 mL加入5％葡萄糖250 mL静脉滴注，每日1次。

（12）痰热清注射液。①功能：清热、化痰、解毒。②主治：肺胀属痰热阻肺者。③适用于咳嗽、气喘、痰多色黄者。④每次

20～40 mL加入 5％葡萄糖注射液或 0.9％氯化钠注射液 250～500 mL静脉滴注，每日 1 次。

2. 针灸

(1) 体针。

表寒里热：①取穴：肺俞，膻中，定喘，尺泽，合谷，大椎。②操作：用平补平泻法，留针 30 分钟，每日 1 次。

痰热壅肺：①取穴：肺俞，膻中，定喘，尺泽，合谷，丰隆。②操作：用平补平泻法，留针 30 分钟，每日 1 次。

痰湿阻肺：①取穴：肺俞，膻中，定喘，中脘，丰隆，脾俞，足三里。②操作：用平补平泻法，留针 30 分钟，每日 1 次。

虚喘：①取穴：肺俞，膻中，定喘，膏肓，足三里，脾俞，肾俞，关元，气海。②操作：用平补平泻法，留针 30 分钟，每日 1 次。

(2) 耳针。①取穴：屏尖、平喘、脑、下脚端、屏间。②操作：以毫针直刺，中等度刺激，留针 20 分钟，每日 1 次，适用于本病各型。

(3) 电针。取肺俞、定喘、膻中、天突、足三里、丰隆，选用疏密波，电针 30 分钟，每日或隔日 1 次，10 次为 1 个疗程，每个疗程间隔 1 周。

(4) 穴位注射。治疗虚喘。①取穴：双足三里。②操作：喘可治注射液 2 mL，双足三里穴位注射。③疗程：隔日 1 次，2 周为 1 个疗程。

(5) 穴位埋线。

取穴：①急性加重期：大椎、定喘、风门、膻中、丰隆、足三里、肺俞。②稳定期：肾俞、脾俞、肺俞、足三里、关元、膻中、丰隆、太溪。

配穴：以喘为主者加鱼际，以咳为主者加孔最，瘀血明显者加膈俞。

操作方法：穴位常规消毒后，局麻，左手持镊子，夹备用羊肠线，置局麻点上，右手持埋线针，缺口向下压线，以 15°～45°角度将羊肠线埋入穴位内，深度基本同针刺深度，躯干部穴位不可深刺，不宜刺激出血，退针，针眼处放酒精棉球，用创可贴固定1～3天即可。1个半月埋线1次为1个疗程，6疗程后统计疗效。治疗期间忌生冷、肥腻及刺激性食物，勿过饱。1周内禁止重体力劳动。

（6）施氏砭术疗法：适用于本病各型。

针刺：启动先天经络，以脐为中心，向八个方向行八卦针，共28针，针尖朝脐部。

针刺方法：取 40 mm×0.35 mm 针灸针，任脉上的穴位向神阙方向平刺，两侧的穴位向腹正中线平刺，取补法，后留针30分钟。

砭石热熨：在背部以及腹部针上覆以温热砭石，热敷30分钟。

疗程：7～10天1个疗程，可连续治疗2～3疗程。

配穴：纳差、消瘦、便溏者加针刺双足三里；心悸者加内关；双下肢浮肿者加太溪、三阴交、阴陵泉，或可加鼻针心区；瘀血明显可加点刺舌下脉络放血，针刺双悬钟；气血不足可加行间透太冲，调肝补血。

3. 穴位敷贴

虚喘：党参、炙甘草、干姜各 3g、白术 6g，共研为末，加华山参浸膏 20 mg，调匀研细，用酒调膏，纱布包裹，敷神阙穴，外用胶布固定，3 日换药 1 次，连敷 4～5 次。

（三）单方验方

（1）杏仁 60g，胡桃肉 60g。研细末，每次服 3g，每日 3 次。适用于肺肾气虚之肺胀。

（2）百合 250g、枸杞子 250g。研细末，每次服 10g，每日3 次。适用于肺肾阴虚之肺胀。

（3）紫河车 1 具。每次 3g，每日 3 次。适用于脾肾阳虚之肺胀。

（4）熟地黄、山萸肉、五味子各 9g，肉桂 2.5g，补骨脂、核桃仁各 9g。1 日 1 剂，分 2 次服。适用于肾衰之肺胀。

（5）苏子 10g、白芥子 9g、莱菔子 10g、山药 60g、玄参 30g。1 日 1 剂，早晚煎服。使用于痰涎壅盛所致的阻塞性肺气肿。

七、预后与转归

COPD 是可以预防的疾病，但一旦形成，肺组织的破坏不可逆转，美国胸科学会与欧洲呼吸病学会共同制定的 COPD 诊断治疗新指南仍认为，"迄今为止，没有任何西药能阻止 COPD 肺功能长期衰减的趋势"。且 COPD 是一种全身性疾病，机体免疫力下降，导致反复呼吸道感染，每次感染常可导致肺功能进一步减退，影响心功能，最终肺心功能损害逐渐加重，每导致呼吸衰竭和右心衰竭，预后多属不良。但慢性阻塞性肺疾病发展过程中如能适当治疗，可延缓病情进展，减少急性加重频率，改善生活质量，并使肺心功能可以获得一定程度的恢复。因此，对慢性阻塞性肺疾病患者及高危人群纳入慢病管理，进行健康教育、肺康复治疗具有重要意义。

八、预防与调护

（一）预防

慢性阻塞性肺疾病的预防主要是避免发病的危险因素、急性加重的诱发因素以及增强机体免疫力。吸烟仍然被认为是慢性阻塞性肺疾病最为危险和最为重要的危险因素，其他危险因素包括职业粉尘和化学烟雾，燃烧生物燃料所致的室内空气污染，厨房通风不佳等，排除这些危险因素是预防和控制 COPD 的最重要的措施。戒烟是最简单易行的措施，在疾病的任何阶段戒烟都有益于防止本病的发生和发展。积极防治婴幼儿和儿童期的呼吸系统感染，预防过敏反应，可能有助于减少以后本病的发生。适当锻炼、家庭氧疗，提高机体免疫力，是避免急性加重的重要措施。接种流感疫苗、肺炎链球菌疫苗等对防止本病患者反复感染可能有益。提高高危人群 COPD 认知度的健康教育，对于有慢性阻塞性肺疾病高危因素的人群，应定期进行肺功能监测，以期早诊断、早治疗。

（二）调护

1. 生活调护

（1）戒烟，加强劳动保护，改善环境卫生。

（2）防寒保暖，及时治疗上呼吸道感染。气候变化而受凉感冒是引起 COPD 急性发作最常见的诱因，及时治疗感冒以及根治鼻炎、咽喉炎、慢性扁桃体炎等上呼吸道感染对预防本病发作有重要意义。另外，流感季节患者应避免去空气污浊，人群聚集的地方，保持室内空气流通，保持适当的温度及湿度。

（3）加强体育锻炼，提高抗病能力：①可采用冷水擦身等耐寒锻炼，增强体质。②坚持腹式呼吸和缩唇呼吸以改善肺脏通气。③运动肺康复，太极拳、八段锦、呼吸操、步行、慢跑等体育锻炼，增强体质。可根据体力及病情选择，或可在心电、呼吸监测下行运动心肺实验，以指导肺康复训练运动量。一般运动量宜由小到大，时间由短到长，以微微汗出为宜，避免剧烈运动。④摩鼻：用两手食指上下按摩鼻翼两旁的"迎香"穴及鼻梁两侧约10～20次；以右手掌心按摩素髎穴，方向从右向左，约10～20次，再从相反方向按摩10～20次。⑤扩胸：左脚向左跨出半步（与肩同宽）。两臂向上举起，同时用力吸气；臂回收至胸前，用力呼气，左脚收回原处仍成立正姿势；先左脚后右脚，左右交替重复，连做4次。⑥按腹：左脚向左跨出半步，两臂侧举，掌心向上，头略后仰，用力吸气；两臂迅速收回按腹（右手覆盖左手），上身略前曲，用力呼气；左脚收回，两手放下仍成站立姿势；先左脚后脚右，交替重复，连做4次。⑦握拳：两手握拳，屈臂置于胸前（掌心向内），两臂同时向上后方摆动连续3次，随着两臂摆动同时吸气；重复动作，两臂向相反方向摆动，连做3次，同时呼气；两臂放下恢复姿势；重复以上动作3次。

2. 饮食调养

COPD 患者饮食宜清淡，应选择营养丰富易消化吸收的食物，如软饭、烂饭、米粥、面条、面包、鲜奶等，进食要有规律，少食多餐，配合中药食疗，更能调脾肺肾，扶正固本，提高机体抗病能力。

（1）杏仁猪肺汤：猪肺 250g，杏仁 10g，将猪肺切块洗净，与杏仁加清水适量煲汤，将好时冲入姜汁 1～2 汤匙，用食盐调味即成。饮汤食猪肺，每日 2 次，随量食用。功能补肺益气。适用于 COPD 证属肺气亏虚的患者。

（2）人参胡桃汤：人参 3g，胡桃肉 30g，水煎服，每日 1 剂。功能温补脾肾，适用于 COPD 稳定期脾肾阳虚者。热痰喘证忌用。

（3）山药粥：山药片 45～60g，或鲜山药 100～200g，洗净切片，与粳米 100g 同煮粥，作早、晚餐食用。功能补益肺脾，适用于 COPD 病程较长，肺脾两虚者，症见神疲乏力、纳差、大便溏等。

（4）西洋参炖鸡汤：鸡肉 200g 去皮切块，西洋参 20g，生姜 5 片，加水 800 mL，武火煮沸，文火炖半小时，加入食盐调味，即可食用。食肉喝汤。每周 2～4 次。功能益气养阴补血。适用于 COPD 稳定期证属肺脾气血两虚、气阴不足者，症见面色偏白，精神疲倦，乏力，活动后气促，或气短、咳嗽、痰少、口咽干燥等。

（5）金荞麦瘦肉汤：猪瘦肉 250g，金荞麦 100g，冬瓜子 30g，桔梗 15g，生姜 3 片，红枣 5 枚。将猪肉洗净切块，沸水过水；金荞麦、冬瓜子、桔梗、红枣（去核）洗净，放入炖盅内，加入温开水盖好，小火隔水炖 3 小时即可。可佐餐食用，每天 1～3 次，每次 150～250mL。功能清热解毒化痰，适用于 COPD 急性加重期内有热毒，见发热、咳嗽、痰多者。

3. 精神调理

COPD 患者长期受疾病折磨，病情反复发作，迁延不愈并进行性加重，自理能力逐渐丧失、行动受限，生活质量下降，常常对治疗失去信心，表现为失望、抑郁、焦虑、烦躁等负性心理反应。因此在生活和饮食调养基础上，还必须进行精神调摄，使患者心情稳定，帮助患者树立战胜疾病的信心，保持乐观积极向上的心态，积极配合医护人员的治疗及康复训练。目前慢病管理模式在 COPD 管理方面日趋成熟，通过制定并实施医生、护士、患者、家庭及社会共同参与的 COPD 综合慢病管理的干预方案，能帮助患者了解疾病，加强沟通，增强信心。如果患者出现严重的心理障碍，应当进行相关心理咨询，及时调节心理状态。

第八章

原发性支气管肺癌

一、概述

原发性支气管肺癌（简称肺癌）是肺部最常见的恶性肿瘤。近半个世纪来，世界各国肺癌的发病率和死亡率都有明显升高的趋势。我国北京、天津、上海等大城市中肺癌发病率在男性恶性肿瘤中已占首位，在中小城市和农村中，以云南个旧市、宣城县居首位，工矿地区上升较快。调查结果表明，肺癌的发病率呈现出以城市的工业区向四周农村呈递减分布的趋势。肺癌的发病率随年龄增长而增加，40岁以后迅速上升，50～60岁上升特别显著，70岁以后略有下降，男性高于女性，男女之比为（3～7.1）：1。肺癌的早期诊断是提高治疗效果的有效途径，影像学和痰液脱落细胞学的进展，为肺癌的早期诊断提供了有利条件，肺癌的治疗应是手术、放疗、化疗、免疫治疗及中医药等多种疗法综合运用。

二、病理、分型

（一）病因病机

1. 病因

肺癌的病因十分复杂，病机亦尚未完全清楚，目前公认的发病因素有吸烟、物理化学致癌因子、大气污染、慢性肺部疾患及机体免疫功能低下、内分泌失调以及家族遗传因素等。另外，随着分子生物学的发展，大量资料研究表明人体肺癌的发生、演变以及恶性程度与某些癌基因的活化及抗癌基因的丢失有密切关系。

2. 病机

肺为气血之源，五脏之华盖，虚如蜂窝，下无透窍，吸之则满、呼之则虚，司气化清浊之运化与肃降，为人身血气调和之枢纽，地位非常重要。中医认为肺癌由内因和外因两个方面引起。外因是风、寒、暑、湿、燥、火长期侵袭肺脏，邪毒聚结到肺，日久不散所致。内因是七情太过或不及，或因正气虚损，邪气乘虚侵袭肺，郁结胸中。肺气膹郁，宣降失司，积聚成痰，痰凝气滞，瘀阻经脉，久而成块。这也说明长期慢性肺损伤是肺癌发病的重要因素。中医学对肺癌的病机的认识主要为：①正气内虚。邪毒袭肺，痰湿内聚，外界致癌邪毒侵犯至肺，形成肺气膹郁，肺气宣降失司，壅郁不宣，脉络运行受阻，由气滞而致血瘀，日久化热，逐渐形成包块。②痰凝毒聚：脾肺功能失调，湿贮肺络，痰湿郁结，可形成包块。③脏腑阴阳失调：各种原因引起阴阳亏损，正气内虚，如脾虚不运、肾气不足、肺气虚损等脏腑病变，均可导致肺气不足，常年接触有害气体和吸烟，伤及津液，阴液内耗，致气机不舒，血气不畅，肺阴不足，气阴两虚，运行失调，外邪乘虚而入，留滞客邪而不去，血行阻滞日久而成肿物。

（二）分型

肺癌都发生在气管－支气管的基底细胞。鳞癌的发生则比较明确，在慢性刺激和损伤的影响下，黏膜柱状细胞的纤毛丧失，基底细胞有鳞状间变，不典型增生和发育不全，最后形成癌。临床上，将生长在段支气管及其分支以后的肺癌称周围型肺癌，约占30％，以腺癌比较常见；生长在总支气管或叶支气管近肺门的肺癌称中心型肺癌，约占70％，以鳞癌和未分化癌较为常见。

1. 肺癌大体分型

大体分型意见尚不统一。一般以肿瘤发生的部位及肉眼所观形态分型。

（1）以肿瘤发生部位分型。①中心型：肿瘤发生在段以上的支气管，亦即发生在叶支气管及段支气管。②周围型：肿瘤发生在段以下的支气管。③弥漫型：肿瘤发生在细支气管或肺泡，弥漫分布于两肺。

（2）以肿瘤肉眼所观形态分型：可分为管内型、管壁浸润型、结节型、块状型、弥漫浸润型。

2. 组织学分型

肿瘤的组织结构较复杂，在同一例肺癌组织中，可因癌细胞的分化方向不统一而出现不同类型的癌组织。即使在同一类型的肺癌组织中，其分化程度也显著不同。肺癌组织的这种分化不同，不仅出现在原发病灶内，而且，也表现在转移的癌组织内。世界卫生组织的"肺肿瘤的组织分型"（1981）分类为：①鳞形细胞癌。简称鳞癌，包括梭形细胞（鳞）癌。②腺癌。包括腺管状腺癌、乳头状腺癌、细支气管癌、肺泡细胞癌。③腺鳞癌。④未分化癌。分为小细胞癌（包括燕麦细胞型、中间细胞型、复合燕麦细胞型）和大细胞癌（包括巨细胞癌、透明细胞癌）。⑤类癌（肺内分泌肿瘤）。⑥支气管腺癌。包括腺样囊性癌、粘液表皮样癌、腺泡细胞癌。

（三）转移与复发

肺癌的生长和进展多样化。肿瘤起源于黏膜的基底细胞，逐渐增生呈乳头状或菜花样物突入腔内，引起不同程度的阻塞。也可沿支气管壁生长，破坏管壁结构，使支气管增厚变硬，管腔狭窄，也可侵犯纵隔、胸膜、胸壁、横膈等部位。癌肿细胞常循淋巴管播散到肺门、纵隔、锁骨上和腋下淋巴结等，它可直接侵犯血管，发生癌栓，造成远处转移。肝、脑、肾上腺、骨、皮下组织等是最常见的转移部位，癌组织可发生缺血性坏死形成空洞，甚至继发感染造成癌性肺脓肿。癌细胞也可直接经支气管播散到肺的其他部分。

肺癌在早期就有可能形成广泛的淋巴道及血道转移。淋巴道转移首先见于支气管肺淋巴结，经支气管淋巴结而再转移于气管旁淋巴结。由此可逆行转移到颈淋巴结。肺门淋巴结的转移癌有时还可侵入神经干而引起喉返神经麻痹。未分化型肺癌的转移形成较肺鳞癌为多。肺癌尸检中80％有淋巴结转移。约半数病例的腹膜后淋巴结有转移形成。血道转移在未分化型肺癌可早期发生，在鳞癌和腺癌则多见较晚期而且较少。血道转移癌引起的临床症状，有时可发生在原发性肺癌的症状尚未出现之前。肺癌的血行转移较常见于脑、肾上腺和肾。肺癌复发的原因是：病人术后未坚持综合性治疗，未定期复查，手术中肉眼看不到的残存癌细胞通过血道和淋巴道已经转移到远处组织器官。

三、临床表现

（一）症状

肺癌的临床表现是多种多样的，最常见的有咳嗽、咯血、胸痛及发热等。

不同类型的肺癌，其症状的有无和轻重及临床表现，多与肿瘤发生的部位及病理改变的程度相一致。肿瘤位于肺叶早期常无症状，肿瘤生长于大气管内有管腔阻塞时，常较早地出现症状。

1. 早期症状

刺激性干咳，白色粘液泡沫样痰，有的痰中带血丝或咳血，或有胸痛、胸部不适、呼吸困难及发烧等。

2. 中晚期症状

（1）支气管阻塞：肿瘤小时，可仅部分阻塞支气管，当吸气时支气管口径变大，空气易于进入，阻塞远端肺组织。而呼气时由于支气管口径变小，使气体不易排出，形成阻塞性肺气肿。肿块长大时，完全阻塞支气管形成肺不张。

（2）感染：肿瘤阻塞支气管后，远端支气管内分泌物积聚，细菌容易繁殖，造成感染，出现阻塞性肺炎，严重时可形成肺脓肿。

（3）压迫及转移症状：视癌肿所在部位、体积大小、转移部位及邻近组织而异。如肺上沟癌，即肺尖癌，可压迫侵犯交感神经出现霍纳综合征，臂丛神经受侵易引起臂痛、麻痹、肌萎缩、感觉运动功能障碍等；食道受侵或受压时可产生吞咽梗阻；膈神经受侵产生膈麻痹；喉返神经受侵，则声嘶；压迫侵犯上腔静脉，导致上腔静脉综合征，有头昏、眼花、头面部及上肢肿胀、胸前静脉怒张；侵犯胸膜时，发生胸水，接近胸膜时为淡黄色，已侵及胸膜时变血性；心包受侵时可出现心包积液。

（4）其他症状：有时在肺部症状出现前有肥大性骨关节症状，如长骨之关节对称性肿大疼痛，压迫及暂时性关节积液、杵状指（趾）等，临床上易误诊为风湿性关节炎。还有些病人出现全身发痒及荨麻疹等皮肤症状。

（二）体征

肺癌的体征随肿瘤本身所在部位不同，病情发展的程度不同而异。体征是诊断中的重要依据，临床医师可借助体征，早期发现、早期诊断，还可鉴别肺部癌灶为原发还是转移病变。

四、诊断与鉴别诊断

（一）诊断

1. 诊断依据

（1）无任何症状、体征，X 线胸片发现肺部孤立结节或肿块，呈分叶状或有细毛刺，或经 CT 检查经断层证实有支气管阻塞征象者，应疑为肺癌。

（2）长期吸烟的男性年龄在 40 岁以上，刺激性咳嗽，伴有间断或持续少量咯血，胸片发现肺部局限性病灶，经积极抗炎或抗结核治疗（2~4 周）无效或病灶反趋增大者。

（3）节段性肺炎在 2~3 个月内发展为肺叶不张，或肺叶不张短期内发展为全肺不张者，或在肺不张根部出现肿块，特别是生长性肿块者。

（4）短期内出现无其他原因的一侧增长性胸水、或一侧多量血性胸水而同时伴有肺不张者，应作支气管镜检查核实。

（5）明显气急、咳嗽，X 线胸片两侧呈粟粒样或弥散性病灶，应排除粟粒性结核、肺转移癌、肺霉菌病等病变者。

（6）胸中发现肺部块形，伴有肺门或（和）纵隔淋巴结肿大，并出现上腔静脉阻塞、喉返神经麻痹等神经血管压迫症状，或伴有远处淋巴结转移者。

（7）细胞学检查或活组织检查明确诊断者。

2. 临床分期分型

1989 年国际抗癌联盟（UICC）关于肺癌的 TNM 分期如下。

（1）原发性肿瘤（T）分期。

T_x：痰液中找到癌细胞，但 X 线或支气管镜检查未见病灶；或再治病人，原发灶大小无法测量。

T_0：无原发肿瘤证据。

T_{is}：原位癌。

T_1：肿瘤≤3 cm，局限于肺或脏层胸膜内，支气管镜检查肿瘤近端未累及叶支气管；任何大小的浅表肿瘤仅局限在支气管壁蔓延。若延伸超过叶支气管到达总支气管，也分为 T_1。

T_2：肿瘤≥3 cm，或肿瘤侵犯叶支气管，但距离隆突 2 cm 以外；或肿瘤浸润脏层胸膜；肺叶的阻塞性肺炎或肺不张，但未累及全肺。

T_3：任何大小的肿瘤，直接累及胸壁、膈肌、纵隔胸膜或心包，但未累及心脏、大血管、气管、食管或椎体；或肿瘤在气管内距隆突不到 2 cm，但未累及隆突；全肺的阻塞性肺炎或肺不张。

T_4：任何大小肿瘤累及纵隔或心脏、大血管、椎体、气管隆突或有恶性胸水。

（2）淋巴结转移（N）分期。

N_0：无淋巴结转移。

N_1：支气管旁或同侧肺门淋巴结转移。

N_2：同侧纵隔淋巴结和隆突下淋巴结转移。

N_3：对侧纵隔淋巴结、对侧肺门淋巴结转移；同侧或对侧斜角肌或锁骨上淋巴结转移。

（3）远处转移（M）分期。

M_0：无或未发现远处转移。

M_1：有远处转移，或有颈部淋巴转移。

根据上述原发灶和转移灶的情况归纳临床分期如下。

隐癌：$T_x N_0 M_0$。

0 期：$T_{is} N_0 M_0$。

Ⅰ期：$T_1 N_0 M_0$；$T_2 N_0 M_0$。

Ⅱ期：$T_1 N_1 M_0$；$T_2 N_1 M_0$。

Ⅲa：$T_3 N_{0\sim2} M_0$；$T_{1\sim3} N_2 M_0$。

Ⅲb：任何 T，$N_3 M_0$；T_4；任何 N、M_0。

Ⅳ期：任何 T 或 N，M_1。

（二）鉴别诊断

诊断肺癌前经常需与其他疾病认真鉴别。常见疾病有以下几种。①肺结核。②肺门淋巴结核。③浸润型肺结核。④粟粒型肺结核。⑤纵隔肿瘤。⑥支气管扩张症。⑦孤立性大块纤维干酪性结核。⑧肺脓肿。⑨肺炎（包括假性黄色瘤）。⑩肺良性肿瘤。

五、中医治疗

治疗本病应在中医辨证理论具体指导下，辨明虚实邪正，在整体和局部相结合的理论观点上，抗癌治疗和扶正固本治疗相结合，辨证治疗与辨病治疗相结合。中医学认为肺癌发病的病因病机是正气内虚、痰凝毒聚和脏腑阴阳失调，具体辨证分型又有5～6种之多，但仔细研究，究其根本，则为"气虚"。正气内虚当为气虚，不需阐述；痰凝毒聚，其因则为水湿停留，气不足而运化不利导致；脏腑阴阳失调，脏腑功能降低，亦是气虚表现。肺为娇脏，五脏之华盖，阳常不足，故其"气虚"之中应以"阳虚"为主。纵观医家之论，鲜有把"阳虚"定为肺癌病机根本之说。有学者根据实践观察应用，证实该病机探讨正确，以此指导临床治疗，已取得了较好的疗效。在临床实践中观察到绝大多数肺癌患者，尤其是早中期、中晚期患者，均表现为舌质偏胖，苔薄白，其他如面色苍白、乏力、倦怠等阳气虚证或多或少，或明显或不明显地存在着。经用温阳扶正药调理后好转，但停一段时间（1个月左右）后又基本恢复原状，再用温阳药物又得以改善。故有学者根据中医学的病机分析及医疗实践证明，肺癌的根本病理病机为"阳气虚"，故温阳益气之法宜贯穿于肺癌治疗的始终。其基本方（肺癌主方）为：人参（或西洋参）10 g，黄芪30 g，麦门冬15 g，五味子9 g，桂枝20 g，炮附子30～60 g（先煎），菟丝子15 g，女贞子15 g，鹿茸3 g，仙灵脾15 g，沙参15 g。

（一）辨证分型治疗

1. 脾虚痰湿型

证候：咳嗽痰多，胸闷纳呆，神疲乏力，面色苍白，大便溏薄，舌质淡胖，苔白腻，脉濡缓或濡滑。

治法：健脾除湿，温阳益气，化痰散结。

方药：肺癌主方，选加健脾化湿药，如白术15 g、茯苓15 g、制半夏10 g、陈皮10 g、薏苡仁15 g、牡蛎30 g、象贝母15 g等。

2. 气阴两虚型

证候：咳嗽，无痰或少痰或泡沫痰，或痰黄难咳，痰中带血，胸痛气短，心烦失眠，口干便秘，舌质红，苔花剥或光剥无苔，脉细数。

治法：益气养阴，温阳清肺。

方药：肺癌主方选加益气养阴药，如沙参30 g、麦冬15 g、白花蛇舌草30 g、桑白皮15 g、生地15 g、夏枯草30 g等。如痰中带血，加仙鹤草15 g、小蓟炭15 g、阿胶10 g（烊化）等药。

3. 气滞血瘀型

证候：咳嗽，痰血，气促，胸胁胀满或刺痛，大便干结，舌质有瘀斑或紫斑，苔薄黄，脉弦或涩。

治法：温阳行气，化瘀散结。

方药：肺癌主方选加活血化瘀药，如当归15 g、生地15 g、桃仁10 g、丹参15 g、赤芍15 g、枳壳10 g、郁金10 g、川楝子10 g等。

4. 热毒炽盛型。

证候：高热，气急，咳嗽，痰黄稠或血痰，胸痛口苦，口渴欲饮，便秘，尿短赤，舌质红，苔黄而干，脉大而数。

治法：清热泄火，解毒散肿。

方药：白虎承气汤加减。生石膏 30 g，知母 10 g，大黄 10 g，黄连 10 g，鱼腥草 30 g，蒲公英 15 g，仙鹤草 15 g，生瓜蒌 10 g，黄芩 10 g。

该型为肺癌的特殊类型，多为合并肺部感染导致的实热征象，其为标证，实仍为"阳虚"。遵照"急则治其标"之原则，治疗宜清热泄火，解毒散肿，必要时配合静脉用药。待病情好转后，再给予癌肿主方温阳益气随证加减。

5. 气血两亏型

证候：面色无华，头昏肢倦，神疲懒言，动则自汗，气短，心悸怔忡，食欲不振，白细胞减少，舌质淡，舌体胖，苔少，脉细。

治法：益气升血，温阳滋阴。

方药：肺癌主方选加益气养血药，如当归 9 g、补骨脂 15 g、炒白术 12 g、鹿角片 12 g、大熟地 20 g、大砂仁 30 g、紫河车 12 g、枸杞子 15 g、鸡血藤 20 g、阿胶 10 g（烊冲）。

肺癌症候复杂，合并症亦多，随病情发展的不同阶段，辨证也互相错杂，中医又宜贯穿于治疗的始终，故应掌握具体情况灵活运用，才能恰当治疗。

为便于掌握用药，可参考以下常用药物选择加减使用。①咳嗽痰黏：瓜蒌、桔梗、杏仁、前胡、紫菀、葶苈子等。②痰血：藕节、白茅根、仙鹤草、旱莲草、白及、三七等。③痰多难吐：海蛤粉、皂角刺。④气虚自汗：人参、冬虫夏草、五味子、浮小麦、生黄芪、煅龙骨、煅牡蛎等。⑤口干舌燥：天花粉、生地、玄参、知母、沙参等。⑥胸背疼痛：元胡、三七、乳香、没药、乌头、云南白药。⑦胸腔积液：葶苈子、车前子、猪苓、芫花等。⑧软坚散结：夏枯草、贝母、牡蛎、穿山甲、水蛭、僵蚕、山慈菇等。⑨抗癌抑瘤：白花蛇舌草、龙葵、蚤休、蛇莓、半枝莲、山豆根、蒲公英、前胡、鱼腥草、夏枯草、黄芩、南星、半夏、蟾蜍、斑蝥、冬虫夏草、守宫、紫草、石见穿、黄药子等。

（二）单方验方

（1）鸦胆子乳注射液 30～80 mL，5‰葡萄糖盐水 500 mL，静脉滴注，20～30 天为一疗程，间隔 10 天，再行下一疗程治疗。

（2）猪苓提取物：每日 40 mg，肌内注射，配合化疗。适用于各型肺癌。

（3）鲜龙葵 30 g，每日 1 次，水煎服，适用于肺癌有胸水者。

（4）肺鳞癌方：紫草根 30 g，山海螺 30 g，山豆根 15 g，草河车15 g，蚤休 15 g，夏枯草 15 g，海藻 15 g，贝母 20 g，前胡 10 g。水煎服，每日 1 剂。

（5）肺腺癌方：蜀羊泉 30 g，龙葵 30 g，菝葜 30 g，山海螺 30 g，生苡仁 30 g，生牡蛎 30 g，蛇莓 15g，夏枯草 15 g，山慈菇 15 g，浙贝母 10 g。水煎服，每日 1 剂。

（6）肺未分化癌方：徐长卿 30 g，半枝莲 30 g，白花蛇舌草 30 g，龙葵 30 g，土茯苓 30 g，仙鹤草 30 g，黄药子 30 g，蚤休 15 g，野菊花 15 g，前胡 10 g，桔梗 10 g。水煎服，每日 1 剂。

（7）消金散：赤红蛇粉、天南星、白及、凤凰衣，广陈皮、全瓜蒌各 30 g，北沙参 60 g，西洋参 15 g，炙鳖甲 45 g，制乳没各 20 g，辰砂12 g。共研细末，每次 1 g，每日三次，冲服。适用于肺癌阴虚血瘀痰聚者。

（三）名医经验

有学者认为，肺癌中医辨证可有多种，并发大咯血、感染、DIC、呼吸性酸中毒者常与肺阴虚有关，病程越到晚期，肺阴虚症出现也就越多。因此，预防和治疗阴虚证，有重要意义。

肺癌与中医学的"息贲""咳嗽"等疾病有许多症状相似，但是中医的"肺痿"与晚期肺癌更有诸多一致之处，虚热"肺痿"的发生常是重危之症。肺气虚损，津液不足，失于濡养以致"肺叶枯萎"。引起肺阴虚的原因有多种,如:①患者素来是肺肾阴虚的体质,患肺癌后阴虚症状加重。②肺癌手术切除中,体液丢失过多,术后没及时补充。③放射治疗引起"热毒伤阴"。④恶性积液治疗中,给以大量利尿剂,造成体液丢失或低钾血症。⑤博莱霉素、平阳霉素、大剂量环磷酰胺化疗或与放疗毒性叠加造成肺纤维化等。防治肺阴虚的发生,常用方为百合固金汤及清燥救肺汤化裁。基本方为人参、天冬、生地、玄参、百合、白芍、杏仁、桔梗、贝母、桑叶、枇杷叶、鱼腥草、半枝莲。本方养阴益气、止咳散结,现代研究有提高免疫功能、抑瘤、镇咳作用。如百合除有益气清心、润肺止咳作用外,主要成分含有秋水仙碱,可抑制瘤细胞的有丝分裂,百合中所含胡萝卜素、维生素 C 等也与抑制肿瘤有关,现代研究证实该药能增强单核细胞的免疫功能以及抗衰老。天冬可养阴生津、镇咳止血,体外抑瘤率可达 44%,有人拟天冬复方对动物肺鳞癌及腺癌有明显抑制作用,可使肺转移灶减少,淋巴细胞转化及 NK 细胞活性提高。枇杷叶、鱼腥草、半枝莲、贝母也是具有软坚散结的肺经要药。加之其他药物的止咳、润肺、止血、清热等功能,每每取得较为明显的临床效果。

（四）针灸疗法

1. 针刺

主穴取风门、肺俞、心俞、天泉、膏肓、中府、尺泽、腹中以及痛癌压痛点。配穴取列缺、内关、足三里。耳穴取上肺、下肺、心、大肠、肾上腺、内分泌、鼻、咽部、胸等。补泻兼施,每日 1 次,每次留针 20～30 分钟。适用于各期肺癌者。针刺治疗时可配合汤药同时治疗。

2. 针刺和穴位注射

针刺百会、内关、胸区、风门、肺俞、定喘及丰隆突,并以20%～50%紫河车注射液 14～16 mL,分别注入足三里及大椎穴。每日或隔日 1 次,连续治疗 15 天为一疗程,休息 3～5 天,再开始下一疗程。适用于肺癌等晚期恶性肿瘤疼痛者。

（五）外敷药物

1. 癌痛散

山奈、乳香、没药、姜黄、栀子、白芷、黄芩各 20 g，小茴香、公丁香、赤芍、木香、黄柏各 15 g，蓖麻仁 20 g。上药共为细末，用鸡蛋清调匀外敷乳根穴，6 小时换药一次。适用于肺癌疼痛者。

2. 蟾酥消肿膏

由蟾酥、细辛、生川乌、七叶一枝花、红花、洋片等 20 余味中药组成，用橡胶氧化锌为基质加工成中药橡皮膏。使用前先将皮肤洗净擦干，再将膏药敷在疼痛处，每隔 24 小时换药一次。适用于肺癌疼痛者。

3. 消积止痛膏

取樟脑、阿魏、丁香、山奈、蚤休、藤黄等量，分研为末，密封备用。用时将上药按前后顺序分别撒在胶布上，敷贴于患者肺癌痛之部位，随即用 60℃左右的热毛巾在药膏上敷 30 分钟。每天热敷 3 次，5~7 天换药一次。

（六）饮食疗法

1. 手术后饮食

手术后肺气大伤，宜以补气养血为主。选用杏仁露、山药粉、鲜白菜、白萝卜、冬瓜皮、冬瓜子、山梨、莲藕等食品。

2. 放疗时饮食

放疗期间肺阴大伤，宜滋阴养血为主。选用鲜蔬菜、鲜水果，如菠菜、杏仁、核桃仁、枇杷果、枸杞果。

3. 化疗时饮食

化疗期间气血两伤，宜以大补气血为主。饮食选用鳖、龟、鲜鲤鱼、白木耳、香菇、燕窝、向日葵、山梨、银杏等。

（七）中医药与放疗，化疗配合

放疗和化疗对人体均有伤害。根据四诊合参，认为放、化疗属"热毒"范畴，易于伤阴，故治疗宜滋阴养血，清热解毒。

（1）化疗期间以养血、活血为主，佐以健脾和胃。当归 9 g，赤白芍 9 g，川芎 9 g，生地 9 g，鸡血藤 15 g，天花粉 9 g，女贞子 15 g，党参 9 g，焦白术 9 g，生薏苡仁 15 g，生黄芪 30 g，大枣 5 枚。

（2）放疗期间以养血、活血为主，佐以养阴和胃。当归 9 g，赤芍 9 g，川芎 9 g，生地 9 g，白扁豆 9 g，黄芩 6 g，白茅根15 g，瓜蒌 15 g，麦冬 9 g，陈皮 9 g，天花粉 9 g。

（3）放疗化疗中间休息期及放疗、化疗结束后，宜以中药肺癌主方辨证加减治疗。

六、预防

肺癌主要是环境性因素引起的疾病，其中吸烟是重要的致癌因素，因此劝阻吸烟对肺癌的预防有积极意义。

（一）禁止和控制吸烟

书籍报道 80％～90％的肺癌由于吸烟引起，如果控制了吸烟，就可以使肺癌的发病率大大降低，大多数的肺癌就可以对预防。世界卫生组织指出，根除吸烟可有效地降低肺癌的发病率，应该把更多的精力和资金用于一级预防。目前已有一些国家和地区在控制人群吸烟率方面收到了明显的效果。如加拿大男性吸烟率 1975 年比 1965 年有明显下降，美国成年男性吸烟率 1975 年比 1965 年有明显下降，美国成年男性吸烟率 1975 年比 1964 年下降了 13.6％。可以预料，再过二、三十年，在那些吸烟率下降的国家和地区肺癌的发病率和死亡率将会大大下降。

禁止和控制吸烟，首先要着眼于减少吸烟者在人群中的比例，需要制订一定的法律或条例限制人的、特别是限制青少年吸烟。据北京市对几所中学 13～19 岁学生 2990 名（男 1369 人，女 1394 人）吸烟情况的调查，男生吸烟为 19.7％，女生为 0.4％，合计为 20％。可见青少年吸烟情况的严重性。另外，减少卷烟中有害物质的含量，也是减少吸烟危害的另一重要途径。

（二）控制大气污染

从英国伦敦控制空气污染前后居民的肺癌发生率和死亡率来看，控制空气污染确实是一种行之有效减少肺癌发生的方法。我国各大城市设有环境专门机构，做好环境保护工作，必将有效地控制环境污染，从而达到预防肺癌的目的。

（三）职业防护

对开采放射性矿石的矿区作业者，应采取有效的防护措施，尽量减少工作人员受辐射的剂量。如完善通风设备，降低放射性物质的浓度，保证工作环境符合放射防护条例的安全程度。对暴露于致癌化合物的工人，必须采取各种切实有效的劳动保护措施，避免或减少与致癌因子的接触。

（四）防治慢性支气管炎

据统计表明，慢性支气管炎患者的肺癌发病率高于无慢性支气管炎者，所以积极治疗慢性支气管炎对预防肺癌有一定的意义。特别是要劝导慢性支气管炎患者戒烟，因为患慢性支气管炎而又吸烟的患者肺癌发病率更高。

（五）早期发现、早期诊断与早期治疗

对早期肺癌的筛检手段至今仍不令人满意，在人群中普查肺癌的费用非常昂贵，而对降低肺癌死亡率的可能性很小。要努力提高人民群众尤其是医务人员对肺癌的认识，力争早发现、早诊断、早治疗，以达到提高肺癌疗效的目的。

第九章

支气管哮喘

一、病因病机

（一）病因

1. 外邪侵袭

外感风寒或风热之邪，未能及时表散，邪蕴于肺，壅阻肺气，气不布津，聚液生痰，或因吸入烟尘、花粉、动物毛屑、异体气味等，影响气体的宣降，津液凝聚，痰浊内生而致哮。

2. 饮食不当

过食生冷，寒饮内停，或嗜食肥甘厚味，积痰蒸热，或进食海膻发物，以致脾失健运，痰浊内生，上干于肺，壅塞气道，而致诱发。

3. 体虚病后

肺气不足，阳虚阴盛，气不化津，痰饮内生，或阴虚阳盛，热蒸液聚，痰热胶固，均可致哮。一般而言，体质不强者多以肾为主，而病后所致者多以肺为主。

（二）病机

病理因素以痰为主，如朱丹溪说："哮喘专主于痰。"痰的产生主要由于人体津液不归正化，凝聚而成，如伏藏于肺，则成为发病的潜在"夙根"，因各种诱因如气候、饮食、情志、劳累等诱发。如《景岳全书·喘促》："喘有夙根，遇寒即发，或遇劳即发者，亦名哮喘。"发作时的基本病理变化为"伏痰"遇感引触，痰随气升，气因痰阻，相互搏结，壅塞气道，气道狭窄，通畅不利，肺气宣降失常，引动停积之痰，而致痰鸣如吼，气息喘促。若长期反复发作，寒痰伤及脾肾之阳，痰热耗灼肺肾之阴，则可从实转虚，在平时表现为肺、脾、肾等脏气虚弱之候。如长期不愈，反复发作，病由肺脏影响及脾、肾、心，可导致肺气胀满，不能敛降的肺胀重证。

二、临床表现

（一）症状

常见两组症状，即呼吸困难和喘鸣，部分患者表现为咳嗽，多为昼轻夜重（下半夜和凌晨易发）。呼吸困难以呼气相较明显，患者自觉胸闷、憋气，可自行缓解或治疗后缓解。典型的哮喘患者在发病前常有先兆症状，如反复咳嗽、胸闷等，有的患者还可有鼻痒、连续喷嚏、憋气，刺激性或痉挛性咳嗽等表现。有特异质的哮喘患者，发作常常由接触变应原所致。哮喘的发作大多有季节性，如秋季豚草季节或春季花树繁茂季节。

非典型的哮喘可表现为发作性胸闷或顽固性咳嗽，后者又称"咳嗽变异性哮喘"，以顽固性咳嗽为唯一表现，无喘息症状。

（二）体征

发作时胸廓饱满，叩诊呈过清音，听诊呼气相延长，有广泛哮鸣音。但在轻度哮喘或重症哮喘发作时，哮鸣音可不出现，后者称为寂静肺，提示气道通气极度不良，并预示即将出现呼吸衰竭。另外，重症哮喘患者可出现心率增快、脉搏强弱不等（奇脉）、胸腹反常运动、发绀和神志异常。非发作期体检可无异常，长期反复发作者可有轻度肺气肿征。

（三）常见并发症

哮喘发作时可并发气胸、纵隔气肿、肺不张。长期反复发作和感染可并发慢性支气管炎、肺气肿、支气管扩张和慢性肺源性心脏病。

三、实验室和其他辅助检查

(一) 血液检查

多数患者血嗜酸性粒细胞比例升高。如并发感染，或长期吸入或口服糖皮质激素时，血白细胞计数及中性粒细胞可增高。血液免疫学指标如血清总 IgE、血清嗜酸性粒细胞阳离子蛋白（ECP）等也常增高。

(二) 痰液检查

痰液涂片染色后镜检可见较多嗜酸性粒细胞。当并发感染时，痰中嗜酸性粒细胞比例可下降，中性粒细胞比例增加，痰涂片革兰染色、细菌培养及药敏试验有助于病原菌的诊断。

(三) 胸部 X 线检查

早期或缓解期可无明显异常，发作期可见两肺透亮度增高。并发呼吸道感染可见肺纹理增粗及炎性浸润阴影。胸部 X 线检查还有助于发现气胸、纵隔气肿、肺不张等并发症。

(四) 肺功能检查

1. 肺通气功能

发作时呈阻塞性通气功能障碍，有关呼气流速的全部指标均显著下降。第 1 秒用力呼气容积（FEV_1）、第 1 秒用力呼气容积占用力肺活量比值（$FEV_1/FVC\%$）、最大呼气中期流速（MMEF）及最大呼气流量（PEF）均减少。缓解期以上通气功能指标可恢复正常。

2. 支气管激发试验

对于有哮喘症状但肺功能正常的患者，可行支气管激发试验。目前多采用乙酰甲胆碱或组胺，如在某一标准剂量下，FEV_1 下降至基线以下 20%，则试验结果为阳性。激发试验阳性是哮喘的典型表现但不特异，需注意排除其他一些气道炎性疾病。

3. 支气管舒张试验

试验前测定基础 FEV_1，若小于 70% 预计值，给予吸入 β_2 受体激动剂（如沙丁胺醇）200 μg，若 FEV_1 较用药前增加 12％且绝对值增加≥200 mL，则为舒张试验阳性。

4. PEF 及其变异率

哮喘发作时 PEF 下降。若昼夜 PEF 变异率≥20％，则符合气流受限可逆性改变的特点，有助于哮喘的诊断。

（五）动脉血气分析

轻中度哮喘发作时，动脉血氧分压（PaO_2）可降低，因过度通气二氧化碳分压（$PaCO_2$）不升高或下降。病情加重时，PaO_2 明显下降，并可出现 $PaCO_2$ 增高。

（六）特异性变应原检测

可通过变应原皮试或血清特异性 IgE 测定证实哮喘患者的变态反应状态，以帮助了解导致个体哮喘发生和加重的危险因素，也可帮助确定特异性免疫治疗方案。

（七）呼出气一氧化氮（NO）测定

哮喘患者呼出气中 NO 浓度明显高于正常人，经抗感染治疗后 NO 浓度可下降，因此呼出气 NO 可作为哮喘时气道炎症的无创性标志物。

四、诊断要点

（一）诊断标准

（1）反复发作喘息、气急、胸闷或咳嗽，多与接触变应原、冷空气、物理、化学性刺激以及病毒性上呼吸道感染、运动等有关。

（2）发作时在双肺可闻及散在或弥漫性、以呼气相为主的哮鸣音，呼气相延长。

（3）上述症状和体征可经治疗缓解或自行缓解。

（4）除外其他疾病所引起的喘息、气急、胸闷和咳嗽。

（5）临床表现不典型者（如无明显喘息或体征），应至少具备以下 1 项试验阳性：①支气管激发试验或运动激发试验阳性；②支气管舒张试验阳性 FEV_1 增加≥12％，且 FEV_1 增加绝对值≥

200 mL；③PEF一日内（或2周）变异率≥20%。

符合以上1~4条或4、5条者，可以诊断为哮喘。

（二）分期

根据临床表现哮喘可分为急性发作期、慢性持续期和临床缓解期。慢性持续期是指每周均不同频度和（或）不同程度地出现症状（喘息、气急、胸闷、咳嗽等）；临床缓解期是指经过治疗或未经治疗症状、体征消失，肺功能恢复到急性发作前水平，并维持3个月以上。

（三）分级

1. 控制水平的分级

既往根据哮喘病情严重程度分级的方法（分为间歇状态、轻度持续、中度持续和重度持续），难以预计患者需要怎样的治疗以及患者对治疗会出现怎样的反应，因此GINA2006不再将其作为决定治疗方案的依据，仅被推荐用于研究目的和初始治疗时参考，而推荐根据哮喘控制水平进行分级。根据哮喘控制水平可以将哮喘分为完全控制、部分控制和未控制，见表9-1。

表9-1 控制水平分级

临床特征	完全控制 （满足一下所有条件）	部分控制（任何1周内 出现以下1~2项特征）	未控制 （在任何 1周内）
白天症状	无（或≤2次/周）	>2次/周	出现部 分控制 特征≥ 3项
活动受限	无	有
夜间症状/憋醒	无	有
需要使用缓解药次数	无（或≤2次/周）	>2次/周
肺功能（PEF或FEV$_1$）	正常或≥正常预计值/本人最佳值的80%	<正常预计值（或本人最佳值）的80%
急性加重	无	>每年1次	出现1次

2. 哮喘急性发作时的分级

哮喘急性发作是指喘息、气促、咳嗽、胸闷等症状突然发生，或原有症状急剧加重，常有呼吸困难，以呼气流量降低为其特征，常因接触变应原、刺激物或呼吸道感染诱发。其程度轻重不一，病情加重，可在数小时或数天内出现，偶尔可在数分钟内危及生命，故应对病情做出正确评估，以便给予及时有效的紧急治疗。哮喘急性发作时病情严重程度的分级，见表9-2。

表 9-2　哮喘急性发作时病情严重程度分级

临床特点	轻度	中度	重度	危重
气短	步行、上楼时	稍事活动	休息时	
体位	可平卧	喜坐位	端坐呼吸	
谈话方式	连续成句	单词	单字	不能讲话
精神状态	可有焦虑，尚安静	时有焦虑或烦躁	常有焦虑、烦躁	嗜睡或意识模糊
出汗	无	有	大汗淋漓	
呼吸频率	轻度增加	增加	常>30 次/分钟	
辅助肌活动及三凹征	常无	可有	常有	胸腹矛盾运动
哮鸣音	散在，呼吸末期	响亮、弥漫	响亮、弥漫	减弱、乃至无
脉率（次/分钟）	<100	100~120	>120	脉率变慢或不规则
奇脉	无，<10 mmHg	可有，10~25 mmHg	常有，>25 mmHg（成人）	无，提示呼吸肌疲劳
最初支气管舒张剂治疗后 PEF 占预计值或个人最佳值%	>80%	60%~80%	<60%或<100 L/min 或持续时间<2 h	
PaO_2（吸空气，mmHg）	正常	≥60	<60	<60
$PaCO_2$（mmHg）	<45	≤45	>45	>45
SaO_2（吸空气，%）	>95	91~95	≤90	≤90
pH 值				降低

以上诊断要点参照中华医学会呼吸病学分会哮喘学组 2008 年发布的《支气管哮喘防治指南（支气管哮喘的定义、诊断、治疗和管理方案）》。

五、鉴别诊断

（一）心源性哮喘

由左心功能不全引起的急性肺水肿，可出现严重的呼吸困难及喘鸣。多有高血压、冠心病、风湿性心脏病和二尖瓣狭窄等病史，常咯出粉红色泡沫样痰，发作时有吸气相湿啰音，奔马律及外周水肿，胸部 X 线显示心脏增大和 KerleyB 线。

（二）慢性阻塞性肺疾病

多见于中老年人，常有吸烟史，可伴有慢性咳嗽、咯痰症状，喘息常年存在，有加重期，有肺气肿体征，肺功能检查提示不可逆的气流阻塞。

（三）支气管肺癌

中央型肺癌导致气道狭窄时，可出现喘鸣，但多为单侧，且肺癌的呼吸困难及喘鸣呈进行性加重，常无诱因，多伴有其他症状如咯血、消瘦等，痰中可能找到癌细胞，胸部 X 线或 CT 可见团块状阴影。

（四）变态反应性肺浸润

见于热带嗜酸性粒细胞增多症、单纯性肺嗜酸粒细胞增多症、外源性变应性肺泡炎等，致病原因为寄生虫、原虫、花粉、真菌、化学药品、职业粉尘等，大多有接触史，常伴有发热，胸部 X 线可见多发性、此起彼伏的淡薄斑片影，可自行消失或复发。

六、中医治疗

哮喘目前尚不能根治，但以抑制炎症为主的规范治疗能够控制临床症状。治疗药物分为控制药物和缓解药物两大类。糖皮质激素、β_2 受体激动剂、白三烯受体拮抗剂等均是哮喘的常用药物，并发感染时还需联合使用抗菌药。然而，西药虽可尽快控制哮喘症状，但长期反复使用往往使哮喘患者对药物的敏感性降低，且易于发生菌群失调、消化道功能紊乱及激素依赖、水钠潴留等不良反应。现代研究发现，中医药不仅有助于提高疗效，而且能减少西药用量及其不良反应。缓解期使用中医药辨证预防外感，补虚固本，宣利肺窍，结合天灸疗法，有助于改善患者体质，调节全身免疫功能，预防哮喘发作，提高生活质量。

（一）辨证治疗

哮喘发作时以邪实为主，未发时以正虚为主。发时宜祛邪豁痰，降气平喘。若反复日久，正虚邪实者，又当兼顾，不可单纯拘泥于祛邪。平时以扶正固本，益肺健脾补肾为宜，以冀减轻、减少或控制发作。

1. 发作期

（1）寒哮。

证候特点：呼吸急促，喉中痰鸣，胸中满闷如窒，难以平卧，咳嗽，痰色白清稀多泡沫，小便清长，口不渴。初起可伴有恶寒、发热、头痛。舌质淡或淡红，苔白或腻，脉浮紧。

治法：温肺散寒，豁痰平喘。

推荐方剂：射干麻黄汤或小青龙汤加减。

基本处方：麻黄6g，杏仁10g，苏子10g，法半夏10g，细辛3g，五味子10g，紫菀10g，款冬花10g，射干10g，生姜10g，白芍15g，炙甘草6g。每日1剂，水煎服。

加减法：若风寒较盛，恶寒头痛，全身骨节疼痛，加羌活、桂枝、威灵仙以解外束之风寒；若痰多、气逆不得息者，加橘红、葶苈子、制南星以祛痰定喘。

（2）热哮。

证候特点：发热头痛，面赤汗出，气促胸闷，喉中痰鸣，不得平卧，口干口苦，痰色黄稠，咯出困难，或大便秘结，小便黄。舌质红，苔黄干或黄腻，脉浮滑数。

治法：清热宣肺，涤痰平喘。

推荐方剂：定喘汤加减。

基本处方：炙麻黄8g，白果10g，法半夏10g，杏仁10g，苏子10g，地龙10g，射干10g，瓜蒌皮12g，黄芩10g，桑白皮10g，鱼腥草30g。每日1剂，水煎服。

加减法：高热烦渴，痰多，色黄稠，难咯出加生石膏、青天葵、薄荷清肺热，解表里之热邪；大便不通，腹胀满，舌苔黄厚而干者，加大黄、枳壳以清里热、通腑气。如患者对地龙过敏或服后有恶心、呕吐、胃肠不适者，可去地龙加葶苈子。

（3）风哮。

证候特点：时发时止，发时喉中痰鸣有声，反复发作，未发时如常人，或伴咽痒，喷嚏，咳嗽，舌淡苔白，脉浮紧或弦。

治法：祛风宣肺，解痉平喘。

推荐方剂：桂枝加厚朴杏子汤加减。

基本处方：炙麻黄 8g，桂枝 10g，杏仁 10g，白芍 10g，防风 10g，蝉蜕 10g，乌梅 10g，地龙 10g，五味子 10g，薄荷 6g（后下），甘草 6g。每日 1 剂，水煎服。

加减法：急躁易怒，胁肋隐痛加钩藤、牛膝以息风解痉降逆；痰热胶固加葶苈子、黄芩，桑白皮清痰热；顽痰加皂荚、胆南星、磁石以清化顽痰。

（4）痰瘀交阻。

证候特点：气息喘促，喉中痰鸣，咯痰黏腻难出，或咯白色泡沫痰，面色晦黯，口唇肢末青紫。舌边紫黯，舌苔白腻，脉弦或涩。

治法：涤痰祛瘀，宣肺平喘。

推荐方剂：蠲哮汤加减。

基本处方：葶苈子 10g，青皮 12g，陈皮 12g，川芎 12g，赤芍 15g，大黄 10g，生姜 10g，牡荆子 15g，卫矛 10g。每日 1 剂，水煎服。

加减法：顽痰胶结加海蛤壳、礞石、皂荚清肺热蠲顽痰；瘀结重者加水蛭、桃仁活血化瘀；郁痰化热加黄芩、鱼腥草、青天葵清化热痰；风寒束肺加麻黄、细辛宣肺解表；大便溏薄者去大黄以免再伤脾胃正气。

（5）阳气暴脱。

证候特点：喘息鼻扇，张口抬肩，神疲气短，面色青紫，四肢厥冷，汗出如油，舌色紫黯，舌苔白滑，脉微欲绝。

治法：回阳定喘，扶正固脱。

推荐方剂：参附汤合黑锡丹加减。

基本处方：熟附子 15g，干姜 9g，炙麻黄 10g，杏仁 10g，党参 30g，肉桂 3g（焗服），胡芦巴 10g，补骨脂 15g，沉香 3g（后下），炙甘草 10g。每日 1～2 剂，水煎服。

加减法：重证者，可以高丽参另炖代党参，以加强益气固脱之效；若汗多气逆，加生牡蛎、生龙骨、白芍、五味子、麻黄根以加强敛汗固脱之效。

2. 缓解期

(1) 肺气虚。

证候特点：咳嗽，咯痰清稀色白，面色㿠白，气短，语声低微，自汗畏风，易患感冒。舌质淡红，苔薄白，脉细弱。

治法：益气固表，补肺平喘。

推荐方剂：玉屏风散加减。

基本处方：黄芪 30g，防风 15g，白术 10g，桂枝 10g，白芍 15g，生姜 10g，大枣 10g，沙参 15g，麦冬 15g。每日 1 剂，水煎服。

加减法：咳嗽气逆，加杏仁、桔梗以宣降肺气；汗多表虚不固，重用黄芪，另加糯稻根、麻黄根、五味子、生牡蛎以固表敛汗。

(2) 脾气虚。

证候特点：咳嗽气短，痰液清稀，消瘦，面色萎黄，食少纳呆，大便溏泄。舌质淡，有齿印，苔白，脉濡弱。

治法：益气健脾，培土生金。

推荐方剂：六君子汤加减。

基本处方：党参 20g，黄芪 20g，茯苓 12g，白术 15g，炙甘草 6g，麦芽 15g，枳壳 12g，法半夏 10g，陈皮 10g。每日 1 剂，水煎服。

加减法：咳嗽痰多，可加前胡、枇杷叶以宣肺祛痰；汗多表虚，加麻黄根、五味子敛汗；纳少便溏加山药、砂仁、佩兰以健脾化湿。

（3）肾气虚。

证候特点：喘促日久，动则喘息更甚，畏寒，自汗或盗汗，形瘦神疲，心悸，腰酸。舌质淡红，脉沉细。

治法：补肾纳气，降逆平喘。

推荐方剂：肾气丸加减。

基本处方：熟地黄 15g，山茱萸 12g，山药 15g，熟附子 10g，桂枝 10g，补骨脂 15g，冬虫夏草 6g（另炖），茯苓 10g，牡丹皮 10g，泽泻 10g，五味子 6g。每日 1 剂，水煎服。

加减法：喘息甚者，可加蛤蚧末（冲服）、巴戟天增强固肾纳气；形寒肢冷，腰膝酸软无力，加肉桂（焗服）、淫羊藿以温暖肝肾。

缓解期虽可见肺、脾、肾虚单独出现，但临床上更多的是多证并见，包括虚实夹杂，治疗上当具体辨证施治。

（二）其他治疗

1. 中成药

（1）珠贝定喘丸。功能：理气化痰，镇咳平喘，补气温肾。用于治疗支气管哮喘、慢性支气管炎等久病喘咳，痰涎壅盛等症。含服或用温开水送服。每次 6 粒，每日 3 次。2 周为 1 个疗程。

（2）痰咳净。功能：通窍顺气，止咳，化痰。用于支气管炎、咽炎等引起的咳嗽多痰、气促、气喘。含服。每次 0.2g（一小药匙），每日 3～6 次。2 周为 1 个疗程。

（3）蛤蚧定喘丸。功能：滋阴清肺，止咳平喘。用于肺肾两虚、阴虚肺热所致的虚劳咳喘，气短烦热，胸满郁闷，自汗盗汗。口服。每次 1 丸，每日 2 次。2 周为 1 个疗程。

（4）河车大造丸。功能：滋阴清热，补肾益肺。用于肺肾两亏，虚劳咳嗽，骨蒸潮热，盗汗遗精，腰膝酸软。口服。每次 6g，每日 2 次。8 周为 1 个疗程。

（5）固本咳喘片。功能：益气固表，健脾补肾。用于脾虚痰盛、肾气不固所致的咳嗽、痰多、喘息气促、动则喘剧。口服。一次 3 片，一日 3 次。12 周为 1 个疗程。

（6）玉屏风颗粒。功能：益气，固表，止汗。用于表虚不固，自汗恶风，面色㿠白，或体虚易感风邪者。开水冲服。每次 5g，每日 3 次。2～4 周为 1 个疗程。

（7）百令胶囊。功能：补肺肾，益精气。用于肺肾两虚引起的咳嗽、气喘、咯血、腰背酸痛。口服。1 次 5～15 粒，一日 3 次。8 周为 1 个疗程。

（8）喘可治注射液。功能：温阳补肾，平喘止咳，有抗过敏、增强体液免疫与细胞免疫的功能。主治哮证属肾虚夹痰证，症见喘促日久，反复发作，面色苍白，腰酸肢软，畏寒，汗多；发时喘促气短，动则加重，喉有痰鸣，咳嗽，痰白清稀不畅，以及支气管炎、哮喘急性发作期间见上症者。肌内注射。每次 4 mL，每日 1 次或隔日 1 次。发作期 2 周为 1 个疗程，缓解期 12 周为 1 个疗程。

（9）止喘灵注射液。功能：平喘，止咳，祛痰。用于哮喘，咳嗽，胸闷痰多。肌内注射。每次 2 mL，每日 2～3 次。1～2 周为 1 个疗程。

2. 针灸

（1）体针。

哮喘反复：①取穴：定喘，膏肓，肺俞，太渊。②操作：补法或补泻兼施。每日 1 次，1 个月为 1 个疗程。

哮喘发作：①取穴：鱼际。②操作：直刺或针尖向掌心斜刺，深 5 分左右，留针 20 分钟，每隔 5 分钟捻转行针 1 次。每次针一侧，每日 1 次，左右交替，10 次为 1 个疗程。

虚证哮喘：①取穴：中府，云门，天府，华盖，肺俞。②操作：采用补法或补泻兼施法针刺。每日 1 次，10 次为 1 个疗程。

肺脾两虚：①取穴：脾俞，肺俞，章门，足三里为主穴，可配用膻中，膏肓，中脘。②操作：补法为主或平补平泻，背俞穴可用温针法或针罐法。隔日 1 次，1 个月为 1 个疗程。

肺肾两虚：①取穴：肾俞，肺俞，关元，章门为主穴，可配用太溪，气海，志室，定喘，足三里。②操作：以补法为主，背俞穴用温针或针后加灸。隔日 1 次，1 个月为 1 个疗程。

（2）眼针：适用于哮喘发作。

取穴：肺区（双），上焦区（双）。

操作：用 5 分针，45°角进针达到眼骨以得气为度（注意不要损伤眼球），留针 15 分钟，每 5 分钟运针 1 次，通常 10 分钟可缓解。

（3）耳针：适用于咳嗽变异性哮喘。

取穴：肝，肺，气管，神门，皮质下，风溪。

操作：用 30 号 1 寸长毫针针刺一侧耳穴，行中等刺激。留针 40 分钟，两耳交替，隔日 1 次，10 次为 1 个疗程。

（4）灸法。

寒哮：①取穴：大椎、肺俞、膏肓、定喘。②操作：每次悬灸 20 分钟，每日 1 或 2 次，7 天 1 个疗程。

虚哮：①取穴：大椎、肺俞、膈俞、肾俞、中府、天突、膻中、气海、关元、足三里。②操作：悬灸或隔姜灸法，每日 1 次，每次取穴 3～5 个，轮流使用，7 天 1 个疗程。

3. 穴位敷贴

适应证：哮喘缓解期，体质偏虚寒的患者。

取穴：①双肺俞、双胃俞、双志室、膻中；②双脾俞、双风门、双膏肓、天突；③双肾俞、双定喘、双心俞、中脘。

操作：取白芥子、细辛、甘遂、延胡索按 4∶4∶1∶1 比例共研细末，取药末 10g，以老姜汁（生姜去皮绞汁过滤）10 mL 调和成 1 cm×1 cm×1 cm 大小的药饼，用 5 cm×5 cm 胶布贴于穴位上，背部穴位均取双侧。每次 1 组，3 组交替使用。每次贴药 1 小时，10 天贴 1 次，共治疗 9 次，疗程 3 个月。

4. 推拿按摩

（1）气喘不能平卧：患者取坐位，医生先用双手拇指按压在大椎穴左右旁开 1.5 寸的位置，随着患者呼吸，双手拇指同时向下按压。患者呼气时用力稍重，吸气时用力略轻。按压时间 2～3 分钟。然后双手拇指同时向下移动按压，直到第 7 胸椎位置为

1遍，可反复操作2～3遍。

（2）痰鸣哮喘：患者取坐位，医生以双手拇指分别按压在肩峰前下方凹陷处，其余4指分布于腋窝部位，随患者呼吸向其肺尖方向用力。呼气时用力稍重，吸气时用力略轻。待患者呼吸4～5次后，两手拇指移至第1～2肋软骨之间，向胸内方向按压，其余4指分布于胸肋部位。然后，沿胸正中线旁开2寸的地方，依次向下移动，按压到胸骨剑突联合处，自上而下反复3～5遍。

（三）单方验方

（1）红枣500g，去皮捣成泥状，加入炙皂荚90g，水糊为丸，每次3g，每日3次。适用于支气管哮喘痰多患者。

（2）蛤蚧、吉林参各半，共研成细末，早晚服2g，适用于支气管哮喘缓解期，肺肾两虚患者。

（3）麻黄3g，生白果5枚，五味子2g，水煎服，每日服3～4次。另以红茶9g沸水冲泡作茶，以助药效，用于支气管哮喘，痰鸣喘咳。

（4）洋金花晒干切成细丝，卷成纸烟状，哮喘发作时燃点代烟吸入，一般吸3或4口后症状可缓解。

（5）鲜胎盘用清水漂洗干净，放在新瓦上用文火焙干，再研成细末过筛加蜡封保存。用量：每次2g，每日2次，2周为1个疗程。可大补元气，补肺肾之不足，尤以儿童和老人哮喘最宜。

七、预后与转归

多数哮喘患者通过合理规范的治疗，可以使哮喘病情得到部分或完全控制。相反，未经合理治疗的哮喘患者，反复发作，病情逐渐加重，可导致肺气肿、肺源性心脏病，影响生活质量，甚至丧失劳动力，预后较差。

重症哮喘严重危害患者的生命安全，故治疗上应予足够的重视。采用中西医结合治疗，给予氧疗，足量敏感的抗菌药物抗感染，大量激素进行抗感染治疗，及时对患者进行血气监测，及时进行机械通气，纠正呼吸衰竭，以挽救患者生命。

八、预防与调护

（一）预防

哮喘发病机制复杂，目前尚无确切的预防发病措施。但对于哮喘患者，如何预防病情发作或加重，应注意以下几个方面：

1. 消除或尽量避免接触变应原

常见的变应原包括尘螨、花粉、真菌、动物毛屑、蟑螂、过敏食物等。哮喘患者应根据自身情况采用不同的方法进行预防。如对尘螨过敏者，室内家具应尽可能简洁，不使用地毯、草垫、呢绒织物，减少室内积尘，保持空气流通，卧具应采用不透气的套子密封，勤洗勤晒，定期清洗空调滤网。对花粉过敏者，花粉飘散季节应避免室外活动，避免室内养花，条件允许可安装空气过滤器。

2. 控制呼吸道感染

在流感等呼吸道传染病流行期间应尽量避免去公共场所，家人有呼吸道感染应注意隔离。平时注意保暖，起居有节，避免过劳、淋雨等。

3. 体育锻炼

哮喘患者在缓解期或药物控制下可进行适量的体育锻炼，适合的项目有游泳、划船、太极拳、散步、骑车、慢跑等。坚持适当的体育锻炼可增加哮喘患者的身体素质，增加心肺功能，以达到减少、减轻哮喘发作的目的。

（二）调护

1. 生活调护

（1）注意气候的影响。特别是秋冬季节气温变化剧烈，应及时增添衣被，避免受寒，防止外邪诱发致病。

（2）慎戒接触可诱发哮喘的各种因素，如煤气、杀虫气雾剂、农药、汽油、油漆以及屋尘、蟑螂、花粉等过敏源，积极戒烟。

（3）注意保暖，在哮喘发作之时，由于咳喘呼吸困难，患者往往全身汗出，甚至大汗淋漓，汗出湿衣，此时应及时更换内衣，注意保暖，以免受凉。

2. 饮食调养

饮食宜清淡，忌肥甘厚味、生冷、辛辣，以杜绝生痰之源。对以往曾产生过敏而发病的食品，如鱼、虾、蟹等应绝对禁忌。临床上哮喘缓解期药膳疗法通常以补益为主，补肺、补脾、补肾；一般不宜进食生冷、寒凉之品，不宜进食鱼、虾、蟹、生鸡、鲤鱼等"发物"。支气管哮喘并发感染时，因咳痰困难、口干、口苦等症状，故燥热、涸痰的饮食亦不宜。

可以作为饮食治疗的药材与食物有杏仁、紫苏、生姜、罗汉果、百合、白果、川贝母、枇杷果、核桃、青皮、陈皮、佛手、丁香、胡椒、椒目、人参、茯苓、山药、莲子、芡实、当归、黄芪、川芎、冬虫夏草、蛤蚧、紫河车、淫羊藿，以及竹丝鸡（乌鸡）、鹌鹑、乳鸽、麻雀、鹧鸪、斑鸠、羊肉、猪肺、猫肉、鳄鱼肉、飞鼠等。

（1）冬虫夏草炖鸡：冬虫夏草5g，竹丝鸡（乌鸡）75g，生姜3片，蜜枣1枚，水180 mL，加盐油调味，文火炖2小时，饮汤食肉。治疗哮喘缓解期，肺阴不足，出现气促不足以息，气短咳嗽不多，无痰，舌红少苔患者。

（2）人参蛤蚧散：吉林参2.5g，蛤蚧1对，紫河车75g，按此比例研细末，装瓶备用，每日服1～3次，每次1.5～3g。治疗哮喘缓解期，肺肾阴虚不足，出现气促，动则加剧，自汗盗汗，说话中气不足，伴腰膝酸软等症。

（3）当归生姜羊肉汤：当归15g，生姜3片，羊肉120g，水适量煲汤，盐油调味，饮汤食肉。治疗哮喘发作缓解期，因久病气血不足，气促懒言，面色苍白，唇色淡白，胃纳呆滞，大肉瘦削等症。

（4）胡椒煲猪肚：胡椒10粒，猪肚（猪胃）120g，水适量，煲汤，盐油调味，饮汤食肉。治疗哮喘缓解期，胃气虚寒，食少，常反酸，嗳气，上腹隐痛等症状。

（5）剑花煲猪肺：剑花（霸王花）20g，猪肺120g，水适量煲汤，盐油调味，饮汤食肉。治疗哮喘缓解期，肺热咳嗽，口干，口苦，痰白稠较难咯出，有清热补肺作用。

3. 精神调理

哮喘患者应避免精神刺激和过度劳累，因精神刺激、过劳均可导致哮喘发作和不利于机体的康复。在缓解期，青少年患者应适当参加体育活动以促进身心的发育；老年患者因身体抵抗力差，可参加太极拳、气功等健身活动，增加肺活量，减少发病，有利肺功能的改善，增加身体抗病能力。

第十章

急性上呼吸道感染

一、病因病机

中医认为急性上呼吸道感染是由于人体感受触冒六淫邪毒或时行疫毒而致病。六淫邪气中以风邪为主因，风邪为六淫之首，在不同的季节往往与当令之时气相合而伤人。如冬季多属风寒、春季多属风热、夏季多夹暑湿、秋季多兼燥气、梅雨季节多夹湿邪。一般以风寒、风热两者为多，夏令暑湿之邪亦能杂感为病。若四时六气失常，"春时应暖而反寒，夏时应热而反冷，秋时应凉而反热，冬时应寒而反温"，则感而发病。非时之气夹时行邪毒伤人，则更易引起发病，且不限于季节性，病情多重，往往互为传染流行。《诸病源候论·时气病诸候》："因岁时不和，温凉失节，人感乖戾气而生病者，多相染易"。

外邪侵袭后发病与否，个体差异很大，一般与人体御邪能力的强弱有密切关系。若素体虚弱，正气不足，御邪能力减弱，或将息失宜，过度疲劳之后，腠理疏松，卫气不固，则极易为外邪所客，内外相互影响而发病。

外邪入侵的途径多由肺卫而入，其病变部位也常局限于肺卫。《杂病源流犀烛·六淫门·感冒源流》指出："风邪袭人，不论何处感受，必内归于肺。"肺主呼吸，气道为出入升降的通路，喉为其系，开窍于鼻，外合皮毛，司职卫外，性属娇脏，不耐邪侵。若卫阳被遏，营卫失和，邪正相争，可出现恶寒、发热、头痛、身痛等卫表之证。外邪犯肺，则气道受阻，肺气失于宣肃，则见咳嗽、鼻塞、咽痛等肺系之证。而时行感冒，因感受四时不正之气或疫疠之气，感邪较重，起病急骤，传变迅速，卫表症状短暂，较快出现高热、全身酸痛等全身症状。另外，体质较强者，一般仅侵袭于肺卫，多以表证为主，治疗较易，收效较快；若年老体弱者，抗邪能力较差，外邪易由表入里，使症状加重，甚则变生他病。

二、临床表现

急性上呼吸道感染常见类型包括了普通感冒、病毒性咽炎、疱疹性咽峡炎、咽结膜热、细菌性扁桃体炎等疾病，常以上呼吸道症状表现为主；流行性感冒属于传染病范畴，以病毒血症引起的高热、全身症状较重为临床特点，而呼吸道的症状一般不重。

（一）症状与体征

1. 普通感冒

俗称"伤风"，又称急性鼻炎或上呼吸道卡他，以鼻咽部卡他症状为主要表现。成人多数为鼻病毒引起，次为副流感病毒、呼吸道合胞病毒、埃可病毒、柯萨奇病毒等。起病较急，初期有咽干、咽痒或烧灼感；发病同时或数小时后，可有喷嚏、鼻塞、流清水样鼻涕，2～3天后变稠。可伴咽痛，有时由于耳咽管炎使听力减退，也可出现流泪、味觉迟钝、呼吸不畅、声嘶、时有咳嗽等。一般无发热及全身症状，或仅有低热、不适、轻度畏寒和头痛。查体可见鼻腔黏膜充血、水肿、有分泌物，咽部轻度充血。临床分型有：①顿挫型：有上呼吸道症状，在24小时内消失，但鼻分泌物并不增加；②轻型：有明显的上呼吸道症状，鼻分泌物明显增加，全身症状轻或无，自然病程2～4天；③中度型：局部症状较轻型更为严重，有一定的全身症状，自然病程1周左右；④重型：有明显的上呼吸道及全身症状，常需休息。

2. 病毒性咽炎、喉炎

急性病毒性咽炎的临床特征为咽部发痒和灼热感，疼痛不持久，也不突出。流感病毒和副流感病毒感染时可伴有发热和乏力。体查见咽部明显充血和水肿，可扪及颌下淋巴结肿大且触痛。

急性病毒性喉炎的临床特征为声嘶、讲话困难、咳嗽时咽痛，常有发热、咽痛或咳嗽。查体可见喉部水肿、充血，局部淋巴结明显肿大和触痛。

3. 疱疹性咽峡炎

多发于夏季，常见于儿童，偶见于成人，常由柯萨奇病毒 A 引起。咽痛程度较重，多伴有发热，病程约 1 周。体征有咽部充血，软腭、悬雍垂、咽及扁桃体表面有灰白色丘疹及浅表性溃疡，周围有红晕，以后形成疱疹。

4. 咽结膜热

多发于夏季，多见于游泳时传播，儿童多见。主要由腺病毒、柯萨奇病毒等引起。临床表现有咽痛、畏光、流泪、咽部发痒、发热等症状，病程约 4～6 天。有咽腔及咽结合膜明显充血等体征。

5. 细菌性咽、扁桃体炎

多由溶血性链球菌引起，其次为流感嗜血杆菌、肺炎球菌、葡萄球菌等引起。起病急，明显咽痛、畏寒、发热，体温可达 39 ℃以上。查体可见咽部明显充血，扁桃体肿大、充血，表面有黄色点状渗出物，颌下淋巴结肿大、压痛。

6. 流行性感冒

常发生于流行季节，有流行人群接触史。本病的潜伏期一般为数小时至 4 日，临床上急性起病，全身症状较重，表现为高热、畏寒、头痛、乏力、全身酸痛等症状。体温可达 39～40 ℃，一般持续2～3天后渐退，全身症状逐渐好转，但鼻塞、流涕、干咳等上呼吸道症状变得明显，少数患者可有鼻出血、食欲不振、恶心、便秘或腹泻等轻度胃肠道症状。查体患者呈急性病容，面颊潮红，眼结膜轻度充血和眼球压痛，咽充血，口腔黏膜可有疱疹，肺部听诊有呼吸音增粗，偶闻及胸膜摩擦音。症状消失后，仍感软弱无力，精神较差，体力恢复缓慢。

（二）常见并发症

急性上呼吸道感染并发急性鼻窦炎（鼻塞、脓涕、头痛、畏寒、发热等症状)、中耳炎(发热、耳痛剧烈,听力减退,耳鸣、耳闷、穿孔后耳聋减轻,偶伴眩晕等症状)、气管－支气管炎(咳嗽为主,初为干咳,后出现黏液性痰,发热 38 ℃左右,多于 3～5 日后降至正常;查体时可闻及干、湿啰音或哮鸣音)、慢性支气管炎急性发作(在 1 周内出现脓性或黏液性痰,痰量明显增加,或伴有发热等炎症表现,或 1 周内"咳""痰""喘"任何一症状显著加剧,或重症患者明显加重者)。部分可并发风湿病(主要包括心肌炎、关节炎、舞蹈病、皮下小结和环形红斑,次要表现包括关节痛、发热等)、肾炎(起病时症状轻重不一,除水肿、血尿之外,常有食欲减退、疲乏无力、恶心呕吐、头痛、精神差、心悸气促,甚至发生抽搐,部分患者先驱感染没有控制,则可发热,体温一般在 38 ℃左右,部分患者有轻中度高血压)、心肌炎(心脏受累的症状可表现为胸闷、心前区隐痛、心悸、气促等)。

　　流行性感冒引起的肺部并发症有三种类型:①原发性病毒性肺炎:多见于原有心肺疾病患者或孕妇。临床上有高热持续不退、气急、发绀、阵咳、咯血等症状,胸部 X 线表现为双侧肺部呈散在絮状阴影。痰液中可分离到流感病毒,抗菌药物治疗无效,病死率高。②继发性细菌性肺炎:流感起病后 2～3 天病情加重,体温增高并有寒战,全身中毒症状明显,咳嗽加剧,伴有胸痛。体检可见呼吸困难,发绀,肺部湿啰音,有实变或局灶性肺炎体征。外周血白细胞及中性粒细胞明显增高,痰液中可找到细菌。③病毒与细菌混合性肺炎:起病急,高热不退,病情较重,可呈支气管肺炎或大叶性肺炎,除流感抗体上升外,也可找到到病原菌。流感引起的肺外并发症包括 Reye 综合征(与儿童流感时服用阿司匹林有关)、中毒休克综合征、横纹肌溶解等。

三、实验室和其他辅助检查

(一)血常规检查

　　病毒性感染见外周血白细胞计数正常或偏低,淋巴细胞比例可升高。细菌感染有外周血白细胞计数与中性粒细胞增多和核左移现象。

（二）病毒和病毒抗体的测定

取鼻咽部分泌物或咽拭子，视需要可用免疫荧光法（IFT）、酶联免疫吸附检测法（ELISA）、血清学诊断等方法作病毒分离与鉴定，以判断病毒的类型，区别病毒和细菌感染。快速血清病毒PCR检查有助于其早期诊断。

（三）细菌培养

取痰或咽拭子培养以判断致病细菌类型，并做药物敏感试验以指导临床。

四、诊断要点

（1）根据病史、流行情况、鼻咽部炎症的症状和体征，结合周围血象和胸部 X 线检查，可作出临床诊断。

（2）细菌培养或病毒分离、病毒血清学检查可确定病因诊断。

五、鉴别诊断

（一）急性病毒性支气管炎、肺炎

多由呼吸道合胞病毒、流感病毒、冠状病毒、副流感病毒、鼻病毒、腺病毒等引起。临床特征为咳嗽、无痰或痰呈黏液性，伴有发热和乏力。其他症状常有声嘶、非胸膜性胸骨下疼痛。查体可闻及干性或湿性啰音。胸片可见有局部炎症表现或肺纹理增强。

（二）过敏性鼻炎

起病急骤，常表现为鼻腔黏膜充血出血与分泌物增多，鼻腔发痒、喷嚏频繁，鼻涕呈清水样，无全身症状。多由过敏因素如螨虫、灰尘、动物皮毛、低温等刺激引起。检查可见鼻黏膜苍白、水肿、鼻分泌物涂片可发现嗜酸性粒细胞增多，皮肤针刺过敏试验可明确过敏原。

（三）急性传染病前驱期

由相应的病原体感染所致，如麻疹、脑炎、流脑、伤寒等在患病初期常有上呼吸道炎症症状，但随即出现原发病特有的症状和体征，可作鉴别。在一定的流行季节或在流行区内，应密切观察及行必要的实验室检查以区别。

（四）严重急性呼吸综合征

严重急性呼吸综合征（SARS），又名传染性非典型性肺炎，病原体为 SARS 冠状病毒（SARS-CoV），主要是通过近距离飞沫传播。早期症状是高热（38 ℃以上），乏力，全身不适，干咳无痰，个别人偶有少量痰并带血丝；多无普通感冒之鼻塞、流涕、流泪、喷嚏、咽痛等症状。胸部 X 线检查可见不同程度的片状、斑片状浸润阴影或呈网状样改变。部分病变发展迅速，严重病例双肺可呈大片实变阴影。外周血白细胞正常或下降，淋巴细胞绝对数减少，部分病例血小板可减少，抗生素治疗无效，冠状病毒抗体测试阳性等可作鉴别。

六、中医治疗

急性上呼吸道感染由病毒或细菌感染所致，以病毒感染者多见。中医对急性上呼吸道感染的治疗具有一定的优势，治疗上需分寒热、虚实、表里，以辨证治疗为基本原则，分而治之。单纯的病毒感染可用纯中医治疗。如为细菌感染或病毒合并细菌感染病情严重者，可酌情选用相应的抗生素。

（一）辨证治疗

本病以邪在肺卫多见，辨证多属于表实证，但必须根据病情，求其病邪的性质，区别风寒、风热或暑湿等兼夹之证。治疗遵"其在皮者，汗而发之"之义，采取解表达邪的原则，风寒治以辛温发汗，风热治以辛凉清解，暑湿杂感者又当清暑祛湿解表。体虚感邪则应扶正与解表并施，不可专行发散，重伤肺气。

1. 外感风寒

证候特点：恶寒重，发热轻，无汗，头痛，肢节酸痛，鼻塞声重，时流清涕，喉痒，咳嗽，咳痰稀薄色白，口不渴或喜热饮，舌苔薄白而润，脉浮或脉紧。

治法：辛温解表。

推荐方剂：荆防败毒散加味。

基本处方：荆芥 12g，防风 12g，川芎 9g，羌活 10g，独活 10g，柴胡 12g，紫苏 6g（后下），前胡 12g，枳壳 10g，茯苓 12g，桔梗 12g，甘草 6g。每日 1 剂，水煎服。

加减法：表寒重者，加麻黄 6g、桂枝 12g 以加强辛温散寒之力；风寒夹湿者加苍术 10g、白芷 10g 以祛风散寒、祛湿通络。

2. 外感风热

证候特点：身热较著，微恶风，汗泄不畅，头胀痛，咳嗽，痰黏或黄，咽燥或咽喉乳蛾红肿疼痛，鼻塞，流黄浊涕，口渴欲饮，舌苔薄白微黄，舌边尖红，脉浮数。

治法：辛凉解表。

推荐方剂：银翘散加减。

基本处方：金银花 15g，芦根 20g，连翘 15g，牛蒡子 10g，荆芥 10g，淡竹叶 10g，甘草 6g，薄荷 6g（后下），土牛膝 15g，岗梅根 15g，苍耳子 10g，桔梗 12g。每日 1 剂，水煎服。

加减法：头胀痛较重者加桑叶、菊花以清利头目；咳嗽痰多者加浙贝母 12g、前胡 12g、杏仁 12g 化痰止咳；咳痰稠黄，加黄芩 15g、鱼腥草 20g、瓜蒌皮 12g 清化痰热；咽喉红肿疼痛灼热配蒲公英 20g、射干 12g、玄参 12g 解毒利咽；如风热化燥伤津，或秋令感受温燥之邪，见痰稠难咯，舌红少津等燥象者，可配沙参 12g、天花粉 15g 以清肺润燥。

3. 外感暑湿

证候特点：暑天外感，身热，微恶风，汗少，肢体酸重或疼痛，头昏重胀痛，咳嗽痰黏，鼻流浊涕，心烦，口渴，或口中黏腻，渴不多饮，胸闷，呕恶，小便短赤，舌苔薄黄而腻，脉濡数。

治法：清暑化湿解表。

推荐方剂：加味新加香薷饮。

基本处方：香薷 10g（后下），扁豆花 10g，厚朴 12g，金银花、连翘各 15g，青蒿 9g（后下），藿香 12g（后下），滑石 30g，芦根 15g，甘草 6g。每日 1 剂，水煎服。

加减法：若兼暑湿泄泻，可加黄连 9g、薏苡仁 24g 清暑化湿止泻；若胃纳不佳者加布渣叶 10g、谷麦芽各 20g；若兼肺热咳嗽者加浙贝母 12g、桔梗 12g 清热化痰止咳；若头重身痛较甚者加羌活 10g、秦艽 12g 以疏风祛湿止痛。

4. 表寒里热

证候特点：发热，恶寒，无汗口渴，鼻塞声重，咽痛，咳嗽气急，痰黄黏稠，尿赤便秘，舌苔黄白相间，脉浮数。

治法：解表清里，宣肺疏风。

推荐方剂：双解汤。

基本处方：麻黄 10g，防风 10g，荆芥 6g（后下），薄荷 6g（后下），黄芩 12g，栀子 10g，连翘 15g，生石膏 20g。每日 1 剂，水煎服。

加减法：若咳喘重者，加杏仁、桑白皮、枇杷叶止咳平喘；大便秘结不通者，加大黄、芒硝通腑泻热。

5. 气虚感冒

证候特点：素体虚弱，外感之后，恶寒较甚，发热，汗自出，倦怠，短气乏力，咳嗽，咳痰无力，舌淡，苔白，脉浮无力。

治法：益气解表。

推荐方剂：参苏饮加减。

基本处方：人参 6g（另炖），紫苏 10g，前胡 12g，法半夏 10g，茯苓 12g，桔梗 10g，陈皮 6g，枳壳 12g，葛根 20g，大枣 5 枚，生姜 3 片，炙甘草 3g。每日 1 剂，水煎服。

加减法：方中人参通常可采用东北人参或高丽参，若无人参可改用参须 10g 代替。若表虚自汗，可加用黄芪 20g、防风 10g 益气固表；若风寒头痛较甚，可加用羌活 12g、川芎 9g 疏风散寒止痛。

6. 阴虚感冒

证候特点：素体阴虚，感受外邪后，身热，微恶风寒，汗少，头昏，心烦，口干，干咳少痰，舌红少苔，脉细数。

治法：滋阴解表。

推荐方剂：加减葳蕤汤加味。

基本处方：玉竹 12g，葱白 6g，桔梗 12g，桑叶 12g，沙参 12g，杏仁 10g，白薇 6g，淡豆豉 10g，薄荷 6g（后下），大枣 3 枚，炙甘草 15g。每日 1 剂，水煎服。

加减法：表证较重者，可加银柴胡 10g、葛根 20g 以祛风解表；口渴明显，可加麦门冬 10g、玄参 10g 以养阴生津；咽干较甚，咳痰不利者，可加牛蒡子 12g、射干 10g、瓜蒌皮 15g；若咳嗽胸痛，痰中带血者，可加鲜茅根 15、侧柏叶 12g、仙鹤草 20g 清热凉血止血。

7. 阳虚感冒

证候特点：素体阳虚，头痛，恶寒，身热，热轻寒重，无汗肢冷，倦怠嗜卧，面色苍白，语声低微，咳痰稀薄，舌淡胖苔白，脉沉无力。

治法：助阳解表。

推荐方剂：再造散加减。

基本处方：黄芪 15g，人参 6g（另炖），桂枝 9g，甘草 3g，熟附子 3g，细辛 5g，羌活 10g，防风 10g，川芎 10g，生姜 3 片。每日 1 剂，水煎服。

加减法：方中人参通常采用吉林参或高丽参，如无人参可改用党参 20g 代替；若兼咳嗽者加杏仁 12g；如感受风寒湿邪而症见肢体酸重、疼痛，可加苍术、薏苡仁、秦艽、独活，散寒祛湿止痛；若为肢体屈伸不利，喜暖畏寒者，可加当归 12g、防己 12g，补益气血，祛风通络。

8. 血虚感冒

证候特点：平素阴血亏虚，感受外邪，身热头痛，微寒无汗，面色不华，唇甲色淡，心悸头晕，舌淡苔白，脉细或浮而无力。

治法：养血解表。

推荐方剂：葱白七味饮加减。

基本处方：葱白连根 9g，葛根 15g，防风 12g，淡豆豉 9g，生姜 3 片，生地黄 10g，麦门冬 10g，川芎 9g，白芍 12g，甘草 6g。每日 1 剂，水煎服。

加减法：恶寒较重加紫苏 10g、荆芥 10g 散寒解表；身热较甚加金银花 15g、连翘 12g、黄芩 15g 清热解毒；胃纳不佳加陈皮 10g 理气健胃。

（二）中成药治疗

（1）板蓝根冲剂：适用于风热感冒。每次 15g，每日 3 次，温开水冲服。预防时行感冒，每日 15g，连服 5 日。

（2）银黄口服液：适用于风热袭表者。每次 10～20 mL，每日 3 次。

（3）银翘解毒片：适用于风热感冒。每次 4～8 片，每日 3 次。

（4）正柴胡饮冲剂：适用于风寒感冒。每次 10g，每日 3 次，开水冲服。

（5）抗病毒口服液：适用于风热感冒。每次 10～20 mL，每日 3 次。

（6）小柴胡冲剂：适用于外感邪在少阳。每次 1～2 包，每日 3 次。

（7）新癀片：适用于急性扁桃体炎。每次 4 片，每日 3 次。

（8）十味龙胆花颗粒：适用于急性扁桃体炎属风热者。每次 3g，每日 3 次。

（9）连花清瘟胶囊：适用于治疗流行性感冒属热毒袭肺。每次 4 粒，每日 3 次。

（10）穿琥宁注射液：适用于风热感冒。每次 40～80 mg，肌注，每日 3 次；每次 400 mg，加入 5％葡萄糖注射液 250～500 mL 中静脉滴注，每日 1～2 次。

（11）双黄连粉针剂：适用于风热感冒者。按每次每千克体重

60 mg 稀释后加入 5% 葡萄糖注射液 500 mL，静脉滴注，每日
1 次。

(12) 清开灵注射液：适用于上呼吸道感染见有发热者。每
日 2～4 mL，肌注；重症患者静脉滴注，每日 20～40 mL，用
10% 葡萄糖注射液 250 mL 或生理盐水注射液 250 mL 稀释后
使用。

(13) 莪术油葡萄糖注射液：适用于小儿急性上呼吸道感染。
静脉滴注，6 个月以上患儿每天用量 250 mL，6 个月以下婴儿
150 mL，疗程 3～5 天。

(14) 热毒宁注射液：适用于上呼吸道感染（外感风热证）所
致的高热、微恶风寒、头身痛、咳嗽、痰黄等症。每次 20 mL，
以 5% 葡萄糖注射液或 0.9% 生理盐水注射液 250 mL 稀释后静脉
滴注，每日 1 次。

(15) 喜炎平注射液：适用于急性上呼吸道感染，流感，扁桃体
炎等。成人每次 50～100 mg，肌内注射，每日 2～3 次；或每日
250～500 mg，加入 5% 葡萄糖注射液或氯化钠注射液中静脉滴注。

(三) 针灸治疗

1. 辨证治疗
(1) 风寒感冒。
取穴：列缺、迎香、支正、风门、风池。
手法：列缺沿皮刺 1 寸，针尖向上，平补平泻；风门斜刺
1 寸，针尖对准对侧眼球，平补平泻，并可加灸；风池直刺 2 寸，
针用泻法；迎香斜刺 1 寸，针尖对准鼻尖，平补平泻；支正直刺
1 寸，捻转补法。

加减：风寒夹湿者，加阴陵泉、尺泽；兼气滞者，加肝俞、
阳陵泉，均用泻法；气虚兼感风寒者，加膏肓、足三里；背身疼
痛者，加肺俞、大杼用平补平泻法。

(2) 风热感冒。
取穴：尺泽、鱼际、曲池、内庭、大椎、外关。
手法：尺泽、曲池、外关直刺 2 寸，针用泻法；鱼际、内庭、

大椎浅刺1寸，针用泻法，或用三棱针点刺放血。

加减：咽喉肿痛者，加少商，用三棱针点刺出血；夹暑热者，加中脘、足三里。

（3）暑湿感冒。

取穴：孔最、合谷、中脘、足三里、支沟。

手法：孔最、支沟直刺2寸，合谷直刺1寸，均用泻法；中脘、足三里直刺3寸，均用补法。

加减：高热者，加曲池、外关、大椎；恶心欲呕者，加内关；痰多者，加丰隆。

（4）气虚感冒。

取穴：大椎、肺俞、足三里、气海。

手法：大椎、肺俞艾灸；足三里、气海直刺2～3寸，补法，或用温针灸。

加减：夹痰者，加丰隆；恶寒者，加肾俞、关元。

2.耳针疗法

取肺、气管、内鼻、耳尖、胃、脾、三焦。每次选2～3穴，强刺激，留针10～20分钟。

3.腹针疗法

取穴中脘、下脘、上风湿点（双侧）。诸穴位均为浅刺。加减：咽痛者加下脘下（浅刺）；高热不退加气海、关元。留针30～60分钟，留针期间采用轻捻转、徐提插的方法，针毕按进针顺序依次出针，起针过程中不提插不捻转。

4.平衡针疗法

取咽痛穴（第二掌骨桡侧缘的中点）、感冒穴（半握拳，中指与无名指指掌关节之间凹陷）。针刺方法采用一次性1寸无菌毫针，平衡穴位局部常规消毒，快速针刺，不过于强调针刺手法，也不强调补泻，只要求通过提插或滞针手法获得针感即可。

（四）穴位注射治疗

取双侧曲池穴，每穴注入0.5～1 mL柴胡注射液，每日2次，3日1个疗程。适用于外感风热，热势较高者。

（五）穴位敷贴治疗

涌泉敷贴膏：白芥子、栀子、桃仁各 20g，吴茱萸、樟脑各 10g。研末，和匀，与鸡蛋清、面粉调成饼状，分贴于双侧涌泉穴，用布包扎，再用热水袋加温片刻。一日后取下，如不效，再续贴一次。适用于感冒咳嗽较甚者。

（六）拔罐治疗

（1）取大椎、风门、肺俞，用三棱针点刺后以闪火法将中号罐吸附于穴位上，出血 1～2 mL，留罐 15 分钟，每日 1 次。适用于风热感冒。

（2）走罐：患者俯卧，将液状石蜡油涂于背部，取 3 号火罐，沿督脉、膀胱经内侧循行线背俞穴、夹脊穴，从上至下刮拉数次，以皮肤潮红，皮下微见出血点为度；亦可在肺俞、中府处留罐，还可据辨证加用针刺相应穴位。每日 1 次。适用于感冒属实证者。

（3）取大椎、中府（双）、肺俞（双），如患者伴有烦躁或者嗜睡或者谵语时，加用灵台、神道。上述每个穴位拔 5～15 分钟，灵台、神道两穴用一罐拔双穴。每日 1 次。适用于急性上呼吸道感染引起的高热者。

（七）推拿治疗

（1）拿风池，按风府、风门穴，推风池、肩井、肺俞穴，时间约 8 分钟。推印堂、太阳、头维、迎香穴，时间约 6 分钟。然后抹额部。若鼻塞较甚者，再按迎香；继之拿合谷、手三里穴。从脊柱的大椎到命门穴及其两侧的背部用平推法治之。最后用单手拿颈部，按脊柱两侧及双手拿肩井穴结束，每日 1 次。适用于各型感冒。

（2）推、拿风池、风府、天柱穴，时间约 5 分钟。推印堂，向上沿前额发际至头维、太阳穴，往返 3～4 遍，按印堂、鱼腰、太阳。百会穴，用抹法从印堂起向上循发际至太阳穴，往返 3～4 遍，时间约 8 分钟。再推、拿风池、风府、天柱穴，配合按肺俞、风门穴，拿肩井穴。适用于感冒轻证。

（八）刮痧治疗

取生姜、葱白各 10g，切碎和匀布包，蘸热酒先刮擦前额、太阳穴，然后刮背部脊柱两侧，也可配刮肘窝、腘窝。适用于风寒感冒。

（九）单方验方

1. 葱头生姜粥

葱白头 5 个，生姜 15g，糯米 100g 先将糯米煮成粥，再将葱姜捣烂同煨。热服。用治外感初起周身疼痛，恶寒怕冷等症。

2. 扁豆香荷饮

扁豆 12g，香薷、荷叶各 10g，陈皮 6g，白糖适量。将白扁豆炒黄捣碎，与香薷、陈皮、荷叶一同水煎，煮沸 10 分钟后，去渣取汁，白糖调味，代茶频频饮服。可清暑益气，祛湿解表，适用于暑湿感冒，肢体重困，头昏脑涨，口中黏腻等。

3. 流感治疗简便方

忍冬藤 30g，竹叶 30g，排风藤 30g，煎汤，每日 1 剂，治疗流感有效。如高热持续不退，可加鲜鸭跖草 60g。

七、预后与转归

急性上呼吸道感染一般病势较轻，病程较短，3 天至 2 周左右。若及时治疗，配合适当的休息，饮食调理，症状体征可较快消失，预后尚好。老人、儿童和免疫抑制者，如得不到及时治疗或治疗不恰当，则可并发支气管炎、肺炎、心肌炎、风湿热等；也可使原有的基础疾病加重或急性发作，如慢性支气管炎、支气管哮喘、充血性心力衰竭等。因此该类患者应加强防治上呼吸道感染的健康教育，发病早诊早治，以减少并发症的发生。

八、预防与调护

急性上呼吸道感染大多其在机体抵抗力下降的时候发生，因此要重视加强体育锻炼，提高自身的抵抗能力，配合饮食调理、环境卫生等，完全可减少感染的机会及避免发病。

（一）预防

1. 加强体育锻炼，提高机体的抗病能力

加强体育锻炼，提高机体的抗病能力是积极主动的防病措施。"正气存内，邪不可干"。预防感冒应适当的户外活动及体育锻炼，如晨运、慢跑、太极拳、保健操等。

2. 注意保暖防寒

"虚邪贼风，避之有时"。如天气变化，应做好防寒保暖工作，因劳累及受寒时，人的抗病能力降低，平时留存在人体咽部（上呼吸道）的细菌、病毒，则会乘虚而入，侵犯人体而致病。老人、小孩及过度劳累者，对寒温适应能力差，应随时增减衣服，避免受凉淋雨及过度疲劳。此外，空调设备使室内外温差加大，体弱者亦难以适应，因此，室内温度不宜过低，长期在空调环境作息者，必须注意保暖防病。

3. 切断感染途径

如遇感冒流行季节，可用食醋熏蒸法进行消毒。其方法是先将窗门紧闭，每立方米的空间用食醋 5 mL，加水 5 mL 放在砂锅或铝锅内，置炉子上，利用蒸气在室内熏半小时以上，可起消毒预防作用。对时行感冒，应注意隔离，病室内每周用紫外线照射 2 次，以减少空气污染。亦可用食醋、药香、艾叶等熏蒸消毒。在感冒流行时，则应减少户外活动，尽量避免到公共场所，如电影院、剧场、百货公司等，以减少传播机会。

4. 保护易感人群

（1）接种疫苗：目前最常用的疫苗是灭活疫苗，是流感病毒全病毒或亚病毒体成分的灭活制剂。活疫苗是一种减毒疫苗，可经鼻腔喷雾引起上呼吸道轻微感染而产生免疫力，这种疫苗可用于健康的成人和少年儿童。基因疫苗又称为 DNA 疫苗，导入方法有肌内注射法、皮下注射法和基因枪注射法，与其他疫苗相比，NA-DNA 疫苗可使血清中产生的抗体滴度最高，可以克服抗原漂移现象，被认为是很有前途的流感疫苗。

在流感好发季节，给易感染流感的高危人群和医务人员接种疫苗，流感病毒疫苗接种后须经 6～8 周才能起免疫预防作用，最佳的接种时间为 10 月中旬～11 月中旬。高危人群包括：年龄＞65 岁；有慢性呼吸或心血管系统疾病者；大于 6 个月儿童；肾功能障碍者；免疫功能抑制者；妊娠中期以上孕妇等。

（2）中医预防：在感冒流行期间，药物预防尤为重要。普通感冒的预防，在冬季寒冷季节，可用贯众、荆芥、紫苏叶各 3g，甘草 3g，水煎 1 次服，连服 3 日；如在夏令暑湿季节，可用藿香、佩兰各 6g，薄荷 3g，金银花 9g，水煎代茶服，连服 3 日；亦可用冬瓜（连皮）300g，薏苡仁 30g，鲜荷叶 1 片，水煎代茶服，连服 3 日。流行性感冒的预防，可用贯众 9g，板蓝根 12g，甘草 3g，水煎服，连服 3 天。还可每日自我用手指按摩迎香、合谷 2～3 次，每次 3～5 分钟，以局部有酸胀感为度，亦可用艾炷灸足三里 3～5 壮。

（二）调护

1. 生活调护

（1）中医认为自然环境对患者的健康有很大的影响，患病之后，要保持室内外环境卫生和个人卫生，室内应经常开窗通风，使空气新鲜，有充足的阳光照射。被褥应勤洗晒，因感冒病毒及细菌可被自然紫外线和化学消毒剂所杀灭，使患者有一个良好的康复环境。

（2）患感冒之后，身体消耗较大，机体抵抗力下降，容易继发呼吸系统和其他系统的疾病，因此要重视和积极地进行治疗，注意尽量充分的休息，以减少身体的消耗，提高机体的抗病能力。

2. 饮食调养

感冒患者身体消耗较大，需要补充较多的营养和水分，但是由于疾病的影响，患者的脾胃功能一般较差，故而食物以水分充足、清淡可口、容易消化、营养丰富之品为主，如稀粥、牛奶、豆浆、菜汤、青菜汁、水果汁等，又可食用生大蒜。因为清淡的饮食容易消化，生大蒜又有杀菌抗病毒的功能。

发热时要多饮开水，防止热病伤津。食盐摄入不宜过多，因感冒期间，水分消耗大，尿量少，易于产生钠盐的积蓄，此外，糖类高热量的碳水化合物，亦可适当补充，不要过多，尤其并发消化不良的患者，以免产生胃肠胀气。

要适量补充蛋白质、注意饮食低脂肪：感冒时体质减弱，影响食欲，消化功能降低，应选用含丰富蛋白质而又易消化的食物，如牛奶、豆腐、豆浆、鱼类，尽量避免食用难消化而油腻的食品，切忌贪食肥腻的鸡、鹅、鸭、油炸食品等，否则影响消化，变生他症，出现外感传里或并发其他病证，于治疗不利。

补充多种维生素：在感冒时维生素的吸收和合成减少，消耗增加，因此需求量比正常要高。此时应以维生素 B_1、维生素 C、维生素 A 为主，维生素 A 的必需量为每天 2000～3000 U，维生素 B_1 需求量为每天 2～3 mg，维生素 C 的需求量为每天 75 mg，这些维生素存在于新鲜水果、蔬菜之中，应多食此类食物。据研究，维生素 A 含量较高的食物有胡萝卜、芥菜、菠菜、芹菜、南瓜等；维生素 B 含量较高的食物有粳米、豆类、花生、大豆芽等；维生素 C 含量较高的食物有西红柿、芥菜、苦瓜、刺梨、山楂、柿子、苹果、草莓等。

3. 精神调理

急性上呼吸道感染患者应保持生活规律，避免过劳，保证有足够的休息时间，积极治疗，不要掉以轻心，特别是年老体弱患者，以免病情迁延难愈，变生它证。但也不必过度紧张，保持心情舒畅，患病后应在医生指导下合理用药，切勿自己滥服感冒药或抗生素。

第十一章

气管—支气管炎

一、病因病机

中医认为咳嗽的病因不外外感与内伤两端。外感为六淫外邪侵袭肺系，内伤为饮食、情志、劳倦因素所致。其中以外感咳嗽为多见。

（一）病因

1. 外感六淫之邪

《河间六书·咳嗽论》说到："寒、暑、燥、湿、风、火六气，皆令人咳。"肺脏外合皮毛，开窍于鼻，上连咽喉，六淫外邪（风、寒、暑、湿、燥、火）由口鼻或皮毛而入，肺为娇脏，不耐邪侵，一旦卫外功能失调或减弱，易致外邪寻机犯肺，致肺气壅遏不宣，清肃失司，肺气上逆而引发咳嗽、咳痰。因四时六气不同，人体感邪亦有不同，风为六淫之首，邪气多随风邪侵袭人体，故外感咳嗽常以风为先导，夹有寒、热、燥、湿等邪，如春冬多风寒，夏多暑湿、风热，秋多风燥。临床上以风寒多见。正如《医学心悟》指出："肺体属金，譬如钟然，钟非叩不鸣。风寒暑湿燥火，六淫之邪，自外击之则鸣。"可谓咳嗽病因病机之大略。

2. 饮食不节

多由饮食不当，伤及脾胃，水津失常，聚而为痰，"脾为生痰之源，肺为贮痰之器"。痰贮于肺，遇邪引动，随肺气上逆，发为咳嗽，咳痰。

3. 七情内伤

肺志为悲，情志失调，尤为过悲，则耗伤肺气，此乃"悲哀太甚则伤肺"。肺气更伤，易致外邪侵袭而发病。劳则耗气伤阴，肺主气，司呼吸，内朝百脉，外合皮毛，主宣发肃降，通调水道，劳倦过度，宣肃失调，百脉失理，气机不畅，阴精不足，皮毛不固，遇邪外犯，内外合邪，肺气上逆，发为咳嗽，咳痰。

4. 体虚劳倦

素体本虚，或劳作太过，或久咳不愈，以致肺肾两虚。肺气亏虚，气不化津，痰浊内生；阴虚火盛，热蒸液聚为痰；肾虚于下，摄纳无权，肺气上逆，发为咳嗽咳痰。

（二）病机

六淫之邪侵袭，饮食不节、情志失调、劳倦过度等致脏腑功能失调，病及于肺，致肺之宣降失常，肺卫失固，外邪易犯，内外合邪而发病。本病病位首先在肺，继则影响脾肾，后期病及于心。病理性质有虚实两方面，有邪者为实，因邪壅于肺，宣降失司，无邪者属虚，因肺不主气，肾失摄纳。

二、临床表现

（一）症状

1. 上呼吸道症状

部分急性支气管炎患者可先有上感症状，如鼻塞、喷嚏、咽痛、声嘶等。

2. 咳嗽

咳嗽是急性支气管炎的主要症状，开始为轻度刺激性干咳，少量黏液状痰，1～2天后痰量增加。早晨或晚间改变体位，体力活动后，或吸入冷空气时可出现阵发性咳嗽，严重者可终日咳嗽。有时可伴发支气管痉挛而有气急。咳嗽常持续数周。慢性支气管炎患者咳嗽严重程度视病情而定，初起日间咳嗽为主，病情进一步加重则日夜均咳，后期则夜间咳嗽为主。

3. 咳痰

急性支气管炎或慢性支气管炎急性发作伴有细菌感染时，则为黏液脓性痰，咳嗽和痰量亦随之增加。

4. 喘息或气促

部分患者有支气管痉挛而出现喘息，常伴有哮鸣音。慢性支气管炎反复发作数年，并发肺气肿时，可伴有不同程度的气促，并逐渐加重，活动后明显。

在发病过程中，常有反复呼吸道感染史，冬季发病多，随疾病进展，急性加重变得频繁。慢性支气管炎后期导致阻塞性肺气肿时可发生低氧血症和（或）高碳酸血症，并可发生肺源性心脏病。

（二）体证

急性气管－支气管炎咳嗽剧烈时，可见呼吸加速或发绀，颈静脉怒张。胸廓两侧一般对称，呼吸运动可稍减弱。触诊时，胸部可打到震动感（伴随干性啰音），于痰咯出后消失。叩诊无浊音。主要体征在听诊方面：①呼吸音稍减低，性质不变；②啰音，在早期只有大支气管炎症时仅可发现低音调的干性啰音；痰多而较稀时可出现湿性啰音，本病啰音有以下特点：多种多样音调不同的干性、湿性啰音可同时存在；干性啰音分布满肺野；湿性啰音于肺底部较多；啰音出现的部位和时间都不恒定，于咯出痰后可减少或消失，伴有支气管痉挛时，可听到哮鸣音。

早期慢性气管－支气管炎体征可不明显，听诊可闻两肺呼吸音变粗，两肺底或肺野可有湿性啰音及（或）干性啰音、痰鸣音。若并发阻塞性肺气肿时胸部听诊可有呼气延长，胸廓过度膨隆，前后径增加。

（三）慢性气管－支气管炎临床分期

1. 急性发作期

在一周内出现脓性或黏液脓性痰，痰量明显增加，或伴有发热等炎症表现，或咳、痰、喘等症状任何一项明显加剧。

2. 慢性迁延期

咳嗽、咳痰、气短呈慢性迁延状态持续一个月以上。

3. 临床缓解期

经治疗或临床缓解，如咳嗽每日少于 30 声，痰量少于 20 mL 保持两个月以上者，即转为缓解期。

（四）常见并发症

急性气管－支气管炎常见并发症主要有肺炎、支气管扩张。慢性支气管炎常见并发症有慢性阻塞性肺疾病、自发性气胸等。

三、实验室和其他辅助检查

（一）血常规检查

病毒性急性气管－支气管炎患者的外周血白细胞总数不增高，淋巴细胞百分比轻度上升。并发细菌感染后可见细胞总数和中性粒细胞轻度升高，血沉稍有增快。慢性支气管炎急性发作期或并发肺部感染时，可见血白细胞计数及中性粒细胞升高，喘息型者嗜酸性粒细胞可增高。

（二）痰涂片或培养

细菌感染时痰涂片检查主要为中性粒细胞，可发现致病微生物。喘息型慢性支气管炎者常见较多的嗜酸性粒细胞；痰培养检查常见病原菌为肺炎链球菌、流感嗜血杆菌、卡他莫拉菌、奈瑟球菌等。

（三）动脉血气分析

慢性支气管炎早期血气分析基本正常。严重病例可有轻至中度低氧血症，喘息型因气道阻塞严重可出现二氧化碳潴留而同时见高碳酸血症。

（四）X 线检查

急慢性气管－支气管炎均可显示肺纹理增多。慢性支气管炎若并发肺气肿时 X 线两肺野的透亮度增加，有时可见局限性透亮度增高，表现为局限性肺气肿或肺大泡。

四、诊断要点

（一）急性支气管炎诊断要点

据急性起病的病史，早期有上呼吸道感染的症状和临床表现：咳嗽，咳痰，发热或不发热，可有胸骨后灼痛，或喘息，查体双肺可闻及干性或湿性啰音，可诊断急性支气管炎。

（二）慢性支气管炎诊断要点

（1）40 岁以上中老年人。有慢性咳嗽史两年以上，每年发作 3 个月以上。

（2）咳嗽，咳痰，或喘息，气短等主症。

（3）除外肺炎、支气管扩张、哮喘、肺癌等导致的咳嗽、气促。

五、鉴别诊断

急性气管－支气管炎诊断通常并不困难，但应将气管－支气管炎和呼吸道的其他疾病区别开来，以利治疗。

（一）急性上呼吸道感染

以鼻咽部症状为主，见发热、咽痛、鼻塞、流涕、干咳。体征可见咽红充血，或扁桃体肿大。肺部无异常体征。

（二）流行性感冒

发热、全身症状较重。头痛、全身酸痛明显，白细胞总数常减少，还可依据流行情况，病毒分离和补体结合试验等鉴别。

（三）肺炎

主要表现有发热、恶寒或寒战、咳嗽、咯痰、胸痛、气促，以及不同程度毒血症状，查体听诊可闻及支气管性呼吸音和湿啰音或胸膜摩擦音，患侧胸部叩诊呈浊音，语颤增强。肺部 X 线检查可见浸润性片状、斑点状阴影。痰、咽拭子培养有助于获得致病微生物，支原体肺炎时冷凝集试验阳性等。

（四）支气管肺癌

患者年龄较大，常有吸烟史，中毒症状不明显，有刺激性咳嗽、咯血等症状，明显消瘦，查体可发现颈部淋巴结肿大。因其尚不侵犯管腔以外的肺组织，一时未能被普通 X 线检查所发现，由于气道部分受堵，可诱致轻度炎症和相应的症状，咳嗽或排痰。纤维支气管镜、支气管薄层 CT、脱落细胞检查等可作出诊断。

（五）咳嗽变异性哮喘

无明显喘息，可表现为顽固性咳嗽或阵发性胸闷，常呈季节性。此时支气管痉挛尚不明显，一般临床物理检查尚难听到哮鸣音。这样的病例倘若在一段时间内给予抗变态反应和稳定肥大细胞的治疗或可收效。行支气管激发试验或运动试验，支气管舒张试验可呈阳性，此外试验性治疗也有助于本病的诊断。

（六）支气管扩张症

有咳嗽、咳痰反复发作的特点，常反复咯血，并发感染时有大量脓痰。X 线检查常见下肺野纹理粗乱或呈卷发状。

（七）肺间质纤维化

特发性肺间质纤维化是一种原因不明的、进行性的、以两肺间质纤维化伴蜂窝状改变为特征的疾病。通常隐匿性起病，主要症状是干咳和劳力性气促。常伴食欲减退、消瘦、乏力等。体检可发现呼吸浅快，仔细听诊在胸部下后侧可闻爆裂音。20％～50％可逐渐发生杵状指。

（八）肺结核

有潮热、盗汗、乏力、咯血及消瘦等症状，痰结核菌及胸部 X 线检查，可明确诊断。儿童应与百日咳、急性扁桃体炎等相鉴别。

六、中医治疗

咳嗽一证根据肺脏受邪的不同施以不同的治疗法则：如六淫

外感者，当祛邪利肺；饮食内伤者多是外感为病的兼夹证候，总以脾胃受损、痰湿内盛为特征，在宣肺止咳的同时要健脾化痰。外邪所致者，大忌敛肺止咳，或病起即予补涩，使邪气留恋；另一方面要注意宣肺不可太过，以免损伤正气。

（一）辨证治疗

咳嗽的辨证，首先分清外感与内伤，一般来说，外感咳嗽多是新病，每于受凉之后突然发生，伴有鼻塞、流涕、喷嚏、咽痒、全身酸楚、恶寒、发热等症（其他外邪为患，亦当有其相应症状）；内伤咳嗽多是宿疾，起病缓慢，往往有较长的咳嗽病史，有其他脏腑见症。如疲乏无力，胸满胁痛，食少便溏等。但外感日久，渐至内伤。内伤咳嗽，易致外感。一些慢性咳嗽患者常常是内伤、外感并存，临证时应注意辨别。其次是辨别咳嗽的声音及发作时间，一般咳嗽声高气扬者属实；咳声低弱者属虚。咳嗽时作，发于白昼，鼻塞声重者之为外感咳嗽；晨起咳嗽阵发加剧，咳嗽连声重浊，多为痰浊咳嗽；夜卧咳嗽较剧，持续难已，短气乏力者，多为气虚或阳虚咳嗽。再次，需辨别痰的颜色、性质及量，痰少或干咳无痰者多属燥热、阴虚；痰多者，常属痰湿、痰热、虚寒；痰白而稀薄者，属风寒或虚寒，痰白而稠厚者属湿；痰黄而黏者属热；痰中带血多属热伤肺络或阴虚肺热之证。

1. 外感咳嗽

（1）风寒袭肺。

证候特点：咳嗽声重，气急咽痒，咳痰稀白，鼻塞流涕，恶寒发热，无汗、头痛，肢体酸楚，舌苔薄白，脉浮或浮紧。

治法：疏风散寒，宣肺止咳。

推荐方剂：三拗汤合止嗽散加减。

基本处方：麻黄10g，杏仁12g，甘草6g，紫菀15g，款冬花12g，荆芥10g，桔梗10g，白前12g，陈皮6g，百部15g。每日1剂，水煎服。

加减法：若咳嗽较甚者加矮地茶10g、金沸草15g祛痰止咳；咽痒甚者，加牛蒡子12g、蝉蜕9g祛风止痒；鼻塞声重加辛夷9g、苍耳子 6g 宣通鼻窍；若夹痰湿，咳而痰黏，胸闷，苔腻者，加法半夏 12g、厚朴 12g、茯苓 15g 燥湿化痰；表寒未解，时有郁热，热为寒遏，咳嗽音哑，气急似喘，痰黏稠，口渴心烦，或有身热者加生石膏 30g、桑白皮 15g、黄芩 15g 解表清里。

（2）风热犯肺。

证候特点：咳嗽频剧，气粗或咳声沙哑，喉燥咽痛，咳痰不爽，痰黏稠或稠黄，咳时汗出，常伴鼻流黄涕，口渴，头痛，肢体酸楚，恶风，身热等表证，舌苔薄黄，脉浮数或浮滑。

治法：疏风清热，宣肺止咳。

推荐方剂：桑菊饮加减。

基本处方：桑叶 15g，菊花 15g，薄荷 6g（后下），杏仁 12g，桔梗 10g，甘草 6g，连翘 15g，芦根 20g。每日 1 剂，水煎服。

加减法：咳嗽甚者，加前胡 12g、枇杷叶 15g、浙贝母 15g 清宣肺气，化痰止咳；肺热内盛加黄芩 15g、知母 12g 清肺泄热；咽痛、声哑，加射干 12g、山豆根 9g 清热利咽；若风热伤络，见鼻衄或痰中带血丝者，加白茅根 30g、生地黄 20g 凉血止血；夏令夹暑加六一散 20g、鲜荷叶 15g 清解暑热。

（3）风燥伤肺。

证候特点：喉痒干咳，连声作咳，咽喉干痛，唇鼻干燥，无痰或痰少而黏连成丝，不易咯出，或痰中带有血丝，口干，初起或伴鼻塞、头痛、微寒、身热等表证，舌质红干而少津，苔薄白或薄黄，脉浮数。

治法：疏风清肺，润燥止咳。

推荐方剂：润燥清肺汤。

基本处方：桑叶 15g，淡豆豉 12g，桔梗 12g，鱼腥草 30g，杏仁 12g，浙贝母 15g，南沙参 15g，梨皮 15g，栀子 12g。每日 1 剂，水煎服。

加减法：若津伤较甚者加麦门冬 15g、玉竹 15g 滋养肺阴；热重者酌加生石膏 30g、知母 12g 清肺泄热；痰中夹血加生地黄 20g、白茅根 30g 清热凉血止血；咳甚咽痒，加前胡 12g、蝉蜕 9g、桔梗

10g、甘草 5g 以宣肺利咽。若干咳不愈，舌红少津，形体消瘦，可用清燥救肺汤加减。

（4）凉燥伤肺。

证候特点：干咳少痰或无痰，咽痒，咽干鼻燥，兼有恶寒发热，头痛无汗，舌苔薄白而干，脉浮数。

治法：温润清肺，止咳化痰。

推荐方剂：杏苏散加减。

基本处方：紫苏 12g，杏仁 12g，前胡 12g，紫菀 15g，款冬花 15g，百部 15g，甘草 6g。每日 1 剂，水煎服。

加减法：若恶寒甚、无汗，可配荆芥 12g、防风 12g 以解表发汗。

2. 内伤咳嗽

（1）痰湿阻肺。

证候特点：咳嗽痰多，痰白质稀或黏稠，胸闷气急，肢体困重，纳呆腹胀，大便常溏。舌质淡，舌苔白腻，脉濡滑。

治法：健脾燥湿，宣肺化痰。

推荐方剂：三子养亲汤合二陈汤加减。

基本处方：苏子 12g，白芥子 12g，莱菔子 15g，法半夏 12g，茯苓 15g，陈皮 6g，甘草 6g，苍术 12g，厚朴 12g，瓜蒌皮 12g。每日1～2 剂，水煎服。

加减法：寒痰重，痰白如沫，怕冷加干姜 10g、细辛 6g；久病脾虚，神倦加党参 15g、白术 15g 以益气健脾。若咳而痰多稠厚，胸闷，脘痞，加枳壳 12g，藿香 12g 以加强燥湿化痰作用，病情平稳后可服用六君子汤以兹调理。

（2）痰热郁肺。

证候特点：咳嗽气息粗促，或喉中有痰声，痰多质黏厚或稠黄，咯吐不爽，或有热腥味，或吐血痰，胸胁胀满，咳时引痛，面赤，或有身热，口干而黏，欲饮水，舌质红，舌苔薄黄腻，脉滑数。

治法：清热肃肺，化痰止咳。

推荐方剂：清金化痰汤加减。

基本处方：黄芩 15g，栀子 12g，知母 12g，桑白皮 15g，茯苓 15g，浙贝母 15g，瓜蒌 15g，桔梗 15g，陈皮 3g，甘草 6g，麦门冬 15g。每日 1～2 剂，水煎服。

加减法：若痰热郁蒸，痰黄如脓或有热腥味，加鱼腥草 30g、金荞麦根 15g、浙贝母 15g、冬瓜仁 30g 等清化痰热；胸满咳逆，痰涌，便秘，配葶苈子 20g、大黄 9g 泻肺通腑以逐痰；痰热伤津，口干，舌红少津配沙参 15g、天门冬 15g、天花粉 24g 养阴生津。

（3）肝火犯肺。

证候特点：上气咳逆阵作，咳时面赤，咽干口苦，常感痰滞咽喉而咯之难出，量少质黏，或如絮条，胸胁胀痛，咳嗽时引痛。症状可随情绪波动而增减。舌红或舌边红，舌苔薄黄少津，脉弦数。

治法：清肝泻肺，化痰止咳。

推荐方剂：黛蛤散合黄芩泻白散加减。

基本处方：青黛 6g，海蛤壳 15g，黄芩 15g，桑白皮 15g，地骨皮 15g，粳米 15g，甘草 6g。每日 1～2 剂，水煎服。

加减法：火旺者加栀子 12g、牡丹皮 12g 清肝泻火；胸闷气逆，加葶苈子 20g、瓜蒌 15g 利气降逆；胸痛配郁金 15g、丝瓜络 12g 理气和络；痰黏难咯加海浮石 15g、浙贝母 15g、冬瓜仁 30g 清热豁痰；火郁伤津，咽燥口干，咳嗽日久不减酌加沙参 15g、百合 15g、麦门冬 15g、诃子 10g 养阴生津敛肺。

（4）肺阴亏耗。

证候特点：素体阴虚，新感咳嗽，干咳，咳声短促，或痰中带血丝，低热，午后颧红，盗汗，口干，舌质红，少苔，脉细数。

治法：滋阴润肺，化痰止咳。

推荐方剂：沙参麦冬汤加减。

基本处方：沙参 15g，麦门冬 15g，玉竹 15g，天花粉 30g，生扁豆 30g，桑叶 15g，甘草 6g。每日 1～2 剂，水煎服。

加减法：若久热久咳，是肺中燥热较甚，又当加地骨皮 15g

以泻肺清热。咳剧加川贝母 6g、甜杏仁 12g、百部 15g 润肺止咳；若肺气不敛，咳而气促，加五味子 6g、诃子 10g 以敛肺气；低热，酌加功劳叶 15g、银柴胡 15g、青蒿 9g、地骨皮 15g 以清虚热；盗汗，加糯稻根 15g、浮小麦 15g 以敛汗；咯吐黄痰，加海蛤粉 15g、知母 12g、黄芩 15g 清热化痰；痰中带血，加牡丹皮 12g、栀子 12g、藕节 15g 清热凉血止血。

（5）肺气亏虚。

证候特点：平素体虚易感，动则汗出，新近咳嗽，咳嗽声低无力，气短痰多清稀，神疲，舌质淡，苔薄白，脉弱。

治法：补益肺气，化痰止咳。

推荐方剂：补肺汤。

基本处方：人参 15g，黄芪 30g，熟地黄 20g，五味子 6g，桑白皮 15g，紫菀 15g。每日 1～2 剂，水煎服。

加减法：若中焦阳虚，气不化水，湿盛成饮而见咳嗽反复发作，痰涎清稀者，治宜温阳化饮，药用苓桂术甘汤加味。若肺阴虚盛，加沙参 15g、玉竹 15g、百合 15g；若寒痰内盛，加款冬花 15g、法半夏 15g、茯苓 15g、橘红 9g 以温肺化痰。

（二）其他治疗

1. 中成药

（1）复方鲜竹沥口服液。功能：清热、化痰、止咳。用于痰热咳嗽。每次 20 mL，每日 2～3 次。

（2）化州橘红颗粒。功能：理气祛痰，润肺止咳。适用于痰多咳嗽气喘的患者。每次 10～20g，每日 3 次。

（3）猴枣散。功能：消除呼吸道痰浊壅塞，及活血化瘀功效。适用于痰浊壅塞所致痰热蕴肺，喘促昏仆，壮热神昏，喘咳痰盛，四肢抽搐的患者。每次 1 支，每日 3 次。

（4）蛇胆川贝口服液。功能：祛风镇咳、除痰散结。用于风热咳嗽、痰多色黄等症，对于风寒引起的咳嗽、痰白清稀者慎用。每次 1～2 支，每日 2 次。

（5）痰热清注射液。功能：清热、解毒、祛痰抑菌。用于风湿肺热病属痰热阻肺症。静脉注射，每次 20～40 mL 加入 5%～10%葡萄糖注射液，每日 1 次。

2. 针灸

(1) 体针。

风寒型：针刺列缺、合谷、肺俞、外关、风池、上星、昆仑、温溜以疏风散寒，宣肺化痰。操作方法：毫针浅刺，每日 1 次。10 次为 1 个疗程。

风热型：针刺尺泽、肺俞、曲池（双）、大椎、合谷、陷谷、复溜（双），或少商点刺放血以疏风清热，肃肺化痰。操作方法：毫针疾刺，用泻法，留针时间宜短，并可放血。每日 1 次，10 次为 1 个疗程。

燥热型：针刺风门、肺俞、太渊、复溜、尺泽、曲池以清肺，润燥，止咳。操作方法：进针得气后，用泻法，留针宜短。复溜用补法。每日 1 次，10 次为 1 个疗程。

慢性支气管炎患者取肺俞、定喘、膻中，中等度刺激，用平补平泻法，留针 30 分钟，每日 1 次。表寒里热者，加尺泽、合谷、大椎；痰热壅肺者，加尺泽、合谷、丰隆；痰湿阻肺者，加中脘、丰隆、脾俞、足三里；虚喘者，加膏肓、足三里、脾俞、肾俞、关元、气海。

(2) 耳针：急性支气管炎患者取平喘、肺、气管、肾上腺、神门、皮质下等穴。每次取 2～3 穴，留针 15～20 分钟，每日或隔日 1 次，也可埋针。慢性支气管炎患者取屏尖、平喘、脑、下脚端、屏间等穴，以毫针直刺，中等度刺激，留针 20 分钟，每日 1 次，适用于本病各辨证分型。

(3) 梅花针。①部位：后颈、胸背、腰部、气管两侧。②适应证：急性支气管炎或小儿患者。③操作方法：用梅花针中等度刺激，重点刺颈椎 5～7 两侧、气管两侧，每日 1～2 次。

(4) 电针：取肺俞、定喘、膻中、天突、足三里、丰隆，选用疏密波，电针 30 分钟，每日或隔日 1 次，10 次为 1 个疗程，每个疗程间隔 1 周。

3. 磁穴疗法

取穴：天突、定喘、膻中、肺俞为主穴。

配穴：痰多有热配大椎、丰隆；肾虚配肾俞或足三里。

功能：消炎，祛痰，止咳，改善一般情况，缩短疗程。

适应证：支气管炎，包括急性支气管炎、迁延性支气管炎、慢性支气管炎和哮喘性支气管炎。

用法：①旋磁疗法：用旋磁疗机，每分钟转速 1500～3000 转，旋转磁场强度为 500～900 GS，用同名极或异名极磁头对准所取穴位旋转治疗。每天 1 次，15 次为 1 个疗程。②贴敷法：取直径 8 mm 的锶铁氧体，磁场强度 300～900 GS，辨证取穴，用胶布将其固定在穴位上。3 天后复查 1 次，15 天为 1 个疗程。每穴 5～10 分钟，每日 1 次，每次 30 分钟。

4. 穴位注射

(1) 胎盘注射液 4 mL，在双侧肺俞穴分别注入胎盘注射液 2 mL，每日 1 次，15 天为 1 个疗程。适用于反复咳喘，素体虚弱者。

(2) 补骨脂注射液 4 mL，在双侧肺俞穴上分别注入补骨脂注射液 2 mL，每日 1 次，15 天为 1 个疗程。适用于喘咳日久，痰色稀白，腰膝酸软，小便清长者。

5. 穴位敷贴

麻黄、甘草、五味子、朱砂各等份，烘干，共研为细末。过筛，用适量酒调膏贴定喘、肺俞、天突穴，外盖大小适中的灸片、纱布，再用胶布固定，24 小时换药 1 次，10 次为 1 个疗程，每个疗程间隔 1 周。本法贴后 2 分钟左右，灸片上即产生灸霜（药膏与灸片产生化学反应后，生成一种氧化铝末），所贴穴位逐渐出现温感，灸 5～20 分钟，如热量不足，可外加热敷。适用于痰喘咳嗽，发热，夜不得眠者。

党参、炙甘草、干姜各 3g，白术 6g，共研为末，加华山参浸膏 20 mg，调匀研细，用酒调膏，纱布包裹，敷神阙穴，外用胶布固定，3 日换药 1 次，连敷 4～5 次。适用于虚喘。

6. 穴位拔罐

药物：海龙、红参、白芥子、细辛、甘遂、吴茱萸、苍术、木香、川芎、雄黄、丁香、肉桂、皂角刺等量共研细末（红参、海龙夏天用等量的 1/10，冬天用中量，其他季节适当加减）。使用前加适量麝香、冰片窖封保存。

取穴：主穴：肺俞（双）、心俞（双）、膈俞（双）、天突、膻中、神阙。配穴：大椎、曲池（双）、定喘（双）、丰隆（双）。

每穴拔罐 5～10 分钟（7 岁以下儿童只拔神阙穴，其他各穴只贴药）。将备用药物用鲜姜汁调成糊状，做成直径 1cm 的圆饼贴到穴上，用胶布固定。一般 20 小时取下，个别患者痒甚 2 小时取下。疗程：一般隔日 1 次，个别患者每日 1 次。

（三）单方验方

1. 杏仁膏

杏仁 30g，将上药泡去皮，用擂钵研捶，捣烂如泥，分为 3 服，每服内加冰糖 9g，共入碗内，用滚水冲入，加盖待温后连末服下，早晚各 1 次。用于咳嗽痰少者。

2. 鲜梨贝母饯

梨 500g，川贝母末 6g，白糖 30g。先将梨皮剖开，去核，把贝母末及白糖填入，合起放在碗内蒸熟食用，早晚分食。有清热化痰，散结解毒之功。用治咳嗽、燥咳。

3. 枇杷叶煎

枇杷叶、紫苏各 9g，甜杏仁 12g，大蒜头 3g。先将甜杏仁、大蒜共捣烂；再将枇杷叶、紫苏煎汁 150mL 左右，过滤后冲于杏、蒜泥中浸液。每日 1 剂，分 2 次服。适用于外感咳嗽。

4. 红参五味散

红参 3g，五味子 20 粒（一次量），研末，1 日 2 次。用于虚喘。

5. 紫茶合剂

紫花杜鹃 75g，矮地茶 50g。每日 1 剂，煎 2 次，分 2 次服。适用于肺脾两虚者。

七、预后与转归

急性气管－支气管炎一般呈自限性，发热和全身不适可在3～5天消退，咳嗽有时延长数周方愈。部分患者若未经调理或药物治疗，可进一步影响下呼吸道发生肺实质病变，特别在老年或免疫状态欠佳者，可发展为肺炎、肺脓疡、支气管扩张、慢性支气管炎等。慢性支气管炎患者易有反复呼吸道感染，尤其是冬春季气候突变时易发生。每一次感染常可导致病情进一步加重，肺功能进一步减退，最终导致肺心病引起呼吸衰竭和心力衰竭的发生。重视慢性支气管炎缓解期给予康复治疗十分重要，根据患者不同体力情况，在医护人员指导下进行太极拳、体操等，有助于增进患者运动耐力与健康状态。

八、预防与调护

预防的重点在于提高机体卫外功能，增强皮毛腠理御寒抗病能力，因而要注意致病因素对身体的袭击，重视饮食调理，加强身体抗病能力，避免发病，为此应注意以下几点。

（一）预防

积极开展卫生宣传教育，改善环境卫生，积极消除烟尘和有害废气的危害，加强劳动保护。吸烟对呼吸道是一种刺激，已吸烟者应立即戒烟，应当戒绝。需调情志，戒郁怒。注意气候变化，预防感冒是引起咳嗽发生、复发和加重的重要原因，应极力避免。体虚易感冒者，尚可服玉屏风散之类方药以益气固表。

（二）调理

1. 生活调护

（1）避免食用辛辣刺激性食物，不宜过酸过咸，有过敏史者，忌食海鲜发物及致敏性食物。急性支气管炎及慢性支气管炎发作期阶段，饮食宜清淡，富营养，并多饮水；或食牛奶、蛋汤、馄饨、蛋羹等流质、半流质饮食。

（2）保持居室空气清新，忌烟戒酒，避免烟尘、异味及油烟等理化因素刺激。预防感冒，逐渐加强耐寒锻炼，秋冬季节要注意保暖御寒，及时加衣被，防止忽冷忽热，外出时应戴口罩；缓解期要注意劳逸适度，适当锻炼身体以增强体质。常自汗出者，必要时可予玉屏风散服用。

（3）加强体育锻炼，提高抗病能力。如坚持跑步、散步、打太极拳或练气功；开展耐寒锻炼，从夏日开始用冷水擦身。体质强者冬天也可以冷水擦身或淋浴。

2. 饮食调养

饮食宜清淡，给予营养丰富易消化吸收的食物：如软饭、烂饭、米粥、面包、鲜奶，但进食要有规律，有节制，宜少食多餐，忌暴饮暴食，避免进食生冷，肥腻及辛辣燥热之品，配合中药食疗，更能调脾健胃，扶正固本，提高机体抗病能力。可以作为食疗的药材有百合、白果、杏仁、罗汉果、川贝母、核桃、陈皮、佛手、丁香、人参、茯苓、山药、芡实、当归、黄芪、麦门冬、沙参、莲子、雪耳、冬虫夏草，配合猪瘦肉、鸡、龟鳖、鱼胶、燕窝等食物。

（1）杷叶粥：枇杷叶10~15g，粳米100g，冰糖适量。将枇杷叶用纱布包好入砂锅内，加水200 mL煎至100 mL，去渣入粳米，更加水600 mL，煮成稀粥。早晚温服，3~5天为1个疗程。治疗痰热内蕴之咳嗽。

（2）杏苏二子粥：杏仁10g，苏子10g，莱菔子10g，白米50g，紫苏6g。先取杏仁、苏子、莱菔子水煎取汁，加水与白米煮粥，临熟加紫苏（纱布包）。煮15分钟即可。取之食用。治疗急性支气管炎风寒闭肺型。

（3）芦膏枇杷粥：芦根1尺，生石膏30g，枇杷叶20g，白米50g。上药水煎取汁，加水与白米煮粥食之。治疗急性支气管炎热郁肺胃型。症见咳嗽喘憋，发热烦躁等。

（4）人参蛤蚧散：吉林参0.25g，蛤蚧1对，紫河车1.75g，按此比例研细末，装瓶备用，每日服1~3次，每次1.5~3g。治疗慢性支气管炎缓解期，肺肾阴虚，症见气促动则加剧，盗汗，腰酸膝软者。

（5）冬虫夏草炖鹌鹑：冬虫夏草 5g，鹌鹑 2 只，生姜 3 片，蜜枣3 枚，水 200mL，加盐油调味，文火炖 2 小时，饮汤食肉。治疗慢性支气管炎缓解期，肺阴不足，出现气促不足以息，气短咳嗽不多，无痰，舌红少苔患者。

3. 精神调理

加强健康教育，使患者及家属了解掌握日常自我护理技能，避免精神刺激和过劳。平时应加强体育锻炼，适当做呼吸操、太极拳、缩唇式呼吸等措施。

第十二章

肺　炎

一、病因病机

肺炎的中医病因主要是正虚抗邪能力下降和感受风热病邪。多因素禀正气不足，肺气失于固密，或寒温失调，起居不慎而致肺卫卫外功能减弱时，均可导致外邪乘虚侵入而发病。肺炎属于中医"风温""肺热病"范畴。《温热经纬·陈平伯外感温病篇》说："风温为病，春月与冬季居多，或恶风，或不恶风，必身热，咳嗽，烦渴"。《素问·刺热篇》："肺热病者，先淅然，厥起毫毛，恶风寒，舌上黄，身热。热争则喘咳，痛走胸膺背，不得太息，头痛不堪，汗出而寒"。肺热病与风温病症状相似，因此常合称风温肺热病。

（一）病因

（1）寒温失调、劳倦或醉后当风，或素体虚弱，或病后体虚，正气不足，肺卫不固者，最易感受风热病邪。

（2）风热病邪从口鼻而入，乘虚侵犯肺经。

（二）病机

按其病变过程，有以下几种病机变化。

（1）邪犯肺卫，卫气被遏，肺失宣降。可见畏寒、寒战、高热、头痛、身痛、咳嗽、咯黏液性痰等。

（2）痰热壅肺，肺气不利。见身热不恶寒，咳嗽，气促，鼻煽，痰黄，或痰中带血或铁锈痰、胸痛等。

（3）邪气过盛，正不胜邪，邪气入里，内传营血。则面唇青紫或衄血发斑；甚至邪热内陷、逆传心包、蒙闭心窍，出现神昏谵语或昏聩不语。

（4）邪热郁闭不宣，热深厥深，四肢厥冷。邪热太盛，正气不支，或汗出太过，阴液骤耗，正不胜邪则汗出肢冷，脉微欲绝。

（5）气虚阴伤，余邪未清。可见低热，手足心热或口舌干燥，神疲体倦，气短懒言之证候。

本病病位主要在肺，病因为风热病邪，病机以痰热交阻、肺失宣肃为主要变化。在一般情况下，经过卫、气分阶段，病邪即可逐渐解除。若邪气过盛，则内传营血，或正不胜邪，出现阴竭阳脱。若治疗得当，邪退正复，可见热病恢复期气虚阴伤之象。

二、临床表现

（一）症状

1. 病史

肺炎球菌性肺炎常有受寒、劳累、雨淋等诱因或伴慢性阻塞性肺疾病、心力衰竭等基础疾病。金黄色葡萄球菌性肺炎多见于老人和小儿，常继发于流感、麻疹等呼吸道病毒感染或继发于皮肤疮疖等感染。革兰氏阴性杆菌性肺炎常见于年老、嗜酒、久病体弱、慢性肺部疾病、长期使用抗生素或免疫抑制剂者。支原体性肺炎好发于儿童及青少年，常有家庭、学校或兵营的小流行。病毒性肺炎多发于婴幼儿，也可见于老年体弱者，常有病毒感染病史。军团菌肺炎一般为流行性，也可散发，易发生于中老年，尤其是激素治疗的患者。

2. 典型症状

主要表现为高热，寒战，体温可达 39～40 ℃，胸痛，咳嗽，气急，咳痰。肺炎球菌性肺炎痰呈铁锈色；金黄色葡萄球菌性肺炎痰呈脓性或脓血性；肺炎杆菌性肺炎痰呈脓性或棕红胶冻状；绿脓杆菌性肺炎痰呈绿色脓痰；厌氧菌性肺炎痰常伴臭味；支原体肺炎可有少量黏液或血痰；病毒性肺炎咯少量黏痰；军团菌肺炎则咯少量黏液痰或血丝痰。重症肺炎可有神经系统症状如神志模糊、烦躁不安、嗜睡、谵妄、昏迷等。

（二）体证

肺炎球菌性肺炎、金黄色葡萄球菌性肺炎、肺炎杆菌性肺炎等细菌性肺炎典型者，其患侧胸部叩诊呈浊音，语颤及语音增强，听诊可闻及管状呼吸音和湿啰音或胸膜摩擦音。支原体肺炎和病毒性肺炎的肺部体征多不明显，少数患者偶有干湿啰音。危重患者有不同程度的意识障碍、面色苍白、发绀，伴有休克者可见血压下降及四肢湿冷、少尿或无尿、脉速而细弱等表现。

（三）常见并发症

肺炎常见并发症主要有肺水肿、肺脓肿、脓胸、脓气胸、呼吸衰竭、中毒性心肌炎、脑膜炎。

三、实验室和其他辅助检查

（一）血常规检查

肺炎球菌性肺炎、金黄色葡萄球菌性肺炎、肺炎杆菌性肺炎等细菌性肺炎白细胞总数增加，中性粒细胞比例显著增高，伴核左移或有中毒颗粒。支原体肺炎和病毒性肺炎白细胞数多正常或略增多。

（二）痰检查

肺炎球菌革兰染色为阳性双球菌，金黄色葡萄球菌亦为革兰染色阳性球菌，肺炎杆菌及绿脓杆菌为革兰染色阴性杆菌。痰培养可确定致病菌，支原体肺炎痰培养分离出肺炎支原体则可确诊，病毒性肺炎痰细胞检查胞质内可出现包涵体，病毒分离有助于明确诊断。

（三）血清学检查

血清肺炎支原体、肺炎衣原体、嗜肺军团菌抗体滴度呈 4 倍或 4 倍以上变化（增高或降低），同时肺炎支原体抗体滴度（补体结合试验）≥1∶64，肺炎衣原体抗体滴度（微量免疫荧光试验）≥1∶32，嗜肺军团菌抗体滴度（间接荧光抗体法）≥1∶128；嗜肺军团菌Ⅰ型尿抗原检测（酶联免疫测定法）阳性；血清流感病毒、呼吸道合胞病毒等抗体滴度呈 4 倍或 4 倍以上变化（增高或降低）。符合以上情况时均可确诊。

（四）X 线检查

肺炎球菌性肺炎早期 X 线胸片可见均匀的淡影，大叶实变为片状均匀致密阴影，多呈叶、段分布。金黄色葡萄球菌性肺炎早期可呈大片絮状、密度不均的阴影，呈支气管播散，在短期内病灶迅速扩大，呈蜂窝状改变伴空洞，常伴脓胸或气胸。肺炎杆菌性肺炎呈大叶性肺炎样实变，以上叶多见，水平叶间隙下坠，有不规则透亮坏死区。绿脓杆菌性肺炎病变多呈两侧中、下肺野散在性结节状阴影。流感嗜血杆菌性肺炎表现为支气管肺炎，也可呈大叶性分布。军团菌性肺炎早期病变为单侧小片状边缘模糊的浸润性病变，随病情发展而扩大呈一叶或多叶实变，可有少量胸腔积液，少数有空洞形成。厌氧菌性肺炎多见两下肺底纹理增多粗乱，夹杂有边缘模糊的斑片状阴影，脓肿形成时可见有液平面。支原体肺炎多数呈片絮状肺段性浸润，密度淡而均匀、边缘模糊的阴影，往往由肺门向外延伸，以肺下野为多见。病毒性肺炎 X 线胸片呈斑点状、片状或密度均匀的阴影，也可见有弥漫性结节性浸润，多位于两下 2/3 肺野。立克次体肺炎可见两下肺出现片絮状边缘模糊阴影，也可呈节段性或大叶性实变。

四、诊断要点

（一）肺炎的诊断依据

（1）新近出现的咳嗽、咳痰或原有呼吸道疾病症状加重，并出现脓性痰，伴或不伴胸痛。

（2）发热。

（3）肺实变体征和（或）闻及湿性啰音。

（4）WBC>10×10^9/L 或<4×10^9/L，伴或不伴细胞核左移。

（5）胸部 X 线检查显示片状、斑片状浸润性阴影或间质性改变，伴或不伴胸腔积液。

以上 1～4 项中任何 1 项加第 5 项，并除外肺结核、肺部肿瘤、非感染性肺间质性疾病、肺水肿、肺不张、肺栓塞、肺嗜酸性粒细胞浸润症及肺血管炎等后，可建立临床诊断。

（6）痰培养及免疫血清试验等检查可明确病原体。

（二）重症肺炎诊断标准

出现下列征象中 1 项或以上者可诊断为重症肺炎，需密切观察，积极救治，有条件时，建议收住 ICU 治疗：

（1）意识障碍。

（2）呼吸频率≥30 次/min。

（3）$PaO_2 < 60$ mmHg，$PaO_2/FiO_2 < 300$，需行机械通气治疗。

（4）动脉收缩压<90 mmHg。

（5）并发脓毒性休克。

（6）X 线胸片显示双侧或多肺叶受累，或入院 48h 内病变扩大≥50%。

（7）少尿：尿量<20 mL/h，或<80 mL/4 h，或肾衰竭需要透析治疗。

五、鉴别诊断

（一）肺结核

浸润性肺结核与肺段性肺炎容易混淆，尤其是病原菌尚不清楚时诊断较为困难，但肺结核多发病缓慢，一般有轻度毒血症状：午后潮热、盗汗、消瘦、咳嗽较轻，痰呈白色黏液或带少量脓性，可有血痰或咯血，X 线表现病灶新旧不一，好发在肺的上叶后段及下叶背段。干酪性肺炎多先有长期发热、乏力、消瘦等症状，一般情况差，X 线呈大片密度增高阴影，其中有多个不规则的无壁空洞，并可见支气管扩张灶。结核菌素试验为强阳性，痰内找结核菌可明确诊断。抗结核治疗有效。

(二) 支气管肺癌

常以阻塞性肺炎的形式出现,其早期 X 线征象类似于灶性肺炎,但患者年龄较大,常有吸烟史,中毒症状不明显,有刺激性咳嗽、咯血等症状,明显消瘦。其引起的阻塞性肺炎常呈叶、段分布,往往伴有肺门淋巴结肿大或肺不张,痰脱落细胞、X 线体层、CT、支气管纤维镜检查有助于诊断。

(三) 渗出性胸膜炎

本病发热症状不如肺炎明显,无血痰,血常规检查白细胞多正常或稍增加,大量胸腔积液时可发生纵隔移位,叩诊浊音,听诊呼吸音减弱或消失,胸部 X 线检查可见外高内低弧形积液阴影,胸腔穿刺可抽出积液。

(四) 肺栓塞

临床症状与肺炎颇类似,表现为突然发病,剧烈胸痛,与肺部体征不相称的呼吸困难、咯血、干咳及胸痛,可有休克、昏厥、发作性或进行性充血性心力衰竭等症状,常发生于外科手术、外伤、分娩、心脏病(心房纤颤者)及动、静脉炎者,无寒战、高热,咯血常为整口鲜血。血常规检查白细胞数呈中度增加,经胸片、心电图、血气分析、血液生化不能确诊,则需肺灌注和通气核素显像、肺动脉造影。

(五) 传染性非典型肺炎

在流行病学方面:与发病者有密切接触史,或属受传染的群体发病者之一,或有明确传染他人的证据,或发病前 2 周内曾到过或居住于报告有传染性非典型肺炎疫情的地区。临床表现起病急,以发热为首发症状,体温一般>38 ℃,偶有畏寒;可伴有头痛、关节酸痛、肌肉酸痛、乏力、腹泻;常无上呼吸道卡他症状;可有咳嗽,多为干咳、少痰,偶有血丝痰;可有胸闷,严重者出现呼吸加速、气促,或明显呼吸窘迫。肺部体征不明显,部分患者可闻及少许湿啰音,或有肺实变体征。外周血白细胞计数一般不升高,或降低;常有淋巴细胞计数减少。胸部 X 线检查可见肺部有不同程度的片状、斑片状浸润性阴影或呈网状改变，部分患者进展迅速，呈大片状阴影；常为多叶或双侧改变，阴影吸收消散较慢；肺部阴影与症状、体征可不一致。使用抗生素无明显疗效。

（六）肺脓肿

急性起病，发热、咳嗽、胸痛，有大量脓臭痰，X线影像学显示脓腔和液平。

（七）非感染性肺部浸润

须排除肺纤维化、肺水肿、肺不张、肺血管炎等非感染性肺部浸润。

六、中医治疗

肺炎由于病原菌不同，临床症状轻重不一，治疗有所选择。对体质较好、病情较轻者，特别是病毒性肺炎，一般可单纯用中医药进行治疗，但对年老体弱、免疫力较低、感染较重和重症肺炎者，除密切注意病情变化外，由于病情较危重，应积极予以中西医结合治疗，肺炎后期可使用中医药调理，促进病灶吸收，防止机化，增强机体免疫力，使患者早日康复。

（一）辨证治疗

肺炎多系风热之邪袭肺所致，病变部位在肺，传变规律及辨证治疗大多遵循温病的卫气营血。卫气营血辨证是本病提高治愈率，防止变证的关键。风热与痰热是本病中心环节，故疏风清热化痰是基本治疗大法。若见阳明腑实证，当肺胃同治；若逆传心包，当凉营清心，豁痰开窍；若正不胜邪，热毒内陷，阴竭阳脱，亟当回阳救阴，益气固脱。后期阶段，邪热已退而肺胃津伤未复的，则宜甘寒清养肺胃之阴。

1. 邪袭肺卫

证候特点：发病急骤，发热，恶寒，无汗或少汗，咳嗽，痰白或黄，口渴，舌边尖红，苔薄白或微黄，脉浮数。

治法：辛凉解表，宣肺化痰。

推荐方剂：桑菊饮合银翘散加减。

基本处方：金银花15g，连翘15g，桑叶10g，菊花10g，薄荷6g（后下），桔梗10g，牛蒡子10g，芦根15g，杏仁12g，生甘草6g。每日1剂，水煎2次，分2次服；病重者每日2剂，每隔6小时服1次。煎药时间不宜过长，以汤药"香气"大出为度。

加减法：肺热内盛加鱼腥草、大青叶、黄芩以清泄肺热；口渴明显加天花粉、南沙参以清热生津；痰黄黏稠加浙贝母、天竺黄以清热化痰；咽痛明显加板蓝根、山豆根以清热利咽。

2. 痰热壅肺

证候特点：发热，咳嗽，痰多痰鸣，痰黏或黄或带血，胸痛，气粗而喘，口渴烦躁，小便黄赤，大便干燥，舌红苔黄腻，脉弦滑数。

治法：清热化痰，宣肺平喘。

推荐方剂：麻杏石甘汤合苇茎汤加减。

基本处方：麻黄9g，生石膏30g，苇茎18g，杏仁12g，桃仁12g，薏苡仁20g，冬瓜仁15g，甘草6g，虎杖20g，全瓜蒌15g，黄芩15g。水煎服，每日2剂，每隔6小时服1次。

加减法：痰热壅盛加鱼腥草、桑白皮、金银花、浙贝母以加强清热化痰解毒之力；咯血加侧柏叶、白茅根以凉血止血；胸痛加郁金、丝瓜络以活络止痛；腑实便秘加生大黄（后下）、玄明粉冲服以通腑泄热；表证未解，仍有恶寒、发热则用生麻黄，若表证已解，可用炙麻黄。

3. 热入心包

证候特点：灼热夜甚，烦躁，神昏谵语，气促，痰鸣肢厥，舌红绛，脉弦滑数。

治法：清心泄热，豁痰开窍。

推荐方剂：清营汤合菖蒲郁金汤加减。

基本处方：水牛角30g（先煎），生地黄30g，牡丹皮12g，玄参20g，黄连10g，金银花30g，连翘20g，浙贝母12g，石菖蒲

10g, 郁金 15g, 鲜竹沥 50 mL（冲服）, 人工牛黄粉 1g（冲服）。水煎服, 每日 2 剂, 分 4 次服。

加减法：高热烦躁为主可加安宫牛黄丸 1 丸化开冲服以清心解毒开窍安神；神昏谵语为主可服至宝丹 1 丸以化痰开窍；高热痉厥为主可加服紫雪丹 1 丸以镇痉开窍, 清热解毒；兼腑实便秘加大黄（后下）、玄明粉冲服以通腑泄热醒神。

4. 正虚欲脱

证候特点：体温骤降, 额出冷汗, 面色苍白, 口唇青紫, 呼吸短促, 脉微细。

治法：回阳救逆, 益气养阴。

推荐方剂：参附汤合生脉散。

基本处方：高丽参 9g（另炖）, 熟附子 15g, 麦门冬 12g, 五味子 9g, 山茱萸 15g。水煎服, 日 2 剂, 分 4 次服。

加减法：大汗淋漓者加煅龙骨、煅牡蛎以敛汗固脱。临床上即可用参附注射液 20 mL 加入 5％葡萄糖注射液 20 mL 或 0.9％生理盐水 20 mL, 静脉推注。

5. 正虚邪恋

证候特点：低热不退, 咳嗽减而未止, 痰少黏稠不爽, 神疲乏力, 气短懒言, 或口渴烦躁, 舌红而裂, 少苔, 或舌淡而少津, 脉细数或无力。

治法：益气养阴, 润肺化痰。

推荐方剂：麦门冬汤合泻白散加减。

基本处方：太子参 30g, 沙参 15g, 麦门冬 15g, 生地黄 20g, 石斛 15g, 杏仁 12g, 川贝母 10g, 桑白皮 15g, 地骨皮 15g。每日 1 剂, 水煎服。

加减法：低热不退加白薇、银柴胡以清虚热；纳呆加生谷芽、生麦芽、炙鸡内金以消导开胃；痰黏难咯加瓜蒌皮以清化痰热；腹胀加佛手、香橼皮以行气消胀。

（二）其他治疗

临床上治疗肺炎除按辨证论治口服汤药外, 视具体情况可同时配合其他治疗，如口服中成药，或联用静脉滴注等，多种剂型或多种治疗方法同时使用。

1. 中成药

（1）银翘解毒片。功能：疏风解表，清热解毒。适用于肺炎初期，邪在肺卫者。每次4片，每日2～3次，使用3～5天。

（2）羚羊清肺丸。功能：清肺利咽，清瘟止嗽。适用于痰热郁肺之肺炎者。每次1丸，每日3次，使用5～7天。

（3）金荞麦片。功能：清热解毒，排脓祛瘀，祛痰止咳平喘。适用于痰热壅肺之肺炎者。每次5片，每日3次，使用7天。

（4）蛇胆川贝液。功能：祛风止咳，除痰散结。适用于风热咳嗽痰多之肺炎者。每次10 mL，每日2次，7天为一疗程。

（5）蛇胆陈皮液。功能：顺气，止咳，化痰。适用于痰浊阻肺咳喘、痰多之肺炎。每次10 mL，每日3次，7天为一疗程。

（6）清开灵注射液。功能：清热解毒，化痰通络，醒神开窍。适用于肺炎之痰热盛或热入心包者，症见发热、咳嗽、咯痰不爽、口渴、舌红、苔黄等。可予清开灵注射液，一日20～40 mL，以5%葡萄糖注射液250 mL或氯化钠注射液250 mL稀释后静脉滴注，1日1次。5～7天为一疗程。

（7）痰热清注射液。功能：清热，解毒，化痰。适用于急性肺炎痰热阻肺证。每次20～30 mL加入5%葡萄糖注射液250 mL或0.9%氯化钠注射液250 mL静脉滴注，1日1次。5～7天为一疗程。

（8）热毒宁注射液。功能：清热、疏风、解毒的功效。用于肺炎属于风热者。一次20 mL，以5%葡萄糖注射液或0.9%氯化钠注射液250 mL稀释后使用，滴速为每分钟30～60滴，1日1次。

（9）醒脑静注射液。功能：清热泻火，凉血解毒，开窍醒脑。适用于肺炎热盛或热入营血神昏者。可予醒脑静注射液20 mL加入5%葡萄糖注射液250 mL中静脉滴注，1日1次。7天为一疗程。

（10）血必净注射液。功能：化瘀解毒。用于温热类疾病，症见发热、喘促、心悸、烦躁等瘀毒互结证；适用于因感染诱发的全身炎症反应综合征；也可配合治疗多器官功能失常综合征的脏器功能受损期。①全身炎症反应综合征：50 mL 加 0.9％氯化钠注射液 100 mL 静脉滴注，在 30～40 分钟内滴毕，一天 2 次。病情重者，一天 3 次。②多器官功能失常综合征：100 mL 加 0.9％氯化钠注射液 100 mL 静脉滴注，在 30～40 分钟内滴毕，一天 2 次。病情重者，一天 3～4 次。

（11）丹参注射液。功能：活血化瘀。适用肺炎见有瘀血者，特别肺炎后期，炎症吸收不良者。10～20 mL 加入 5％葡萄糖注射液 250 mL 中静滴，1 日 1 次。7 天为一疗程。

（12）参麦注射液。功能：益气固脱，养阴生津，生脉。适用于肺炎气阴欲脱者或后期气阴两虚者。以 50 mL 加入 5％葡萄糖注射液 250 mL 静滴，1 日 1 次，7～10 天为一疗程。

（13）黄芪注射液。功能：益气养元，扶正祛邪，养心通脉，健脾利湿。适用于肺炎后期以气虚为主者。以 10～20 mL 加入 5％葡萄糖注射液 250 mL 中静滴，1 日 1 次。7～10 天为一疗程。

（14）参附注射液。功能：回阳救逆，益气固脱。适用于肺炎出现阳气暴脱的厥脱证和气阳虚者。一次 20～100 mL，用 5％～10％葡萄糖注射液 250～500 mL 稀释后使用，或静脉推注：一次 10～20 mL（用 5％～10％葡萄糖注射液 20 mL 稀释后使用）。

2. 针灸

（1）风温犯肺。①取穴：合谷、曲池、外关、大椎。热甚加外关、合谷；咽痛加少商。②操作：用泻法。留针 20 分钟，5 次为一疗程。

（2）痰热壅肺。①取穴：合谷、曲池、尺泽、少商、肺俞。若热郁胸膈而烦躁者，加膈俞；痰热结胸者，加丰隆；大便不通者，加天枢、上巨虚。②操作：用泻法。留针 20 分钟，5 次为一疗程。

（3）热毒内陷。①取穴：郄门、神门、曲泽、膈俞、血海，若邪甚蒙闭心包，神昏者加水沟，也可刺水沟、十宣、曲池、委中放血。②操作：用泻法。留针 20 分钟，5 次为一疗程。

（4）正气暴脱。①取穴：水沟、内关、百会、气海、关元。②操作：水沟、内关，用补法，百会、气海、关元用大艾炷灸。留针 30 分钟，5 次为一疗程。

（5）正虚邪恋。①取穴：肺俞、膏肓俞、太渊、太溪、三阴交。低热不退加内关；痰多纳呆加足三里、中脘。②操作：用平补平泻法。留针 20 分钟，5 次为一疗程。

3. 穴位注射

适应证：大叶性肺炎。

方法：取双侧肺俞、大椎穴，用 4.5～5 号皮试针头吸入注射用水，常规消毒后，快速刺入穴位肌层，上下提插，待局部有酸麻胀感，回抽无血时分层推注，初次注射肺俞穴 1 mL，1 小时后再注 1 次 2～3 mL，大椎穴 1 mL，以后每日 2 次至痊愈为止。

疗程：7 次为一疗程。

4. 拔罐法

适应证：用于肺炎恢复期病灶吸收不良者。

方法：取风门、肺俞、膏肓俞、肺部有湿啰音处，按拔火罐常规操作，每日治疗 1 次。

疗程：5 次为一疗程。

5. 药熨法

适应证一：迁延性肺炎。

方法：二子黄附方。苏子、白芥子、芫荑、香附各 30g，细辛 10g，食盐 30g，食醋少许。上药用铁锅在炉上翻炒至芳香灼手，装入柔软布袋内，立即在脊柱及两旁或啰音密集处来回推熨。开始可隔衣而熨，待温度下降，再直接熨于皮肤上，每日 2 次。

疗程：7 天为一疗程。

适应证二：肺炎之痰浊阻肺者。

方法：三子养亲方（苏子、莱菔子各 60g，白芥子 30g）。各药混合炒热，布包熨背部。每日 2 次。

疗程：7 天为一疗程。

6. 灌肠疗法

适应证：肺炎之痰热壅肺者。

方法：麻杏石甘汤灌肠液：麻黄 10g，石膏 50g，杏仁 10g，甘草 5g。水煎取汁约 200 mL 灌肠，药温 30 ℃左右，每日灌肠1～2 次。

疗程：5 天为一疗程。

（三）单方验方

1. 蚤休汤

蚤休 30g，大青叶 30g，败酱草 30g，鱼腥草 30g，黄芩 12g，小蓟 12g，每日 1～2 剂，水煎分服。适用于肺炎高热者。

2. 复肺饮

鱼腥草 100g，生石膏 100g，水煎分服。适用于肺炎发热口渴、咳痰浓稠者。

3. 食用石膏竹叶粥

石膏 30～45g，鲜竹叶 30 片，鲜竹心 30 根，芦根 30g，粳米 100～150g，砂糖 5g。先将鲜竹叶、竹心、芦根洗净，同煎取汁去渣，加入粳米同煮为稀粥，调入砂糖，日分两次食服。适用于肺热阴伤者。

4. 鱼腥草煎剂

鱼腥草 500g，浓煎成 100 mL 溶液，每次 30 mL，用于大叶性肺炎。

5. 复肺粥

生黄芪 30g，粳米 100g，橘皮末 3g，红糖适量。黄芪浓煎取汁熬粥，再加橘皮末稍煮，加红糖食用，每日 2 次。用于肺炎恢复期。

七、预后与转归

本病的发展过程大多符合卫气营血传变规律，病邪由浅入深，由表及里。其转归预后取决于正邪双方力量的对比，同时也受治疗因素，体质差异的影响。一般而言，体质强壮，感邪较轻而治疗及时者，预后为顺；年高体弱、正气不足或感邪较重，或贻误治疗者，则病程迁延，预后较差。若传变迅速，出现窍闭动风，阴竭阳脱者，多预后不良。如演变成肺痈，亦为逆证。本病初起，病邪始入。若为热邪袭表，寒热不退，外邪可由表入里，累及气分；痰热浊邪阻肺，不得清化，则更助热，加重病情。少数患者可因热毒鸱张，痰热壅盛，闭蒙心窍而成热入心包之证。肺热腑实是本病常见证候，热盛当清，腑实宜下，若气热不解，深入营血，可动血发斑，动风抽搐；若腑实不下，浊气上犯，邪热炽盛，逆传心包，则神识昏蒙，或劫阴耗液而成阴竭阳脱危候。

气阴两伤发生于本病后期的患者，在顾护正气的同时，注意清泄余热，一般预后良好，可用麦门冬汤、沙参麦门冬汤等，不可补之以辛温，以防死灰复燃。

若转入阴竭阳脱危重症，治疗关键在于把握住"快、准、重"的原则，当选用大剂敛阴固津、回阳救逆之品，及时、正确地配用西药治疗，有转危为安之望。

八、预防与调护

肺炎的发病与自身体质及外界因素有关，因此，要注意致病因素对身体的袭击，重视饮食调理，加强身体抗病能力，避免发病。

(一) 预防

(1) 注射肺炎球菌疫苗。如 23 价肺炎球菌多糖疫苗，0.5 mL，三角肌注射。可预防 23 种最常见致病菌肺炎球菌的感染，预防有效期 5 年。

(2) 对于体虚经常感冒者，可适度体育锻炼，增强体质，并口服玉屏风散冲剂以益肺固表。

(3) 尽量减少侵入性检查与治疗措施对呼吸系统防御功能损害，如纤维支气管镜、气管插管、气管切开等。

(4) 提倡不吸烟，反对酗酒。吸烟可以降低机体免疫力和呼吸道局部防疫功能，酗酒也可以降低抵抗力，且酗酒后发生呕吐可以引起吸入性肺炎。

（5）积极预防上呼吸道感染。病毒性上呼吸道感染常常是细菌性肺炎的前奏。平时避免受寒，有计划进行耐寒锻炼，可以减少感冒。接种灭活卡介苗、注射核酪、干扰素，有一定预防感冒作用。

（6）应用免疫增强剂。如免疫球蛋白、转移因子、胸腺素、α-干扰素等均能非特异性地增强机体免疫功能。

（7）积极妥善处理基础疾病，如胃食管反流、营养不良、低蛋白血症、白血病和恶性肿瘤及化疗、糖尿病、肾上腺皮质激素使用、肾衰竭、免疫功能低下、慢性阻塞性肺疾病、心肺功能不全、肝功能衰竭等。

（二）调护

1. 生活调护

（1）注意生活起居方面的卫生，居室保持清洁，空气新鲜，防止受寒，避免疲劳和醉酒。

（2）冬春季节，年老体弱者应避免去公共场所，以防感染各种时行疾病。

（3）进行体格锻炼，提倡户外活动，提高机体防御外邪能力。

2. 饮食调养

多饮水和果汁，多吃新鲜瓜果，忌烟，戒酒，禁食辛辣等有刺激的食品。可以作为饮食治疗的药材与食物有鱼腥草、甜杏仁、桑叶、芦根、枇杷叶、熟地黄、山药、沙参、麦门冬、川贝母、玉竹、扁豆、天花粉、太子参、茯苓、薏苡仁、雪梨、荸荠、海蜇、萝卜等。

（1）荸荠海蜇汤：荸荠 200g，海蜇皮（漂洗）100g。加水炖，每日分 2～3 次服用，用治肺热咳嗽痰稠。

（2）桑叶杏仁冰糖汤：桑叶 15g，杏仁、冰糖各 9g。加水300mL，煎至 100mL，趁热服用，用于风热型肺炎。

（3）鱼腥草萝卜汤：鱼腥草 50g，萝卜 500g。水煎服用，每日 1 剂，分 2～3 次，用治痰热咳喘。

（4）枇杷叶竹茹陈皮饮：鲜枇杷叶 50g（洗净），竹茹 25g，陈皮 10g。水煎，加蜂蜜适量同服，每日 1 次，用于痰热或干咳少痰者。

（5）芦根粥：生芦根 15g，大米 30g。煎芦根水煮粥，每日 2 次，用于邪热伤津型肺炎。

（6）冰糖雪耳炖雪梨：雪梨 1 个，雪耳 10g，冰糖 15g。将冰糖放入去核梨中加上雪耳和适量清水，加盖炖 1 小时，全部吃下，每日 1 次，连吃 3～5 日，用于肺炎后期气阴两虚，干咳无痰，口干咽涸等症。

（7）荸荠萝卜芦根汤：荸荠 7 个，萝卜 60g，芦根 30g。水煎服，用于肺炎干咳无痰者。

（8）石膏竹叶粥：石膏 30～45g，鲜竹叶 30 片，鲜竹心 30 根，芦根 30g，粳米 100～150g，砂糖 5g。先将鲜竹叶、竹心、芦根（切成小片）洗净，同煎取汁去渣，加入粳米同煮为稀粥，调入砂糖，日分 2 次食用。适用于肺炎肺热阴伤者。

（9）沙参粥：沙参 20g，麦门冬 10～15g，粳米 100g，冰糖适量。先将沙参、麦门冬同入砂锅煎汁，去渣，再入粳米同煮为稀粥，最后入冰糖溶化即成，适用于肺炎后期肺阴不足者。

（10）熟地山药粥：熟地黄 15g，山药 30g，粳米 100g，冰糖适量。先把地黄、山药、粳米，加适量水煮粥，煮沸后入冰糖同煮。适用于肺炎后期肺肾阴亏者。

3. 精神调理

（1）医生及护理人员要关心体贴患者，耐心解释病情，进行身心两方面的健康教育。

（2）护理人员在仪表上应保持服装整洁。

（3）医生要使患者情绪安定，克服对疾病的悲观失望情绪，鼓励患者积极同疾病作斗争，很好地配合治疗。

（4）务必让患者保持心情舒畅，避免七情内伤。

第十三章

支气管扩张

一、病因病机

支气管扩张根据其发病过程的不同阶段，中医学认为其病因为外因和内因两个方面。外因指外感风、湿、热、火之邪，内因多指肺体亏虚、饮食不当及七情内伤。临床上内因与外因又互为因果可致恶性循环。

（一）病因

1. 感受外邪

外感六淫，肺失清肃，津液不布，蒸液成痰，出现咳嗽咯痰加重；或外邪化热，热伤肺络，出现咯血。

2. 痰浊内蕴

久病肺虚，津液不布，聚而成痰；子病及母，脾虚亏虚，水谷不化，聚而成痰；郁久化热，痰热内蕴，出现黄脓痰；热伤血脉，出现咯血。

3. 饮食不当

嗜食肥甘之物，或暴饮暴食，损伤脾胃，水谷不化，聚而成痰；嗜食辛辣煎炸之物，胃热内生，浊伤阴津，灼津成痰。

4. 内伤情志

怒伤肝，喜伤心，忧伤肺，思伤脾，恐伤肾；木火刑金或相火灼金皆可出现咯血。

5. 脏腑亏虚

久咳肺虚，肺失宣降，津液不布，聚津成痰；脾虚失司，水谷不化，聚而成痰；肾气亏虚，蒸液无力，聚津成痰；另外，气

虚失摄，血溢脉外；肾阴不足，相火妄动，相火灼金，肺络受损，
出现咯血。

（二）病机

肺为娇脏，喜润恶燥，不耐寒热，如唐容川在《血证论》中
讲"肺为娇脏，无论外感、内伤，但一伤其津液，则阴虚火动，
肺中被刑，金失清肃下降之令，其气上逆，嗽痰咳血"。所以，本
病急性期可应外感淫邪化热或痰热内蕴而出现咳嗽咯痰、咯血；
亦可肝火犯肺、相火灼金导致咯血；迁延期可因久病肺脾两虚，
津液不布，水谷不化，痰浊内蕴，则长期咳嗽咯痰。

二、临床表现

（一）症状

1. 慢性咳嗽、咯脓痰

体位改变时分泌物刺激支气管黏膜引起咳嗽和排痰，如起床
时或就寝后最多，每日可达 $100\sim400$ mL。咳痰通畅时患者自感
轻松；若痰不能咳出，则感胸闷不适，全身症状即趋明显。痰液
呈黄绿色脓样，若有厌氧菌混合感染，则有臭味。收集全日痰液
静置于玻璃瓶中，数小时后分离为 4 层：上层为泡沫，下悬脓性
成分，中为混浊黏液，下层为坏死组织沉淀物。

2. 反复咯血

$50\%\sim70\%$ 的患者有不同程度的咯血，从痰中带血至大量咯
血，咯血量与病情严重程度、病变范围有时不一致。有一类临床
称为"干性支气管扩张"，仅表现为反复咯血，平时无咳嗽脓痰等
呼吸道症状，其支气管扩张多位于引流好的部位，不易感染。

3. 反复肺部感染

同一部位反复发生肺炎并迁延不愈，这是由于扩张的支气管
清除分泌物的功能丧失，引流差，容易反复发生感染。

4. 慢性感染中毒症状

若有反复感染，可引起周身毒性症状，如发热、盗汗、食欲

减退、消瘦、贫血等。

（二）体证

早期支气管扩张可无异常体征。病情进展后可在肺下部听到湿啰音。随着并发症如支气管肺炎、肺纤维化、胸膜增厚与肺气肿等的发生，可有相应的体征。慢性化脓性支气管扩张患者呼出气息发臭，且有杵状指、趾，全身营养情况也较差。

（三）常见并发症

1. 窒息

支气管扩张发生咯血时，年老体虚、肺功能不全者，常因为咳嗽反射和呼吸中枢抑制，使血块不能咯出而发生窒息。临床表现为气促，呼吸困难，面色发绀，甚至出现"三凹"征。

2. 呼吸衰竭

呼吸衰竭也是支气管扩张常见并发症之一，支气管扩张症引起肺功能严重损害，呼吸大气压空气时，由于缺氧或（和）二氧化碳潴留，产生一系列生理功能和代谢障碍的临床综合征。危重时，如不及时处理，会发生多脏器功能损害，甚至危及生命。

三、实验室和其他辅助检查

（一）一般检查

1. 血常规

在急性加重时白细胞计数多增高，中性粒细胞百分比增高，迁延期白细胞正常或偏高，晚期红细胞减少，患者呈现轻度或中度贫血。

2. 痰液

痰标本室温下采集后应在 2 小时内送检，先直接涂片，光镜下观察细菌数量，如每低倍视野鳞状上皮细胞＜10 个，白细胞＞25 个，或鳞状上皮细胞：白细胞＜1：2.5，可作为污染相对较少的"合格"标本接种培养。痰定量培养分离的致病菌或条件致病菌浓度≥10^7 cfu/mL，可认为是致病菌；≤10^7 cfu/mL 则是污染菌；介于两者之间，建议重复培养；如连续分离到相同细菌，浓度 $10^5 \sim 10^6$ cfu/mL，两次以上，也可以认为是致病菌。如果是经气管镜或人工气道吸引的痰液细菌培养浓度 $\geqslant 10^5$ cfu/mL 可认为是致病菌，低于此浓度则多为污染菌。而防污染样本毛刷，如细菌浓度 $\geqslant 10^3$ cfu/mL 可认为是致病菌。

支气管扩张痰液静置时分为 4 层：上层为泡沫、其下为脓性成分、中层为黏液、下层为坏死组织沉淀物。镜检中可见流感嗜血杆菌（要用巧克力特殊培养液培养）、金黄色葡萄球菌、奈瑟球菌、变形杆菌、大肠杆菌、绿脓杆菌、产气杆菌等。

（二）胸部影像学检查

1. 胸部平片

轻度支气管扩张，胸部平片可无异常改变，一般仅见一侧或两侧下肺肺纹理增粗；较重的囊状支气管扩张在平片上可见沿支气管分布的卷发样阴影，有时可见肺段或肺不张。

2. 胸部 CT

支气管扩张的 CT 表现可根据扩张支气管的形态分为三种：柱状支气管扩张表现为管壁增厚、管腔增宽，使得正常时不能见到的距膈膜下 3 cm 肺周边内也可见到支气管。当支气管行走和 CT 扫描平行时表现为"轨道征"，当支气管和扫描垂直时出现厚壁的圆形亮影，扩张的支气管与伴行的肺动脉形成有特色的"印戒征"。正常时肺动脉直径稍大于伴行的周围支气管直径，当这种关系发生倒转时，可靠地指出有支气管扩张。静脉曲张状的支气管扩张表现与柱状相似，但管壁不规则可呈连珠状。囊状支气管扩张则表现为一组或一束多发性含空气囊肿，若囊内充满液体则呈一串葡萄状，囊内出现液平面是囊状支气管扩张最有特异性的征象。胸部 CT 在明确支气管扩张的诊断和确定其病变范围上有很重要的意义。胸部 CT 有比支气管造影损害小、不良反应少的优点。

3. 支气管碘油造影

充盈造影剂能显示病变的支气管呈柱状或囊状扩张以及混合型扩张，可确诊支气管扩张的存在、病变的类型和分布范围，对胸外科手术有指导作用。但因此项检查有不良反应，目前已逐步被 HRCT 取代。

（三）支气管镜检查

支气管镜有助于对引起局限支气管扩张的管腔内肿物、结核病灶及异物做出诊断，对咯血的定位诊断也有重要意义，同时可以吸引留取深部痰送检，对治疗有指导作用。

（四）肺功能

大部分患者合并有阻塞性通气功能障碍（>80%患者），并发气流阻塞的患者，尤其是年轻患者，应行支气管舒张试验评价用药后肺功能改善情况。同时部分患者存在气道高反应性（33%～76%的患者）。

（五）其他检查

1. 血清免疫球蛋白（IgG、IgA、IgM）和血清蛋白电泳

气道感染时各种免疫球蛋白均可升高，合并免疫缺陷时则可出现免疫球蛋白缺乏。

2. 自身免疫指标

有合并相应临床表现时，可检测类风湿因子、抗核抗体、抗中性粒细胞胞浆抗体等。

四、诊断要点

（1）童年有诱发支气管扩张的呼吸道感染和全身性疾病病史。有慢性咳嗽、咯大量脓性痰、反复咯血和肺部同一部位反复感染等病史。

（2）肺部病变部位有固定而持久性湿性啰音或杵状指等体征。

（3）胸片显示患侧肺野纹理增多、紊乱，或有不规则环状透亮阴影或卷发样阴影。

（4）胸部 CT 或支气管造影显示支气管扩张。

支气管扩张的诊断应根据病史、临床症状、体征及影像学检查或支气管造影等检查综合分析确定。

五、鉴别诊断

（一）慢性支气管炎

多发生于中年以上患者，咳嗽咳痰与支气管扩张相似，但本病咳嗽、咳痰症状多于冬、春季节明显，且痰量少，多白色，咯血者相对少见，胸片多见肺纹理增粗，常并发肺气肿，无支气管扩张 X 线特征，胸部 CT 检查无支气管扩张特征。

（二）肺结核

本病常有咳嗽、咳痰，时有咯血，但多干咳无痰或少痰，而且伴有结核全身中毒症状，如午后潮热、盗汗、消瘦；阳性体征多见于上肺；痰中可找到结核菌。有时肺结核可以继发支气管扩张，两病并存，胸部 CT 可鉴别。

（三）肺脓肿

本病起病急，高热、胸痛、咳嗽、咯大量脓性痰，胸片可见浓密炎症阴影，中有空洞伴液平面，积极抗感染治疗，炎症可以完全消失，并发厌氧菌感染时脓痰腥臭。

（四）肺囊肿继发感染

本病与支气管扩张相似，有咳嗽、咳痰等特征，但胸片显示圆形空腔伴液平面，周围无炎症反应，常无明显毒性症状。液体排空后成气性囊肿，囊壁薄，周围无突变。

六、中医治疗

支气管扩张依临床表现可分为急性期和迁延期两个阶段。西医对于支气管扩张的治疗以抗感染、化痰、促进痰液引流及止血为原则。但由于患者反复感染，反复使用抗生素，致病菌对多种抗菌药物耐药。另一方面患者久病，肺气亏虚，腠理不固，每当天气变化易感六淫邪而导致病情加重，中医在这两方面可发挥治疗优势。急性期主要表现为咳嗽、咯黄脓痰增多，或以咯血为主要症状，伴发热、咳嗽等；迁延期的主要表现为咳嗽、咳脓痰，以及机体正气不足一系列表现。治疗宜分期进行辨证施治。急性期以祛邪为主，急则治其标，采用清热解毒、化痰止血为法。迁延期，正虚邪恋，虚实夹杂，宜化痰排脓为主，佐以扶正。

（一）辨证治疗

辨证首先区分急性期及迁延期；其次掌握肺、脾、肾的相互关系；再次辨虚实，实证多为痰浊、郁热；虚证多为肺虚、脾虚、肾虚。

1. 急性期

（1）痰热蕴肺。

证候特点：咳嗽、咯大量脓样黄白色稠痰，其气味或腥臭；口干、口渴，可伴发热恶寒、胸痛、大便结、尿黄、舌质红、苔黄腻、脉滑数或浮数。

治法：清热化痰，宣肺止咳。

推荐方剂：清金化痰汤。

基本处方：黄芩10g，山栀子10g，知母10g，桑白皮15g，瓜蒌仁15g，贝母10g，麦冬10g，橘红8g，茯苓15g，桔梗10g，甘草5g。每日1剂，水煎服。

加减法：咯血者，加仙鹤草10g、侧柏叶10g、白及10g以凉血止血；热盛加黄连12g、黄芩15g以清肺泻热；痰多加瓜蒌20g、胆南星12g、冬瓜仁20g以清热化痰；大便秘结不通加大黄10g泻热通腑；血色瘀黯、缠绵不止加三七末1.5g冲服止血。

（2）肝火犯肺。

证候特点：咳嗽、咳黄色脓痰、咯血、烦躁易怒、胸胁疼痛、口干、口苦、舌质红、舌苔薄黄干、脉弦数。

治法：清肝泻火，凉血止血。

推荐方剂：黛蛤散合泻白散加减。

基本处方：青黛6g（包煎），海蛤壳20g，桑白皮15g，地骨皮15g，甘草5g，牡丹皮15g，生蒲黄15g，仙鹤草30g，白及10g。每日1剂，水煎服。

加减法：胸胁痛明显者加柴胡10g、郁金10g疏肝行气化瘀以止痛；痰多加浙贝母 15g、金荞麦 20g 清热涤痰。

（3）相火灼金。

证候特点：咳嗽咳痰或干咳无痰、痰中带血或反复咯血、口干咽燥、潮热盗汗、面赤颧红、舌质红少苔或无苔、脉细数。

治法：滋阴养血、凉血止血。

推荐方剂：百合固金汤。

基本处方：熟地 10g，生地 10g，当归 8g，白芍 10g，甘草 5g，桔梗 10g，玄参 15，贝母 10g，麦冬 10g，百合 10g，每日 1 剂，水煎服。

加减法：痰多加枇杷叶 12g、天花粉 15g 加强清热化痰；反复咯血，加生蒲黄 15g、白茅根 15g 养阴止血；舌涸津伤以生藕汁代茶徐徐咽下清热生津止血。

（4）气不摄血。

证候特点：痰中带血或咳吐纯血，面色无华，神疲乏力，头晕目眩，耳鸣心悸，或肢冷畏寒。舌质淡，脉虚细或芤。

治法：益气温阳摄血。

推荐方剂：拯阳理劳汤加减。

基本处方：人参 6g（另煎兑服），黄芪 30g，白术 10g，当归 10g，陈皮 3g，牡蛎 3g，仙鹤草 30g，白及 12g，阿胶 10g（烊），三七末 3g（冲服），甘草 6g。每日 1 剂，水煎服。

加减法：无寒象者去肉桂。

2. 迁延期

（1）痰浊阻肺。

证候特点：反复长期咳嗽、咯大量脓痰、痰色虽黄白黏稠，但易咯出，尤以早晚或变换体位后咳痰更多；舌质淡、苔白厚腻、脉滑。

治法：祛痰止咳平喘。

推荐方剂：二陈汤加减。

基本处方：陈皮 5g，法半夏 15g，茯苓 15g，甘草 5g，大枣 10g，败酱草 15g，瓜蒌仁 20g，浙贝 10g。每日 1 剂，水煎服。

加减法：若湿痰化热加鱼腥草 20g、苇茎 20g 以加强清解肺热；痰黄稠难咯出加金荞麦 30g、煅礞石 30g 清热化痰。

（2）肺脾两虚。

证候特点：反复咳嗽、咳痰量多、痰白、气短、少气懒语、胃纳减少、形体消瘦，易患伤风感冒，舌质淡红、舌苔白润、脉细弱。

治法：补肺健脾、祛痰止咳。

推荐方剂：补肺汤。

基本处方：党参 20g，黄芪 20g，熟地 15g，五味子 5g，紫菀10g，桑白皮 15g。每日 1 剂，水煎服。

加减法：喘重加厚朴 12g、白果 10g 以宽胸下气；兼伤风感冒，加防风 10g、荆芥穗 10g、柴胡 12g 以疏解风邪。

（二）其他治疗

1. 中成药

（1）蛇胆陈皮液。①功能：顺气，止咳，化痰。②主治：咳喘、痰多；每次 10 mL，每日 3 次。

（2）蛇胆川贝液。①功能：祛风止咳，除痰散结。②主治：风热咳嗽，痰多，气喘，胸闷，咳痰不爽或久咳不止；每次10 mL，每日 2 次。

（3）鲜竹沥口服液。①功能：清热豁痰。②主治：痰热咳喘，痰稠难咯，顽痰胶结者；每次 20 mL，每日 2 次。

（4）云南白药。①功能：化瘀止血。②主治：咯血；每次0.5g，每日 4 次。

（5）云南红药。①功能：化瘀活血止血。②主治：支气管扩张咯血；每次 2~3 粒，每日 3 次。

（6）裸花紫珠片。①功能：消炎，解毒，收敛，止血。②主治：呼吸道感染引起出血；每次 3~5 片，每日 3~4 次。

（7）十灰丸。①功能：凉血止血。②主治：咯血、吐血等；每次 10g，每日 3 次。

（8）三七粉。①功能：活血止血。②主治：咯血等出血疾病；

每次 3g，每日 3 次。

2. 针灸

取穴：鱼际、孔最、尺泽、内关、外关、膈俞、膻中。

手法：辨虚实而采用补法或泻法。

3. 穴位敷贴

（1）痰热蕴肺。①取穴：双丰隆穴；②操作：大黄粉外敷双丰隆穴1～2 小时，疗程 7～10 天。

（2）肝火上炎。①取穴：双涌泉穴；②操作：大蒜泥外敷双涌泉穴20～30 分钟，疗程 7～10 天。

（三）单方验方

（1）鸡子 1 个、三七 3g、藕汁一小杯，陈酒半杯炖熟食用，治咯血。力简效宏而无留瘀之弊。

（2）豆腐浆一杯煮开，加入浸芥菜的卤汁，每次饮半杯，服后胸中有恶心呕吐感，能吐出脓痰更好，有催吐脓血之功。

（3）橘红 6g，生大黄 6g，代赭石 6g，研成细末分次服用。

（4）炙大黄 15g，醋煅花蕊石 15g，三七末 15g，研细末过筛每包 5g，冲服。

七、预后与转归

支气管扩张虽然为良性疾患，但大咯血时存在窒息的可能，近年来随着支气管栓塞术的开展，支气管扩张大咯血大部分能得到有效的治疗，减少了病死率。因此，影响本病预后的因素当属肺功能，如果反复感染，支气管扩张病灶范围逐渐扩大，影响肺功能，最终患者多数因肺功能差、呼吸衰竭而死亡。因此，对于支气管扩张因积极治疗病因，减少反复感染，改善生活质量，减缓肺功能下降，减少病死率。

八、预防与调护

（一）预防

（1）支气管扩张的预防应该防止麻疹、百日咳、支气管肺炎及肺结核等急慢性呼吸道感染，增强机体免疫力及抗病能力；清除鼻腔咽部慢性病灶；对支气管结核淋巴结核早期诊断，及时治疗；注意防止异物误吸入气管，一旦发现异物误吸应立即经气管镜取出。

（2）对已患病患者，应防止或减少呼吸道感染的发生，保持呼吸道通畅和痰液引流，合理使用抗生素。病灶位置局限，反复咯血内科治疗效果差者应做手术切除治疗。

（二）调护

1. 生活调护

（1）注意天气变化，天寒加衣，做好保暖措施，预防感冒的发生。

（2）凡近期内咳喘突然加剧，痰色变黄，舌质变红，虽无发热恶寒表证，亦要考虑复感外邪病情加重的可能，应及时诊治，阻断病势的发展。

2. 饮食调养

平时宜食用有润肺生津化痰作用的水果和蔬菜。如橘子、生梨、枇杷果等，忌油腻厚味及一切辛辣刺激海鲜之物如辣椒、韭菜、海虾等，严禁烟酒。

（1）瓜蒌白及乌鸡汤：乌鸡1只，瓜蒌实15g，白及12g，加清水适量，武火煮沸后，文火煮1～2小时，调味即可，随量饮用。治疗支气管扩张之咯血属阴亏有热者，咳嗽难愈、痰少难咯，甚则咳吐鲜血，体弱形瘦，手足心热，潮热盗汗，舌红苔少，脉细。

（2）桃仁人参炖鹧鸪：鹧鸪1只，胡桃仁24g，人参6g。全部用料一齐放入炖盅内，加水适量，炖盅加盖，文火隔开水炖2～3小时，调味即可，随量饮用。适用于支气管扩张之肺脾两虚型，形瘦气短，精神疲乏，咳嗽气喘，动则尤甚，呼多吸少，腰酸肢冷，汗出尿频，脉虚弱。

（3）蜜百合：取干净新鲜百合，加炼熟的蜂蜜（百合100g，蜂蜜300～500g）与开水适量拌匀，于锅内焖之，再以微火烧至不黏手，取出放凉，即成蜜百合，每天食 3～5 次。适宜用于支气管扩张阴虚痰中带血者。

（4）百合粥：取百合 60g，大米 250g，白糖 100g，洗净大米、百合，加水适量，先置武火上烧沸，再改以文火煨熬，等熟烂时加入白糖或盐即成，每天食 3～5 次，食百合喝粥。润肺止咳，清心安神。适用于肺痨久咳，咳痰唾血。

（5）红烧龟肉：取龟 1 只（250～500g），洗净切块，去头、足及内脏，用菜油反复翻炒，再加生姜、酱油、冰糖等调料及适量清水，以文火煨炖至龟肉炖烂即成。功能滋阴补血，适用于阴虚或血虚患者所出现的咯血。

（6）柿霜糖：取柿霜 15g，白砂糖 15g，加水少许，置文火上熔炼至稠，稍凉后切成小块即成，每天 3 次，每次 1 块。功能清肺平喘，化痰止咳，适用于肺热咯血，经常服用疗效较好。

（7）松子仁糖：取白砂糖 500g，加水少许，置文火上熬至能挑起糖丝，趁热投入松子仁 250g 拌匀，稍凉后切块即成。每次 1 块，每天 3 次。功能润肺健脾，止血止咳，适用于肺脾两虚之咯血。

（8）猪肺三汁汤：将猪肺煮熟，配以梨汁、藕汁、莱菔汁服用，用治咯血，以常服用者效果更佳。

3. 精神调理

避免精神刺激及劳倦过度，因忧思恼怒过度，肝气郁结化火，上逆犯肺；或劳倦太过会导致心、脾、肾气阴的损伤。患者要参加一些有意义的健身活动，以利于增强体质，增加抗病能力。

第十四章

肺脓肿

一、病因病机

肺脓肿属于中医"肺痈"的范畴。"肺痈"是肺叶生疮,形成脓疡的病症,属于"内痈"。临证以咳嗽、胸痛、发热、咯吐腥臭浊痰,甚则脓血相兼为主要表现。早在张仲景时代,该病已经有了详细的描述。如《金匮·肺痿肺痈咳嗽上气》篇记载"咳而胸满振寒,脉数,咽干不渴,时出浊唾腥臭,久久吐脓如米粥者,为肺痈",并提出"风中于卫,呼气不入,热过于营,吸而不出,风伤皮毛,热伤血脉……热之所过,血为之凝滞,蓄结痈脓"的病因见解。后世医家在此基础上不断丰富病因见解、病机演变规律、治疗原则等内容。目前我们认为肺痈常因感受外邪(多为风热毒邪),内犯于肺或是因痰热素盛,蒸灼肺叶,或是因正气内虚,外邪侵袭,郁蒸内伏之痰热,最终致热壅血瘀,蕴酿成痈而发病。本病的发生、发展不离痰、热(毒)、瘀等病理因素,常可贯穿疾病始终。

(一) 病因

1. 感受外邪

多为风热火毒之邪上受,侵袭肺脏;或因风寒之邪袭肺,未得及时表散,内蕴不解致郁而化热,肺受邪热熏灼、血热壅聚所致。

2. 痰热素盛

或因饮食劳倦、或因平素嗜酒、恣食辛辣煎炸厚味,或有宿疾,而致酿湿蒸痰化热,熏灼于肺,痰热蕴蒸,热壅血瘀,最终蕴毒成痈化脓。

3. 内外合邪

原有宿疾，肺脏素有痰热，或它脏痰浊瘀热蕴结日久，复加外邪侵袭，内外合邪，则更易引发本病。

（二）病机

本病病位在肺，总属邪热郁肺，蒸液为痰，血滞为瘀，痰热与瘀血互结，蕴酿成痈，血败肉腐化脓，脓疡溃破外泄。成痈化脓是本病的病理基础，痰、热（毒）、瘀为主要病理因素。初期、成痈期、溃脓期、恢复期为肺痈的四个病理阶段及演变过程。

1. 初（表证）期

风热（寒）之邪侵袭肺卫，内蕴于肺，或内外合邪，蓄热内蒸而致肺失清肃。本期以风热熏肺、肺失清肃为特点。

2. 成痈期

邪热壅肺，蒸液成痰，气分热毒浸淫及血，热伤血脉，血为之凝滞，热壅血瘀，蕴酿成痈。本期以热毒壅肺，血瘀成痈为特点。

3. 溃脓期

痰热与瘀血壅阻肺络，肉腐血败化脓，继则肺损络伤，脓疡内溃外泄。本期以血败肉腐，化为痈脓为特点。

4. 恢复期

脓疡溃后，邪毒渐尽，病情趋于好转，但因肺体损伤，故可见邪去正虚、阴伤气耗的病理过程，随着正气的逐渐恢复，病灶趋向愈合。本期以正虚邪衰、阴伤气耗为特点。

二、临床表现

（一）症状

根据国内统计资料 $70\% \sim 90\%$ 肺脓肿病例是急性起病，临床症状取决于肺脓肿病原菌是厌氧菌还是其他细菌造成。

1. 典型症状

咳嗽，咳黏液痰或黏液脓痰，炎症延及胸膜时可出现刺激性干咳。随感染加重，痰量则逐渐增加，从干咳转为黏液或脓性痰。如感染不能及时控制，约 7～10 天后，咳嗽加剧，脓肿溃破入支气管，咳出大量脓臭痰，每日可达 300～500 mL，或伴有不同程度的咯血。

2. 全身中毒症状

畏寒，高热（体温可高达 39～40 ℃），精神不振、乏力、胃纳差等常见。血源性肺脓肿多先有原发病灶引起的畏寒、高热等全身脓毒血症的症状，经数日至数周，病灶感染细菌进入血流延及肺脏，才出现肺部症状。咳出脓液，病灶引流改善，症状即好转，如体温下降，全身毒性症状缓解。

3. 其他相关症状

炎症波及局部胸膜可引起胸痛，胸痛与呼吸运动有关，如脓肿破溃入胸腔，可有突发性胸痛，因而患者取浅速呼吸减轻痛感。病变范围较大，可出现气急。

慢性肺脓肿患者有慢性咳嗽、咳脓痰、反复咯血、继而感染和不规则发热等，常呈贫血、消瘦慢性消耗病态。

（二）体征

与肺脓肿的大小和部位有关。

1. 病变较小或位于肺脏的深部

可无异常体征。

2. 病变较大，脓肿周围有大量炎症

叩诊呈浊音或实音，听诊呼吸音减低，有时可闻及湿啰音。大脓腔的病例体征很典型，除肺组织实变体征外，还可闻及空瓮呼吸音。病灶周围常可闻及湿啰音。

3. 血源性肺脓肿

体征大多阴性。

4. 慢性肺脓肿

多有慢性病容，贫血消瘦，杵状指趾亦不少见。

（三）常见并发症

肺脓肿常见并发症有脓胸、胸膜纤维化、肺塌陷、呼吸衰竭、支气管胸膜瘘、胸膜皮肤瘘等。

三、实验室和其他辅助检查

（一）实验室检查

1. 周围血象

急性肺脓肿血白细胞计数及中性粒细胞均显著增加，总数可达 $20 \times 10^9/L \sim 30 \times 10^9/L$，中性粒细胞在 $80\% \sim 90\%$ 以上，核明显左移，常有中毒颗粒。慢性患者，白细胞可稍升高或正常，红细胞和血红蛋白减少。

2. 病原学检查

典型脓腔排出痰液为脓性、黄绿色、可夹血，留置瓶中即分层。肺脓肿急性期常规痰菌培养结果，往往是 α 溶血性链球菌、奈瑟球菌等。口腔常存菌并无致病菌，即使发现肺炎链球菌、金黄色葡萄球菌、肠源革兰染色阴性杆菌、绿脓杆菌等，也难肯定就是肺脓肿的致病菌。环甲膜穿刺以细支气管套管在较深处吸取痰液分泌物，可减少口腔杂菌污染的机会。经纤维支气管镜双套管防污染技术，采取深部痰液，做涂片革兰染色检查和需氧、厌氧培养，是更为理想的方法。痰液检查宜争取在抗生素治疗前进行，以免药物对痰菌的影响。并发脓胸时，胸腔积液致病菌培养较痰液为可靠，但胸膜感染常是病程后期的并发症，对发病早期抗菌药物的选用已无现实意义。血源性肺脓肿患者的血培养可发现致病菌。

（二）影像学检查

1. X线检查

肺脓肿的 X 线表现根据类型、病期、支气管的引流是否通畅，以及有无胸膜并发症而有所不同。吸入性肺脓肿在早期化脓性炎症阶段，其典型的 X 线征象为大片浓密模糊炎性浸润阴影，边缘不清，分布在一个或数个肺段，与细菌性肺炎相似。脓肿形成后，大片浓密炎性阴影中出现圆形透亮区及液平面。在消散期，脓腔周围炎症逐渐吸收，脓腔缩小而至消失，最后残留少许纤维条索阴影。慢性肺脓肿，脓腔壁增厚，内壁不规则，周围炎症略消散，但不完全，伴纤维组织显著增生，并有程度不同的肺叶收缩，胸膜增厚，纵隔向患侧移位，其他健肺发生代偿性肺气肿。如重症感染破坏不能控制的病例，炎症范围可向周围扩大，肺组织继续液化坏死，则可能形成数个脓腔分别由不同支气管引流。肺脓肿空洞壁可光滑或粗糙，但常不呈结节样。

血源性肺脓肿，一肺或两肺边缘多发性的散在小片状炎症阴影或边缘整齐的球形病灶，其中可见脓腔和液平面。炎症形成后可呈现局灶性纤维化或气肿后遗。并发脓胸者，患侧胸部呈大片浓密阴影，若伴发气胸则可见液平面。侧位 X 线检查可明确脓肿在肺脏中的部位及其范围大小，有助于作体位引流或外科治疗。

2. 胸部 CT 扫描检查

胸部 CT 扫描检查能更准确的定位病变部位以及区别肺脓肿和有气液平的限局性脓胸。肺脓肿的 CT 扫描表现为脓腔不规则，主脓腔周围有许多小脓腔，脓腔内壁呈不规则波浪形，变换体位扫描，俯卧位或侧卧位，脓腔和病变的外形都没有明显的改变。脓肿病变边缘与正常肺组织没有清楚的分界，表现为模糊整齐的边缘。

(三) 支气管镜检查

支气管镜检查有助于明确病因和完善病原学诊断，并可用于治疗。如支气管内异物阻塞，可取出异物并使气道引流通畅。如疑为肿瘤阻塞，则可作病理活检诊断。另外，支气管镜可帮助导管尽量接近脓腔，加强脓液吸引或注入抗生素，提高脓腔内的药物浓度，提高抗感染疗效。

四、诊断要点

（一）病史

常常有龋齿、齿槽溢脓、扁桃体炎等口腔化脓性病灶或有口腔手术、昏迷、全身麻醉、异物吸入等病史。

（二）症状

急性发作的畏寒、高热、咳嗽和咳大量脓臭痰等典型症状。

（三）实验室检查

白细胞总数和中性粒细胞显著增高。

（四）影像学检查

X 线或胸部 CT 为肺叶大片浓密炎性阴影中有脓腔及液平面。

有典型症状和实验室检查，尤其是胸部影像学检查的，结合病史可作出诊断。有皮肤创伤感染、疖痈等化脓性病灶发热不退，并有咳嗽、咳痰等症状，胸部 X 线检查显示有两肺多发性小脓肿，可诊断为血源性肺脓肿。

五、鉴别诊断

（一）细菌性肺炎

早期肺脓肿与细菌性肺炎在症状和 X 线胸片表现上很相似，但常见的细菌性肺炎如肺炎链球菌肺炎多伴有口唇疱疹，咯铁锈痰，不会咯大量脓性或脓臭痰；X 线胸片示肺叶或肺段实变，或呈片状淡薄炎性病变，边缘模糊不清，但没有脓腔形成。

（二）支气管肺癌

支气管肺癌阻塞支气管常常引起远端肺化脓性感染而形成肺脓肿。支气管肺癌形成肺脓肿的病程相对较长，有一个逐渐阻塞的过程，毒性症状多不明显，脓痰量亦较少。支气管鳞癌本身亦可能发生坏死液化，形成空洞，但一般都没有毒血或急性感染症状，X 线胸片所见空洞壁比较厚，内壁为残留肿瘤组织，故凸凹极不整齐，空洞周围亦少炎症浸润，不难与肺脓肿区分。当有肺门淋巴结肿大或经气管镜肺组织活检或痰液中找到癌细胞，即可作出肺癌的明确诊断。

（三）空洞型肺结核继发感染

理论上空洞性肺结核是慢性病症，有慢性全身性和呼吸道症状，而无严重急性毒性症状，亦不会有大量脓痰。痰液中找到结核菌可确诊。但是一旦并发细菌化脓性感染时，急性感染症状和体征就会非常突出，阳性结核菌也可以在化脓性感染细菌的大量繁殖时而难以检出。因此，没有过去典型慢性结核病病史或临床表现的病例，很容易将结核性空洞继发感染误诊为肺脓肿。但细心的病史询问、鉴别，按急性肺脓肿治疗控制急性感染后，胸片即可显示纤维空洞及周围结核病变，痰液结核菌也可能转阳。

（四）肺囊肿继发感染

肺囊肿继发感染与肺脓肿的临床表现和 X 线所见很相似。继发感染时，囊肿周围邻近肺组织亦可能有炎症浸润，囊肿内亦可能有液平，但炎症反应相对较轻，中毒性症状亦不如肺脓肿强烈，而且随感染的控制，炎症消散，囊肿壁光洁整齐为其特征。若过去有囊肿诊断，或 X 线胸片参考，则鉴别多没有困难。

六、中医治疗

肺痈属实、属热，治疗当以祛邪为原则，以清热解毒、祛痰排脓、化痰消痈为主要治法。整个病程都必须重视清热解毒，对病情的恢复和转归有着重要作用。正如《医门法律》说："凡治肺痈病，以清肺热，救肺气，俾其肺叶不致焦腐，其金乃生，故清一分肺热，即存一分肺气。"

（一）辨证治疗

治疗原则为脓未成应着重清肺消痈，脓已成需排脓解毒，具体处理方法可根据病机演变过程的各个阶段，分别施治：初期为风热侵袭，内壅于肺，治宜清肺散邪；成痈期为热毒壅肺，热壅血瘀，治以清热解毒，化瘀消痈；溃脓期为热毒炽盛，血败肉腐，治宜解毒排脓；恢复期为气阴两虚，邪去正虚，当益气养阴为主，若久病邪恋正虚者，以扶正祛邪为主。

1. 初期（表证期）

证候特点：恶寒发热，咳嗽，痰色白而黏，量由少渐多，胸痛，咳时尤甚，呼吸不利，口干鼻燥，苔薄黄或薄白，脉浮数而滑。

治法：清肺解毒，解表化痰。

推荐方剂：银翘散加减。

基本处方：金银花30g，连翘30g，淡豆豉9g，薄荷6g（后下），甘草6g，桔梗12g，杏仁12g，牛蒡子9g，芦根30g，荆芥穗9g，败酱草30g，鱼腥草30g，黄芩12g。每日1剂，水煎服。

加减法：头痛者加菊花、桑叶等疏风热、清头目之品；内热转甚，恶寒不显，口渴者，去荆芥、薄荷、淡豆豉之辛散，加生石膏、蒲公英以清肺泄热；痰热蕴肺，咳甚痰多者，桔梗用量加重，并加瓜蒌仁、浙贝母、桑白皮、枇杷叶等祛痰宣肺之品；化燥伤阴者，可加沙参、麦门冬、天花粉等以滋阴清热、润肺生津；胸痛甚者加郁金、瓜蒌、桃仁等以润肺化痰，化瘀止痛。

2. 成痈期

证候特点：身热转甚，时时振寒，继而壮热汗出，烦躁不安，胸闷作痛，转侧不利，咳嗽气急，咳浊痰，其味腥臭，口干咽燥，舌质红，苔黄腻，脉滑数。

治法：清肺消痈，化瘀散结。

推荐方剂：苇茎汤合五味消毒饮加减。

基本处方：苇茎20g，薏苡仁20g，冬瓜仁15g，桃仁15g，野菊花15g，紫花地丁15g，桔梗15g，蒲公英30g，青天葵15g，金银花30g。每日1剂，水煎服。

加减法：若痰热郁肺，胸闷喘满，咳吐痰浊量多者，加瓜蒌仁、桑白皮、葶苈子、射干以泻肺去壅；若肺热壅盛，壮热，心烦口渴者，可配石膏、知母、栀子等以清热泻火；大便秘结者，加大黄、枳实等以荡涤积热；若热毒瘀结，咯脓浊痰，有腥臭味者，合用西黄丸，每日3次，每次1丸，空腹服，以解毒化瘀。

3. 溃脓期

证候特点：咳吐大量脓血痰，或如米粥，腥臭异常，有时咯血，胸中烦满而痛，甚则气喘不能卧，身热，面赤，烦渴喜饮，苔黄腻，舌质红或绛，脉滑数。

治法：排脓，清热解毒。

推荐方剂：桔梗汤合千金苇茎汤加味。

基本处方：鲜芦根 30～45g，冬瓜仁 15～30g，鱼腥草 30g，桔梗 18g，瓜蒌皮 15g，甘草 6g，生薏苡仁 30g，桃仁 10g，黄芩 15g，黄连 12g，金银花 30g，金荞麦 30g，败酱草 30g，桑白皮 12g。每日 1 剂，水煎服。

加减法：若气虚汗出较甚者加黄芪补益肺气，又助排脓之力；津伤口渴心烦者，加沙参、麦冬、百合等养阴生津之品；若咯血甚者，可加大小蓟、水牛角、三七、紫珠草、白茅根等以凉血止血；胸部胀满，咳喘不能平卧者，加炙麻黄、苏子、葶苈子等以降气平喘。

4. 恢复期

（1）阴伤气耗。

证候特点：身热渐退，咳嗽减轻，脓痰日少，臭味亦淡，胸胁隐痛，难以久卧，心烦口渴，潮热盗汗，神疲乏力，面色不华，形体消瘦，精神委靡，舌质红，苔薄，脉细数无力。

治法：益气养阴，清热化痰。

推荐方剂：沙参清肺汤加减。

基本处方：生黄芪 15g，太子参 12g，沙参 12g，白及 12g，桔梗 12g，生薏苡仁 30g，冬瓜仁 15g，甘草 6g。每日 1 剂，水煎服。

加减法：若阴虚明显者，可加麦门冬、百合、玉竹等滋阴润肺之品；阴虚发热，低热不退者，加地骨皮、青蒿、十大功劳叶等以清退虚热；重用黄芪、太子参、桔梗以托里透脓；若出现脾虚，食欲缺乏者，可配山药、茯苓、白术等益气健脾。

（2）邪恋正虚。

证候特点：咳嗽，咯吐脓血痰量少，反复迁延日久不尽，潮热心烦，口燥咽干，自汗，气短，形瘦神萎，面色不华，舌红，苔少或黄，脉细数或虚数。

治法：益气养阴，排脓解毒。

推荐方剂：桔梗杏仁煎加减。

基本处方：阿胶 15g（烊化），麦门冬 12g，百合 12g，桔梗 12g，甘草 6g，杏仁 12g，浙贝母 12g，枳壳 12g，金银花 15g，红藤 12g，连翘 12g，夏枯草 15g。每日 1 剂，水煎服。

加减法：若咳吐腥臭脓痰量多，加鱼腥草、败酱草、金荞麦根清热解毒，排脓消痈；热毒较甚，身热、心烦，口干渴者，加黄芩、知母以清热泻火；若气虚自汗，气短，神疲乏力者，加黄芪益气托毒；若溃后不敛，咳吐脓血不尽者，配白及、白蔹、阿胶、川槿皮等。

（二）其他治疗

1. 中成药

（1）连翘败毒丸。功能：清热解毒，散风消肿。适用于肺痈初期及成痈期。每次 6g，每日 2 次。

（2）养阴清肺膏。功能：养阴润燥，清肺利咽。适用于肺痈后期，邪热已退，气阴耗伤者。每次 10～20 mL，每日 2～3 次。

（3）银翘解毒丸。功能：辛凉解表，清热解毒。适用于肺痈初期。每次 1 丸，每日 2～3 次，以芦根汤或温开水送服。

（4）清气化痰丸。功能：清肺化痰。适用于肺痈成痈期及溃脓期。每次 6～9g，每日 2 次。

（5）一清胶囊。功能：清热泻火解毒，化瘀凉血止血。适用于肺痈成痈期。每次 2 粒，每日 3 次。

（6）复方鲜竹沥液。功能：清热化痰，止咳。适用于肺痈成痈期及溃脓期。每次 20 mL，每日 2～3 次。

（7）痰热清注射液。功能：清热，解毒，化痰。适用于肺痈成痈期及溃脓期。静脉滴注，每次 20 mL 加入 5％葡萄糖注射液

500 mL，每日 1 次。

2. 针灸

（1）肺痈初期：取大椎、合谷、曲池、外关、尺泽、鱼际穴，泻法，强刺激间歇留针 10～20 分钟，每日 2 次。

（2）肺痈成痈期：取合谷、尺泽、肺俞、膈俞、太渊、外关、委中、丰隆，泻法，强刺激间歇留针 30 分钟，每日 2 次。

（3）肺痈溃脓期：肺俞、膈俞、尺泽、委中、鱼际、内关、足三里。尺泽、委中用三棱针点刺出血，其余各穴用泻法，强刺激间歇留针 30 分钟，每日 2 次。

（4）肺痈恢复期：肺俞、膏肓俞、太溪、三阴交、太渊。低热不退加内关；痰多纳多加中脘、足三里。以上各穴均平补平泻，中等刺激留针 15 分钟。

3. 穴位敷贴

（1）肺痈成痈期、溃脓期：取大黄胶囊中大黄粉，每次 1.5g，以乙醇调敷神阙穴、丰隆穴，1 次 2 小时。

（2）肺痈成痈期和溃脓期：大蒜 100g，芒硝 50g，大黄 200g。将大蒜和芒硝混合，捣如泥，敷药时下垫油纱布 2～4 层，外敷肺俞穴及胸背的阿是穴（湿性啰音区）1 次 2 小时，胸背部轮换敷，敷毕，去掉蒜硝糊，用温开水洗净蒜汁；再将大黄研细粉，醋调成糊，敷于阿是区，8 小时去掉，每日 1 次。

4. 推拿按摩

肺痈初期：拿风池，按风府、风门穴，推风池、肩井、肺俞穴，时间约 8 分钟。推印堂、太阳、头维、迎香穴，时间约 6 分钟。然后抹额部。从脊柱的大椎到命门穴及其两侧的背部用平推法治之。最后用单手拿颈部，按脊柱两侧及双手拿肩井穴结束，每日 1 次。

5. 耳针

适用于肺痈各期。可选用肺、胸、肾上腺、内分泌、皮质下、支气管，毫针强刺激，留针 1 小时，高热者耳背第一条静脉刺出血，每日 2 次。

6. 芒针

适用于肺痈成痈期和溃脓期。选穴：上脘、中脘、大椎 7 点（大椎平开，每隔一横指为 1 点，左右两侧各 3 点，加大椎共 7 点）、太冲透涌泉、丰隆、肺俞。大椎 7 点点刺出血，其余各穴均用泻法。

（三）单方验方

1. 泻肺汤

金银花、连翘、蒲公英、鱼腥草各 30g，水煎服。

2. 陈芥菜卤

每次 100 mL，每日 2～3 次，炖热服，亦可用沸豆浆冲服，脓尽为度。适用于肺痈各期。

3. 薏苡根汁

鲜薏苡根适量捣汁，炖热服，日 3 次，或加红枣煨服，能下臭痰浊脓。适用于肺痈成痈期。

4. 鲜枸树根皮

桑科植物枸树根部表皮，洗净，切碎，用量 500 g，加水 4000 mL，煎至 1000 mL，1 日 3 次分服，连服 1～2 周。适用于肺痈热盛者。

5. 荷叶

取荷叶 30～50g，煎浓汁，稍加白蜜服之，每日 2～3 次。适用于肺痈各期。

6. 丝瓜饮

水丝瓜藤尖（取夏秋间正在生长的）折去一小段，以小瓶在断处接汁，一夜得汁若干，饮服。适用于溃脓期。

七、预后与转归

在抗生素运用前时期，1/3 的肺脓肿患者死亡，1/3 自然痊愈，另有 1/3 的患者发展为慢性疾病，如慢性肺脓肿、慢性脓胸、支气管扩张或其他慢性化脓性病变。

自抗生素广泛应用半个世纪以来，肺脓肿的发病率明显降低约 10 倍，病死率降至 5％～10％。因此，目前肺脓肿预后常较好。超过 90％肺脓肿在单独内科治疗后可痊愈，治愈率大约在 90％～95％。但是存在免疫缺陷的患者或是支气管阻塞的患者死亡率仍高，可高达 75％。一回顾性研究报告显示，混合革兰氏阳性菌和阴性菌的肺脓肿死亡率在 20％左右。

行手术治疗的肺脓肿，由于手术创伤较大，而且不可避免地丢失部分正常肺组织，同时并发症多，如引起支气管胸膜瘘、脓胸、出血等，手术后脓胸并发症高达 10％～29％，手术病死率为 11％～28％。

随着抗生素的广泛运用，肺脓肿的发病率明显降低，但同时，由于广谱抗菌药物的广泛应用、耐药菌株的不断增多、免疫宿主和老年患者人群增多、肺结核的死灰复燃等原因，肺脓肿的诊治将面临新的挑战。

八、预防与调护

(一) 预防

由于肺脓肿的发病多为吸入性肺脓肿，因而要注意积极根治上呼吸道、口腔的感染灶，以防吸入感染；此外还应积极治疗皮肤疖痈或肺外化脓性病灶，以防血源性肺脓肿。而对于无咽反射或是咽反射弱的患者应早期鼻饲置管，并注意倾斜角度仰卧患者，尤其是鼻饲饮食时减少吸入的发生。老年虚弱患者的口腔卫生和牙齿护理的改善也可减少吸入性肺脓肿的发生。

(二) 调护

1. 生活调理

积极根治上呼吸道、口腔的感染灶以杜绝污染分泌物误吸下呼吸道，诱发感染的机会。口腔和胸腹手术病例，要认真细致做好术前准备，术中注意麻醉深度，及时清除口腔、呼吸道血块和分泌物，加强术后口腔呼吸道护理，如慎用镇静、镇痛止咳药物，重视呼吸道湿化，稀释分泌物，鼓励咳嗽、深呼吸或间歇加压呼吸，必要时经纤维支气管镜或气管导管吸引，保持痰液引流通畅等都是防止吸入性感染的有效措施。积极治疗皮肤疖痈或肺外化脓性病灶、不挤压疖痈等，可防止血源性肺脓肿的发病。

注意休息，慎防劳累太过。注意衣着及口腔等生活卫生，居室应安静、清洁、舒适，既要保暖，又要保持空气流通；注意个人卫生。开展体育锻炼，以增强机体的抗病能力。

对于肺脓肿患者的护理应做到安静，卧床休息，每天观察，记录体温、脉象的变化，咳嗽情况，咳痰的色、质、量、味，注意室温的调节，做好防汗保温。在溃脓后根据肺部病位，予以体位引流；如见大量咯血，应警惕血块阻塞气道，或出现气随血脱的危症，当按"咯血"采取相应的护理措施。

同时，由于肺脓肿的治疗时间长，患者及家属的精神负担重，健康教育宣教就十分重要。可采取图片及电教片为主、文字讲述为辅的方法进行教育。告知患者疾病预防相关知识，如重视口腔卫生，预防口腔炎的发生。积极治疗皮肤外伤感染。禁烟戒酒。教会患者有效咳嗽及体位引流的方法，及时排除呼吸道异物。指导家属经常为患者翻身、拍背，促进痰液排出。如有基础疾病，如糖尿病等，应做好糖尿病的自我管理教育，包括饮食指导、运动指导、用药指导、足部护理等。

2. 饮食调理

针对肺痈热毒痈脓这个特点，宜选用善于清热解毒，利于排脓消痈的食疗方剂，切忌麻辣、辛热、滋腻、收敛之品，以免火上加油，堵塞排邪通道，使热毒痈脓内结日深而终不得解。肺痈总的膳食原则是清热解毒，在这个前提下，初期重在散邪，成痈期重在化瘀，溃脓期重在排脓。若久治迁延不愈，转成慢性期，又须扶正托邪，在食疗方剂或饮食中适当加入性味宜于病情的补托之品。肺痈患者宜食高蛋白、富含维生素、清淡而易消化的食物，不宜食油炸、高脂、韭菜等不易消化的食物。肺痈患者忌食辛香燥辣及温热性的食物，如葱、蒜、辣椒、生姜、羊肉、狗肉、鹅肉、猪头肉等。

(1) 初期：可见咳嗽胸隐痛，或咳则痛甚，呼吸不利，痰涎黏滞浓浊，恶寒发热，舌质红，苔薄黄，脉浮滑而数。食宜疏风清热，解毒散邪。

方药：双花杏蜜饮。

原料：金银花 10g，菊花 10g，杏仁 10g，蜂蜜 30g。

做法：先将金银花、菊花、杏仁（研泥）共煎成药汁，去渣，贮瓶内，分次兑入蜂蜜。代茶频饮。

功能：清热解毒，疏风散邪。方中金银花、菊花能清热解毒，杏仁则宣肺平喘止咳，适于肺痈初期患者食用。

(2) 成痈期：可见恶寒发热，继则但热不寒，咳喘气促，胸闷疼痛，咳吐腥臭脓痰，或痰中带血，有汗，口干咽燥而不渴，烦躁，舌苔黄腻，脉滑数或数实。食宜清热、解毒、化瘀。

方药一：鱼腥草饮。

原料：鲜鱼腥草 250～1000g（或干品 30～60g）。

做法：将鲜鱼腥草捣汁饮。或用冷水浸泡干品 2 小时后，煎煮一沸，取汁，去渣，频饮。

功能：清热解毒，消痈排脓。主治肺痈咳吐脓痰，以及肺热咳嗽，热毒疮痈等。

方药二：桃仁粥。

原料：桃仁 10～15g，粳米 30～60g。

做法：将桃仁捣烂如泥，加水研汁去渣，以汁煮粳米为稀粥。一日内分 2 次，空腹温食。

功能：活血化瘀。方中桃仁性平味甘苦，能活血化瘀，消肿散结，兼能止咳、通便，故肺痈中期食之尤宜。

(3) 溃脓期：可见面赤身热，烦渴喜饮，咳吐脓血，或如米粥，腥臭异常，胸中烦满而痛，甚则喘不能卧，舌质红，苔黄腻浊，脉滑数。食宜清热、解毒、排脓。

方药：加减桔梗汤。

原料：桔梗 15g，薏苡仁 30g，冬瓜仁 60g，鲜藕 1 节，黑木耳 5g，冰糖适量。

做法：以上各味，洗净后，共煎取汁，去渣，调入冰糖，稍煎令溶化，日分数次频饮。

功能：清热除湿，解毒排脓。方中桔梗排脓，木耳和荣养血，薏苡仁、冬瓜仁清热除湿，鲜藕清热，冰糖健脾润肺。适宜于肺痈溃脓期患者服食。

（4）慢性期：可见咯吐脓血，迁延日久，面色不华，形体消瘦，口干咽燥，心烦盗汗，舌质红，脉细数。食宜益气滋阴，扶正托邪。

方药一：糯米阿胶粥。

原料：阿胶 30g，糯米 100g，红糖少许。

做法：先用糯米煮粥，待粥将熟时，放入捣碎的阿胶，边煮边搅匀，稍煮二三沸即可食用。

功能：滋阴润肺。方中阿胶甘平，能滋阴润肺，补血止血；红糖能补血破瘀；糯米补脾胃，益肺气。

方药二：沙参玉竹炖老鸭。

原料：沙参 30～50g，玉竹 30～50g，老鸭半只～1 只。

做法：将沙参、玉竹洗净；老鸭去毛和内脏洗净，共入瓦锅内用文火焖煮 1 小时以上，待鸭肉熟时，适当调味食用。

功能：养阴润肺。方中沙参、玉竹能养阴润肺，益胃生津；鸭肉则能滋阴补虚，利尿消肿。

3. 精神调理

肺脓肿患者应避免精神刺激和过度劳累，因精神刺激、过度劳累均不利于机体的康复。在恢复期，青少年患者应适当参加体育活动以促进身心的发育。老年患者因身体抵抗力差，可参加太极拳、气功等健身活动，增加肺活量，有利于肺功能的改善，增加身体抗病能力。

第十五章

呼吸衰竭

一、病因病机

（一）病因

本病常由多种疾患引起，病因复杂，概言之有外感、内伤两大类。外感为六淫外邪侵袭肺系；内伤为饮食不当、情志失调、劳欲久病等导致肺气上逆，宣降失职，或气无所主，肾失摄纳而成。

1. 外邪侵袭

外邪（风寒、风热、燥邪等）袭体束肺，内郁肺气，外闭皮毛，阻遏阳气，致肺失宣降上逆而喘。

2. 饮食不节

过食生冷、肥甘厚味，或因嗜酒伤中，脾运失健，痰浊内生，上干于肺，壅阻肺气，升降不利，发为喘促。

3. 七情内伤

情志不遂，郁怒伤肝或惊恐伤及心肾，致肺气升降失常，气逆而喘。

4. 劳欲久病

过劳伤脾，过欲伤肾，加上久病肺虚，气阴亏耗，不能下荫于肾，脾肾既虚则摄纳无权而为喘。

（二）病机

本病多在肺、肾，与脾、肝相关，重可累及于心；病理性质有虚实之分，实喘在肺，为外邪、痰浊、肝郁气逆，邪壅肺气，宣降不利所致；虚喘责之肺、肾两脏，因阳气不足，阴精亏耗，而致肺肾出纳失常，尤以气虚为主。外邪所致失于表散者可由表及里；痰浊、肝郁所致日久不愈者可化热、化火；肺虚所致反复不愈者可伤及脾、肾；肾虚致喘复感外邪者可转为上实下虚之证；迁延日久致肺脾肾严重虚损者，可累及于心转为心阳虚脱，不能鼓动血脉则血行瘀滞，甚至出现喘汗致脱，亡阴、亡阳的危重局面。简而言之，其为本虚标实，虚实相兼之病证，由于久病损及多个脏腑，且正虚邪实，互为因果，相互影响，因而病情迁延危重，病程缠绵难愈。

二、临床表现

（一）症状

急性呼吸衰竭或慢性呼吸衰竭失代偿期的临床表现较为典型；但慢性呼衰代偿期，由于病因、病理、病理生理的不同而显得多种多样。应注意临床多见的 COPD 常因急性呼吸道感染而诱发，所以表现为慢阻肺所致的咳喘症状因感染而加重，但因患者对感染反应差，不一定有发热和白细胞增高。不同病因的呼衰除原发疾病的各种症状外，主要是缺氧和二氧化碳潴留所致的多脏器功能紊乱的表现。

1. 呼吸困难

呼吸困难往往是临床最早出现的症状，其随着呼吸功能减退而加重，表现为呼吸费力和自感空气不足。中枢性呼衰，呼吸困难主要表现在节律和频率方面的改变，可表现为潮式、间歇式或抽泣样呼吸；呼吸器官病变引起的周围性呼衰，多伴有呼吸劳累，辅助呼吸肌参与呼吸，表现为点头或提肩呼吸；COPD 患者由原来慢而较深的呼吸变为浅快或不规则呼吸，虽然通气量无差别，但是呼吸浅快，死腔量增大，肺泡通气量减少。呼吸衰竭不一定有呼吸困难，如中枢神经药物中毒时呼吸匀缓，表情淡漠或昏睡；重度肺气肿并发呼衰或肺性脑病引起二氧化碳麻醉时，往往没有明显的呼吸困难症状。

2. 发绀

发绀是缺氧的典型症状。当动脉血氧饱和度低于 80%、PaO_2 >50 mmHg 时,可在血流量较大的口唇、口腔黏膜出现发绀;但缺氧不一定都有发绀,因为发绀主要取决于血液中还原血红蛋白绝对值的大小,红细胞增多者发绀可明显,贫血者则不明显或不出现;严重休克者即使动脉血氧分压正常,也可出现发绀。发绀还受皮肤色素及心功能的影响。

3. 精神神经症状

缺氧和二氧化碳潴留都会引起精神神经症状。症状的轻重不但决定于缺氧和二氧化碳潴留的程度,也与人体的适应和代偿有密切的关系。急性呼衰的症状较慢性病例明显。急性严重缺氧,可立即出现精神错乱,狂躁,昏迷,抽搐等症状。慢性缺氧多有智力、定向功能障碍。

二氧化碳麻醉,所谓“肺性脑病”是二氧化碳潴留的典型临床表现,有神志淡漠,肌肉震颤,间歇抽搐,嗜睡,昏迷等。但中枢抑制前的兴奋症状,如由于脑血管扩张引起头痛,逐渐出现恍惚,幻觉,昼夜颠倒,精神错乱,失眠,烦躁,躁动等,此时切忌用镇静剂或安眠药,以免加重二氧化碳潴留对中枢神经的抑制。但呼吸空气时,二氧化碳潴留很少引起昏迷,因昏迷前患者可能因缺氧而死亡。二氧化碳潴留不是决定精神症状的单一因素,pH 值对精神症状亦有重要影响。若患者吸氧时,虽有严重的二氧化碳潴留,$PaCO_2$ 达100 mmHg (13.3 kPa),如 pH 值代偿,可无明显的神志改变,急性二氧化碳潴留 pH 值低于 7.3 时,可出现嗜睡、昏迷等严重的精神症状,严重二氧化碳潴留可出现腱反射减弱或消失,锥体束征阳性等。

4. 血液循环系统的症状

严重的二氧化碳潴留和缺氧可引起心悸、球结膜充血水肿、心律失常、肺动脉高压、右心衰竭、低血压等。

5. 消化和泌尿系统症状

呼衰对肝肾功能都有影响,如溃疡病症状、上消化道出血、肝功能异常、肾功能不全，多为功能性肾功能不全，严重二氧化碳潴留、缺氧晚期，可出现肾衰竭。

6. 酸碱平衡和电解质紊乱

常见的异常动脉血气及酸碱失衡类型是：严重缺氧伴有呼吸性酸中毒（简称呼酸）、严重缺氧伴有呼酸并代谢性碱中毒、严重缺氧伴有呼酸并代谢性酸中毒、缺氧伴有呼吸性碱中毒、缺氧伴有呼吸性碱中毒并代谢性碱中毒、缺氧伴有三重酸碱失衡。

（二）体征

慢性呼衰患者胸部体格检查，均可见肋间隙增宽，桶状胸，呼吸运动度减弱，叩诊呈过清音，呼吸音减低，双肺干湿性啰音等。急性呼衰者多有原发病的体征特点。

（三）常见并发症

呼衰常见并发症主要有心律失常、酸碱平衡失调、电解质紊乱、消化道出血等。

三、实验室和其他辅助检查

（一）动脉血气分析

1. 急性呼吸衰竭

$PaO_2 < 60$ mmHg（8 kPa），$PaCO_2 > 50$ mmHg（6.6 kPa）。

2. 慢性呼吸衰竭

血气指标可放宽，$PaO_2 < 50$ mmHg（6.6 kPa），$PaCO_2 > 55$ mmHg（7.3 kPa）。

3. Ⅰ型呼吸衰竭

海平面平静呼吸空气的条件下 $PaCO_2$ 正常或下降，$PaO_2 < 60$ mmHg。

4. Ⅱ型呼吸衰竭

海平面平静呼吸空气的条件下 $PaCO_2 > 50$ mmHg，$PaO_2 < 60$ mmHg。

5. 呼吸衰竭

吸氧条件下，计算氧合指数＝$PaO_2/FiO_2<300$。

轻度：$200\ mmHg<PaO_2/FiO_2\leqslant300\ mmHg$ with PPEP$\geqslant$5 cmH_2O。

中度：$100\ mmHg<PaO_2/FiO_2\leqslant200\ mmHg$ with PPEP$\geqslant$5 cmH_2O。

重度：$PaO_2/FiO_2\leqslant100\ mmHg$ with PPEP$\geqslant$5 cmH_2O。

（二）血常规

并发感染时血白细胞总数及中性粒细胞升高。

（三）胸部 X 线、CT 和其他影像学检查

为其原发病表现，有助于明确病因。

四、诊断要点

（一）急性呼吸衰竭的诊断

患者无肺部疾患史，新近有外伤、休克、脓毒血症、肺炎、异物吸入、骨折、输液过快等基础病史；动脉血 $PaO_2<60\ mmHg$（8 kPa）或伴有 $PaCO_2>50\ mmHg$（6.6 kPa），即可诊为急性呼吸衰竭。

（二）慢性呼吸衰竭的诊断

（1）有呼吸系统慢性疾病或其他导致呼吸功能障碍的病史。

（2）有缺氧和 CO_2 潴留的临床表现低氧血症可有发绀，呼吸困难，心率加快；严重者有表情淡漠，反应迟钝，或烦躁不安、嗜睡、昏迷等。二氧化碳含量升高的表现有头痛、白天嗜睡、夜间不眠、血压升高、多汗、判断力及记忆力下降等。

（3）多有慢性肺部疾病的体征：如桶状胸、呼吸音的改变和肺部啰音的出现等。

（4）动脉血 $PaO_2<60\ mmHg$（8 kPa）或伴有 $PaCO_2>50\ mmHg$（6.6 kPa）。由于慢性呼吸衰竭起病徐缓，长期的低氧血症和高碳酸血症刺激机体产生了一定的代偿能力及耐受

性，故许多学者认为慢性呼衰的血气诊断标准可为动脉血 PaO_2 ＜50 mmHg（6.6 kPa），$PaCO_2$ ＞55 mmHg（7.3 kPa）。

（5）呼衰的诊断也不能仅仅单纯看血气的改变，有少数情况虽有血气改变但不是呼吸衰竭：①心脏或大血管的动静脉分流，因为静脉血不通过肺部进行气体交换，而由心脏或畸形血管直接进入动脉血中以致 $PaCO_2$ 降低；②在代谢性碱中毒时，肺脏为了调节酸碱平衡保留 CO_2 使 $PaCO_2$ 增高；③居住高原者，因空气中氧含量低，因而动脉血氧降低。

（三）已经吸氧者呼吸衰竭的诊断

Ⅰ型呼吸衰竭为 $PaCO_2$ 正常或下降，PaO_2 ＞60 mmHg，需计算氧合指数＝PaO_2/FiO_2 ＜300 mmHg，提示呼吸衰竭；Ⅱ型呼吸衰竭为 $PaCO_2$ ＞50 mmHg，PaO_2 ＞60 mmHg。

（四）呼吸衰竭的各种分类

1. 按照病理生理和血气分析

（1）Ⅰ型呼衰：动脉血气 PaO_2 ＜60 mmHg（8 kPa），为单纯缺氧无二氧化碳潴留，见于换气功能障碍（通气/血流比例失调；弥散功能损害和肺动－静脉样分流）的病例。

（2）Ⅱ型呼衰：缺氧伴二氧化碳潴留，即 PaO_2 ＜60 mmHg（8 kPa），同时 $PaCO_2$ ＞50 mmHg（6.6 kPa）。患者以通气障碍为主。临床上常见到Ⅱ型呼衰患者在吸氧条件下，$PaCO_2$ ＞50 mmHg，同时 PaO_2 ＞60 mmHg，这并非是一特异的病理生理过程，而是医源性所致，仍应将此类型归为吸氧条件下Ⅱ型呼吸衰竭。

内科常见呼衰为 COPD 引起者，早期常属Ⅰ型呼衰，晚期常属Ⅱ型呼衰。

2. 按病变部位

（1）中枢性呼衰：中枢神经系统疾患使呼吸中枢受抑制而导致呼衰。

（2）外周性呼衰：由于呼吸道、呼吸肌、胸廓等疾患所致者。

3. 按病程和发病缓急

（1）急性呼衰：指呼吸功能原来正常，由于脑血管意外、肺梗死、ARDS、溺水、电击、手术、外伤、中毒等原因，引起通气或换气功能严重损害，突然发生呼吸衰竭，因机体不能很快代偿，病情急迫危重，常影响生命。

（2）慢性呼衰：指慢性呼吸系统病变，如 COPD、重度肺结核等，使呼吸系统功能受损逐渐加重，虽有缺氧或伴二氧化碳潴留，但通过机体代偿适应，仍能从事个人生活活动，称为代偿性慢性呼衰。一旦并发呼吸道感染，或因其他原因增加呼吸生理负担所致代偿失调，出现严重缺氧，二氧化碳潴留和酸中毒的临床表现，称为失代偿性慢性呼衰。

五、鉴别诊断

（一）心源性呼吸困难

左心衰竭引起的呼吸困难应与呼吸衰竭所引起的呼吸困难相鉴别。左心衰竭引起的呼吸困难是由于心搏量减少，左心室舒张末期压增高继而引起左房压、肺静脉压和肺毛细血管楔嵌压升高，造成肺循环瘀血的结果，按其渐进性严重程度，表现为劳力性呼吸困难，端坐呼吸，阵发性夜间呼吸困难，心源性哮喘和急性肺水肿。可伴有咳嗽、咳痰等肺泡和支气管黏膜瘀血症状，亦伴有疲乏无力、头昏、苍白、心动过速等心排血量降低为主的症状。查体心界增大，心率增快，心尖区可听到舒张期奔马率。急性肺水肿时，咯粉红色泡沫痰，两肺可闻及大、中水泡音。

呼吸衰竭引起的呼吸困难，特别是 COPD 引起的呼吸困难，多可以平卧，患者由平卧位坐起后，呼吸困难并无改善，心率可以不快，两肺多细湿性啰音和干性啰音，心电图可有肺心的相应变化，血气分析有低氧和（或）二氧化碳潴留的表现。

（二）重症自发性气胸

继发于基础肺部病变，尤其 COPD 患者并发自发性气胸，或者张力性气胸患者亦有呼吸困难，患者紧张，胸闷，甚至心率快，心律失常，强迫坐位，发绀，大汗，意识不清，甚至有低氧血症和二氧化碳潴留。但气胸患者常突然发作，伴有一侧胸痛，患者可有胸部隆起，呼吸运动和语颤减弱，叩诊鼓音，听诊呼吸音减弱或消失。X 线显示气胸征是确诊依据。

（三）重症代谢性酸中毒

重症代谢性酸中毒，尤其急性代谢性酸中毒时出现深大呼吸，应和呼衰引起的呼吸困难鉴别。患者可有恶心，呕吐，食欲不振，烦躁不安，以至精神恍惚，嗜睡，昏迷。代谢性酸中毒时常伴有原发病的其他表现，如糖尿病酮症呼气有烂苹果味；尿毒症者有尿味；失水者皮肤黏膜干燥等。确诊应依靠血气分析，其 pH 值降低，$PaCO_2$ 降低 SB 减少，AB 小于 SB，BE 负值增大（<-3 mmol/L）。

六、中医治疗

呼吸衰竭为喘证之急候、重候，甚或出现喘昏、喘脱。由于病情危重，急性呼衰多以机械通气为主要治疗措施，可配合中药治疗，因其临床表现多为实证，依临床辨证多施以通下法，清营法，清热化痰法，活血化瘀法，慢性呼衰除必要时用机械通气治疗之外，多以中西医并用进行救治。

（一）辨证治疗

急性呼衰多以清热，化痰，通下，补虚为治疗大法，根据患者不同的病因和不同的证型分别使用；慢性呼衰多属本虚标实，虚实错杂。由于病程阶段和体质的不同，患者虚实夹杂的情况各不相同，应当根据临床表现和舌脉情况进行辨证，判别证型分类、正气的强弱、邪气的程度而辨证施治。慢性呼衰应当急则治其标，缓则固其本，虚实夹杂当以标本兼治为原则，总以补虚固本为主。

1. 风寒内饮

证候特点：呼吸急促，喉间哮鸣，痰少咯吐不爽，色白而多泡沫，口不渴或渴喜热饮，形寒怕冷，舌淡黯，苔白滑，脉弦紧。

治法：温肺散寒，降逆涤痰。

推荐方剂：小青龙汤加减。

基本处方：炙麻黄 10g，桂枝 10g，干姜 10g，细辛 3g，法半夏 15g，甘草 10g，白芍 15g，五味子 10g。每日 1 剂，水煎服。

加减法：痰涌气逆，喘甚者，加葶苈子 15g、苏子 15g 以助泄肺降逆平喘之力；咳逆上气，汗多者，加白芍 15g 以敛肺。

2. 痰热壅肺

证候特点：喘促气急，喉间痰鸣，痰稠且黄，发热口渴，咳嗽，烦躁不安，时有抽搐，口干，舌质红，苔黄，脉滑数。

治法：清肺化痰，宣肺平喘。

推荐方剂：千金苇茎汤合麻杏石甘汤加减。

基本处方：苇茎 15g，薏苡仁 20g，冬瓜仁 20g，麻黄 10g，杏仁 10g，石膏 30g（先煎），甘草 5g，连翘 15g，黄芩 15g，桔梗 10g，鱼腥草 20g。每日 1 剂，水煎服。

加减法：热甚者，加黄连 5g、栀子 10g 以加强清肺泄热祛湿之力；喘甚者，加葶苈子 15g 以助泄肺平喘之力；夹瘀者，加桃仁 10g 以化痰通瘀，痰瘀去而喘促可平。

3. 阳明腑实

证候特点：发热不恶寒，喘促气憋，腹胀满痛，大便秘结，小便短赤，舌苔黄燥，脉洪数。

治法：宣肺泻下。

推荐方剂：宣白承气汤加减。

基本处方：石膏 30g（先煎），杏仁 10g，全瓜蒌 15g，大黄 10g（后下），桑白皮 15g，芒硝 10g（溶入）。每日 1 剂，水煎服。

加减法：喘甚者，加葶苈子 15g、枇杷叶 15g 以加强下气除痰、泄肺平喘之力；腹胀者，加厚朴 15g、枳实 10g 以行气消胀；热邪炽盛者，加知母 10g、黄芩 10g 助大黄、石膏清解三焦邪热之力。

4. 痰蒙神窍

证候特点：嗜睡，朦胧，甚至昏迷，气促痰鸣，痰涎清稀，舌紫黯，苔白腻，脉细滑。

治法：涤痰开窍。

推荐方剂：涤痰汤合安宫牛黄丸或至宝丹加减。

基本处方：法半夏 15g，橘红 10g，茯苓 15g，枳实 10g，竹茹 10g，制南星 15g，石菖蒲 15g，郁金 10g，甘草 10g。每日 1 剂，水煎服。

加减法：湿盛者，加苍术 10g、薏苡仁 15g 以加强祛痰利湿之力；痰多者，加桔梗 10g、川贝母 10g 以加强祛痰化痰之力；痰热内盛者，加黄芩 10g、桑白皮 15g、竹沥 10g 以清热化痰；热伤血络者，加水牛角 30g、生地黄 15g、牡丹皮 10g 以清热凉血止血；抽搐者，加钩藤 15g、全蝎 10g、蜈蚣 2 条以加强祛风镇痉之功效。

5. 肺脾肾虚，痰浊阻肺

证候特点：神疲乏力，咳嗽气喘，动则喘甚，痰白质稀，纳差，舌淡黯，苔白腻，脉细滑。

治法：行气健脾、化痰平喘。

推荐方剂：二陈汤合三子养亲汤加减。

基本处方：陈皮 10g，法半夏 15g，茯苓 20g，白术 10g，白芥子 10g，苏子 15g，莱菔子 15g，紫菀 15g，桔梗 10g，川贝母 10g，甘草 5g。每日 1 剂，水煎服。

加减法：阴虚者，加沙参 15g、玉竹 15g 以润肺生津；脾虚有寒，吐痰清稀，形寒肢冷者，加干姜 10g、吴茱萸 5g 温中回阳益气救逆。

6. 脾肾阳虚，痰瘀泛滥

证候特点：喘促日久，呼多吸少，心悸气短，动则喘促更甚，汗出肢冷，面青唇黯，精神疲惫，时有下肢或颜面水肿，舌质淡胖，苔白腻，脉沉弱无力。

治法：温肾纳气，祛瘀利水。

推荐方剂：金匮肾气丸合真武汤加减。

基本处方：熟地黄 15g，山药 15g，山茱萸 15g，茯苓 15g，泽泻 10g，牡丹皮 10g，熟附子 15g（先煎），肉桂 5g，白芍 15g，白术 15g，丹参 15g。每日 1 剂，水煎服。

加减法：肺气虚者，加党参 15g、黄芪 15g 以加强温阳益气之力；稍动则喘者，加沉香 5g、枳壳 10g 以加强下气平喘之力；痰多者，加白芥子 10g、苏子 15g 以加强肃肺平喘之力；舌质青紫，增赤芍 15g 加强活血消瘀之力。

7. 肺脾肾虚

证候特点：神疲乏力，咳痰无力，痰白稀，量少，气促，动则尤甚，汗出，纳呆，舌淡、苔薄白，脉虚无力。

治法：补肾健脾益肺。

推荐方剂：参苓白术散加减。

基本处方：黄芪 20g，防风 10g，白术 15g，党参 25g，茯苓 15g，法半夏 10g，甘草 10g，补骨脂 15g，枸杞子 15g，仙灵脾 15g。每日 1 剂，水煎服。

加减法：瘀血阻络者，加丹参 15g、桃仁 10g 以活血祛瘀；肺虚有寒，怕冷者，加桂枝 10g、细辛 3g 以温阳散寒；阴伤低热者，加麦冬 15g、玉竹 10g、知母 10g 以养阴清热。

8. 气阴两虚

证候特点：神疲乏力，呼吸微弱，间断不续，或叹气样呼吸，咯痰无力，汗出气短，纳呆，口干，尿少便结，舌淡黯，苔少，脉细无力。

治法：益气养阴固脱。

推荐方剂：生脉散加减。

基本处方：太子参 20g，麦门冬 15g，陈皮 10g，茯苓 15g，五味子 10g，黄芪 20g，山药 15g，炙甘草 10g。每日 1 剂，水煎服。

加减法：大汗淋漓，汗出如洗者加龙骨 30g、牡蛎 25g 先煎以加强益气固脱之力；阳脱者，加熟附子 15g、肉桂 5g 以加强回阳救脱之力；暴喘下脱，肢厥滑泻者，加黑锡丹 10g 以止泄固脱平喘。

9. 元阳欲脱

证候特点：神志昏迷，面唇青黯，气息微弱，汗出如油，四肢厥冷，舌质淡胖，脉微欲绝。

治法：回阳救逆。

推荐方剂：人参四逆汤加减。

基本处方：人参 20g，熟附子 15g（先煎），干姜 10g，肉桂 5g，甘草 10g。每日 1 剂，水煎服。

加减法：气虚甚者，加黄芪 20g、玉竹 10g 以加强益气回阳之力；汗出多者，加龙骨 30g、牡蛎 25g 先煎固涩止汗；发绀明显者，加丹参 20g、川芎 15g 以加强行气活血祛瘀之力。

（二）其他治疗

1. 中成药

（1）安宫牛黄丸。①功能：清热解毒，镇惊开窍。②主治：喘证病属痰蒙神窍者。③适用于痰蒙神窍所致的痰厥昏迷。每次 1 丸鼻饲，每日 1 次。

（2）复方鲜竹沥液。①功能：清热化痰止咳。②主治：喘证病属痰热壅肺者。③适用于痰热咳嗽，痰黄黏稠之呼吸衰竭。每次 20mL，每日 2～3 次。

（3）蛇胆川贝液。①功能：祛风止咳，除痰散结。②主治：喘证病属痰热壅肺者。③适用于风热咳嗽，痰多，气喘。每次 1 支，每日 2 次。

（4）祛痰止咳颗粒。①功能：健脾燥湿，祛痰止咳。②主治：喘证病属肺脾肾虚，痰浊阻肺者。③适用于痰多，咳嗽，喘息等症。每次 12g，每日 2 次。

（5）痰热清注射液。①功能：清热、化痰、解毒。②主治：感染性呼吸道疾病属痰热壅肺者。③适用于呼吸衰竭属痰黄量多者。一般 1 次 20 mL，重症患者 1 次可用 40 mL，加入 5％葡萄糖注射液或 0.9％氯化钠注射液 250～500 mL 静脉滴注，控制滴数每分钟不超过 60 滴，每日 1 次。

（6）参麦注射液。①功能：益气固脱，养阴生津，生脉。②主治：喘证病属气阴两虚者。③适用于气阴两虚所致喘咳者。每次 20～100 mL，用 5％葡萄糖注射液 250～500 mL 稀释后静脉滴注，每日1次。

（7）参附注射液。①功能：回阳救逆，益气固脱。②主治：喘证病属元阳欲脱者。③适用于阳气暴脱或阳虚所致的喘咳者。每次20～100 mL，用5％～10％葡萄糖注射液250～500 mL稀释后静脉滴注，每日1次，或者每次5～20 mL，用5％～10％葡萄糖注射液20 mL稀释后静脉推注，每日1次。

2. 针灸

（1）体针。

痰热壅肺：①取穴：列缺、尺泽、肺俞、定喘、丰隆。②操作方法：定喘穴刺络拔罐，余穴针用泻法，留针时间30分钟，每日1次。

阳明腑实：①取穴：足三里、上巨虚、丰隆、曲池。②操作方法：平补泻法，留针时间30分钟，每日2次，疗程为使用机械通气期间。

肺脾肾虚：①取穴：肺俞、气海、定喘、足三里、太渊。②操作方法：定喘穴刺络拔罐，余穴针用补法，留针时间30分钟，每日1次。

（2）耳针：①取穴：耳穴的脑、交感、肺、皮质下、肾等。②操作方法：先用毫针捻转数分钟，待病情缓解后再行单耳或双耳埋针24～48小时，隔日更换。

3. 穴位注射

（1）醒脑静穴位注射。

适应证：呼吸衰竭属热犯心包、痰火扰心者。

方法：醒脑静注射液1～2mL注射于膻中、曲池、中府、肺俞、足三里，双侧穴位可交替注射一次。

（2）喘可治穴位注射。

适应证：呼吸衰竭辨证以肾气虚或脾气虚者。

方法：喘可治注射液各1mL注射双侧足三里穴位，每天1次，疗程为1周。

4. 穴位敷贴

（1）白芥子穴位贴敷。

适应证：呼吸衰竭之咳痰喘者。

方法：主要采用《张氏医通》白芥子涂法治疗咳喘病的经验。即用白芥子（炒），甘遂，元胡，细辛等药研面，用生姜汁调涂背部肺俞，心俞，膈俞穴位上，头伏当天贴 1 次，二、三伏各贴 1 次，每次贴 4～6 小时。

（2）坎离砂穴位贴敷。

适应证：呼吸衰竭中医辨证属肾气虚或阳虚者。

方法：坎离砂贴敷双涌泉穴，每次 20 分钟，每天 1 次，疗程为 1 周。

（3）温补肾阳法脐疗。

适应证：呼吸衰竭中医辨证属阳气虚衰者。

方法：脐疗方（附子 3g、肉桂 1g 研末混匀）蛋清调和后敷神阙穴，每次 30 分钟，每天 2 次，疗程为 1 周。

5. 搐鼻法

适应证：呼吸抑制者。

方法：用搐鼻散（细辛，皂角，法半夏）和通关散（牙皂，细辛，薄荷，麝香）吹入患者鼻中，使之打喷嚏，以达到兴奋呼吸的目的。

（三）单方验方

某些单方验方对呼吸衰竭的治疗有一定的辅助作用。要注意呼吸衰竭急性发作期属临床急危重症，应中西医结合，用多种治疗方法进行综合治疗。慢性呼吸衰竭患者常有一定的代偿能力，应用单方验方常有很好的效果。

（1）胡桃仁 1～2 个，生姜 1～2 片，一起细细嚼吃，每日早晚各 1 次。治肺肾两虚之久咳痰喘。

（2）胎盘 1 个，胡桃肉 120g，洗净后入罐中煨煮，然后加冰糖 120g，黄酒 60g，文火煨化，分数次食。治肾虚久咳。

（3）胡桃肉 60g，补骨脂 12g，砂仁 3g，水煎服。治肺肾两虚久咳。

(4) 人参 15g 煎水鼻饲（党参加倍），有改善呼吸衰竭患者通气作用，治肺脾气虚之呼衰。

七、预后与转归

急性呼吸衰竭，一般原无肺部疾病，发生急骤，预后主要与抢救是否及时有关，在原发病得到控制后，一般可以痊愈。但是不及时抢救，可危及生命。其并发症包括呼吸衰竭时，对机体各系统正常功能的影响以及各种治疗措施（主要是呼吸机治疗）带来的危害，如呼吸道感染、肺不张、呼吸机与肺损伤、气管插管及气管切开的并发症、肺水肿与水潴留、循环系统并发症、肾脏和酸碱平衡等。

慢性呼吸衰竭患者肺脏往往已经出现了难以逆转的器质性损害，治疗后病情可暂时稳定，但在一定诱因下即可出现病情的反复，严重影响患者生活质量。治疗上应予以足够的重视，预防发作，坚持治疗原发病，若能早期诊断、早期治疗，对于减轻或阻断病势的恶化，有着重要意义。

八、预防与调护

（一）预防

本病多由慢性呼吸道疾病长期发作，缠绵起伏，逐渐加重，渐渐演变而来。患者初期为久病体弱，易感外邪，常以表证为急，当先治其表证，常用清热解毒，止咳化痰的药物投之，解表驱邪，防止表邪入里入脏。若病情进一步发展，病邪已经入里，邪气实而脏气已虚，则脏腑功能失调，痰浊蕴结成瘀化热，应当积极治疗，防止疾病进一步发展，当在扶正的基础上加以驱邪，以防疾病发展成为痰、热、瘀内结，脏腑功能严重失常的"喘脱"之证。积极治疗疾病初起，尤其是表证初起是预防呼吸衰竭的关键。

（二）调护

导致呼吸衰竭的因素有肺部感染、吸烟、气候异常、有害气体、致敏物质、呼吸肌疲劳、脱水、休克、酸中毒、麻醉剂、镇静剂等，因而要注意致病因素对人体的侵袭，重视饮食调理，增强身体抗病能力，避免发病，为此应注意以下几点：

1. 生活调护

急性发作时，应取半卧位，嘱患者头偏向一侧；痰多难咯者，应予以翻身拍背以利痰涎排出；冬天要注意保暖，防止患者伤风感冒，加重病情；对于昏迷的重患者，要注意口腔和皮肤护理。对于治疗后病情稳定的患者，可嘱患者进行适当的体育锻炼，提高机体抵御外邪的能力，尤其是呼吸功能锻炼；避免接触过敏原，积极戒烟等。

2. 饮食调理

忌食生冷、油腻、黏滞食物；夹痰者忌食甘甜，以免助湿生痰；饮食以清淡滋补为宜，柔软易消化食物为好；戒除烟酒嗜好。呼吸衰竭患者还可选用下列食疗方服用。

（1）当归生姜羊肉汤：精羊肉 100～200g、生姜 60g、葱白 10g、当归 15g。先将羊肉切片，素油炒过，兑汤 2 碗（约 100mL），加其他味料，煮 30 分钟，加食盐适量，然后吃肉喝汤。功能温中暖肾，补气养血；用于脾肾阳虚之喘证。阴虚有热、温盛中满者、发热、上火者不宜用本汤。

（2）杏仁粥：杏仁 15g，去皮尖，水研滤汁，同白米 50g，煮粥食用。功能镇咳平喘；用于痰浊阻肺之喘证。

（3）竹沥粥：取鲜竹截段长约 65cm，劈开，两端去节，以火烤中间，流出汁液，即竹沥。用粳米 100g 入竹沥 100～150mL，煮粥，每日服 2～3 次。功能清热化痰；用于痰热壅肺之喘证。

（4）人参粥：人参末 6g（或党参末 30g），生姜 5 片，粳米 100g，煮稀粥，每天服 2～3 次。功能大补元气，补益脾肺；用于肺脾气虚之喘证。宜早晚空腹服食，在服食期间，最好不食用萝卜、茶叶；脾胃湿热者不宜服用。

3. 精神调理

暴喘患者病程较长且易反复发作，患者思想负担较重，因此精神调理十分重要。要耐心劝说患者树立信心，克服发作时的紧张情绪，平素应保持精神舒畅，尽量避免精神刺激，及时解决患者的疑虑，认真倾听患者的诉说，从而使患者能够良好的配合医护进行治疗，早日康复。

第十六章

传染性非典型肺炎

一、病因病机

疫毒之邪自口鼻而入，首先犯肺，可累及心、肾、胃、肠等脏腑。肺主表，受邪而寒热身痛；肺主气、司呼吸，因疫毒之邪郁闭肺气而致干咳、呼吸困难、气促胸闷、喘息憋气。邪之所凑其气必虚，气阴受损而致极度乏力。在病变过程中，虚实变化尤为迅速与突出。本病的基本病因病机可概括为以下 4 个方面：

（一）疫毒壅肺

自口鼻而入，首先犯肺，肺主表、肺主气，正邪交争于肺表，故寒热身痛；疫毒壅肺，肺失宣降。故高热汗出不解、干咳、喘憋。正邪交争，疫毒之邪深入。可见气营同病，部分患者可见邪入心包，出现烦躁、神昏、谵语。疫毒壅肺，高热持续不退。则病情严重，易发变证。

（二）肺气郁闭

本病疫毒之邪蕴结于肺。肺失宣降、肺气郁闭的病机在本病病程中有重要意义，故可出现气促胸闷，喘息憋气。肺胃相关，气机失降，则出现脘腹胀满、纳差、恶心、呕吐。肺与大肠相表里，肺肠同病，可见便秘或泄泻。肺主气朝百脉，心肺同居上焦，肺气郁闭，百脉失调，可见喘憋发绀。

（三）湿痰瘀阻

疫毒之邪犯肺，肺气郁闭，气不流津，则津变为湿，湿蕴为痰；气为血帅，气不行则血不行。血不行则为瘀。故形成湿痰瘀阻于肺的状态，湿痰瘀既是病理产物也是致病因素。肺气郁闭，气不流津，痰瘀闭肺，损伤肺络，故表现为干咳、痰难咳出或痰中有血丝等。

（四）气阴亏虚

疫毒之邪耗气伤阴，肺之气阴亏虚在感邪后发病初期就可出现。发病早期即可见乏力、倦怠、懒言、口干、自汗等症，而且气阴损伤越早出现，病情越重。随病程进展，肺之气阴进一步损伤，则肺病及心、气病及血、肺病及肾、肾不纳气，可见不同程度心悸心慌、喘憋欲脱，严重者心阳暴脱，可见心率猝然缓慢、体温、血压下降，四末发冷，冷汗淋漓等。后期所见口干口渴、五心烦热、动则汗出气喘等更为气阴亏虚的表现。

二、临床表现

（一）症状

1. 潜伏期

SARS 的潜伏期通常限于 2 周之内，一般 2～10 天。

2. 临床症状

急性起病，自发病之日起，2～3 周内病情都可处于进展状态。主要有以下三类症状。

（1）发热及相关症状：常以发热为首发和主要症状，体温一般高于 38 ℃，常呈持续性高热，可伴有畏寒、肌肉酸痛、关节酸痛、头痛、乏力。在早期，使用退热药可有效；进入进展期，通常难以用退热药控制高热。使用糖皮质激素可对热型造成干扰。

（2）呼吸系统症状：可有咳嗽，多为干咳，少痰，少部分患者出现咽痛。可有胸闷，严重者渐出现呼吸加速、气促，甚至呼吸窘迫。常无上呼吸道卡他症状。呼吸困难和低氧血症多见于发病 6～12 天以后。

（3）其他方面症状：部分患者出现腹泻、恶心、呕吐等消化道症状。

（二）体征

SARS 患者的肺部体征常不明显，部分患者可闻少许湿啰音，或有肺实变体征。偶有局部叩诊浊音、呼吸音减低和少量胸腔积液的体征。

（三）临床分型、分期

1. 临床分型

重症非典：大约有 30％的病例属于重症病例，其中部分可能进展至急性肺损伤或 ARDS，甚至死亡。

2. 临床分期

（1）早期：一般为初病的 1～7 天。起病急，以发热为首发症状，体温一般＞38 ℃，半数以上的患者伴有头痛、关节肌肉酸痛、乏力等症状，部分患者可有干咳、胸痛、腹泻等症状；但少部分患者有上呼吸道卡他症状，肺部体征多不明显，部分患者可闻及少许湿啰音。X 线胸片肺部阴影在发病第 2 天即可出现，平均在 4 天时出现，95％以上的患者在病程 7 天内出现阳性改变。

（2）进展期：多在病程的 8～14 天，个别患者可更长。在此期，发热及感染中毒症状持续存在，肺部病变进行性加重，表现为胸闷、气促、呼吸困难，尤其在活动后明显。X 线胸片检查肺部阴影发展迅速，且常为多叶病变。少数患者（10％～15％）出现 ARDS 而危及生命。

（3）恢复期：进展期过后，体温逐渐下降，临床症状缓解，肺部病变开始吸收，多数患者经 2 周左右的恢复，可达到出院标准，肺部阴影的吸收则需要较长的时间。少数重症患者可能在相当长的时间内遗留限制性通气功能障碍和肺弥散功能下降，但大多可在出院后 2～3 个月内逐渐恢复。

（四）常见并发症

1. 继发肺部感染

继发肺部感染是重要的并发症，可使病变影像的范围增大及病程延长。在疾病恢复过程中，继发感染可使肺内片状影像再次增多。一般在发病2～3周以后，肺部继发感染也可引起空洞及胸腔积液，空洞可为单发及多发。病原诊断需要经相应的病原学检查。有的患者在出院后复查时发现并发空洞及胸腔积液。据报道也有并发脑内感染的病例。当患者出现中枢神经系统的症状和体征时，建议作颅脑 CT 或磁共振成像（MRI）检查。

2. 肺间质改变

少数患者在肺内炎症吸收后残存肺间质纤维化，表现为局部的不规则的高密度斑片、索条状及蜂窝状影像，可引起牵拉性支气管扩张。严重的肺间质增生使肺体积缩小。肺间质纤维化的影像表现是不可逆的。炎症吸收过程中在 X 线上可能出现肺纹理增粗和条状阴影，在 HRCT 上可出现支气管血管束增粗、小叶间隔和小叶内间质增厚、胸膜下弧线影等。在疾病的康复过程中这些改变多数可以逐渐吸收。

3. 纵隔气肿、皮下气肿和气胸

纵隔气肿表现为纵隔间隙有气体影，呈条状或片状，气体量较多时可位于食管、气管、大血管等结构周围。皮下气肿较为明显。气胸的量一般较少。部分病例的纵隔气肿、皮下气肿和气胸发生在使用呼吸机之后。

4. 胸膜病变

肺内病变可引起邻近胸膜的局限性胸膜增厚，或轻度幕状粘连。胸膜改变可随肺内病变的吸收而消退。明显的胸腔积液较少见。

5. 心影增大

可能为心肌病变所致。判断心影大小要根据标准的立位后前位胸片。床旁胸片要注意心脏横位及心影放大的影响。

6. 骨质缺血性改变

患者在治疗后若出现关节疼痛和活动受限等症状，建议作 CT 或 MRI 检查。骨质异常改变以髋关节多见，也可发生在膝、肩等关节和长骨骨干。

三、实验室和其他辅助检查

（一）外周血象

早期 WBC 总数不升高，或降低，中性粒细胞可增多。晚期并发细菌感染时 WBC 可升高。部分患者血小板可减少。多数重症患者 WBC 总数减少，CD4 淋巴细胞减少。

（二）血生化及电解质

多数患者出现肝功能异常，ALT、LDH、CK 升高。少数患者血清清蛋白降低。肾功能及血清电解质大都正常。

（三）血气分析

部分患者出现低氧血症和呼吸性碱中毒，重者出现Ⅰ型呼衰。

（四）细菌培养

继发细菌感染时痰及血培养可阳性。

（五）影像学检查

影像检查是 SARS 临床综合诊断的主要组成部分，也是指导治疗的重要依据。包括疾病的早期发现、鉴别诊断、监视动态变化和检出并发症。放射科医师要在各级诊疗机构中充分发挥影像诊断的作用。

1. 影像检查方法

（1）影像检查技术：X 线平片和 CT 是 SARS 的主要检查方法。普通 X 线检查一般采用立位后前位胸片。床旁胸部摄片在患者情况允许的情况下应采用坐位拍摄后前位胸片。数字化影像技术如计算机 X 线摄影术（computed radiography，CR）和数字 X 线摄影术（digital radiography，DR）有助于提高胸部 X 线检查的诊断质量。CT 可检出 X 线胸片难以发现的病变，一般应采用高分辨 CT（high revolutionCT，HRCT）检查。在图像的存储与传输系统（picturearchiving and communication system，PACS）基础上建立的影像工作流程可提高工作效率，减少交叉感染。放射科医务人员要严格遵守 SARS 的消毒防护规定，预防感染，同时要严格执行 X 线的防护措施。

（2）影像检查程序。

初次检查：对于临床怀疑为 SARS 的患者应当首先选用 X 线平片检查。若 X 线平片未见异常，则应及时复查。如有条件可采用 CT 检查。

治疗复查：在 SARS 治疗过程中，需要复查胸片了解疾病的病情变化和治疗效果。一般 1～2 天复查胸片 1 次，或根据患者的病情发展及治疗情况缩短或延长复查时间。如果胸片怀疑并发空洞或肺纤维化，有条件者可进行 CT 检查。

出院检查：出院时需要拍摄胸片。出院后应定期复查，直至炎性影像完全消失。对于 X 线胸片已恢复正常的病例，CT 可以显示 X 线胸片不能发现的病变。

2. 基本影像表现

SARS 的 X 线和 CT 基本影像表现为磨玻璃密度影像和肺实变影像。

（1）磨玻璃密度影：磨玻璃密度影像在 X 线和 CT 上的判定标准为病变的密度比血管密度低，其内可见血管影像。在 X 线上磨玻璃密度影像也可以低于肺门阴影的密度作为识别标准。磨玻璃密度影像的形态可为单发或多发的小片状、大片状，或在肺内弥漫分布。在 CT 上密度较低的磨玻璃影内可见肺血管较细的分支，有的在磨玻璃样影像内可见小叶间隔及小叶内间质增厚，表现为胸膜下的细线影和网状结构。磨玻璃影内若合并较为广泛的网状影像，称为"碎石路"征。密度较高的磨玻璃影内仅能显示或隐约可见较大的血管分支。有的磨玻璃影内可见空气支气管征。

（2）肺实变影：在 X 线和 CT 上肺实变影的判定标准为病变的密度比血管密度高，其内不能见到血管影像，但有时可见空气支气管征。在 X 线上肺实变影像又可以以高于肺门阴影的密度作为识别的依据。病变形态为单发或多发的小片状、大片状，或弥漫分布的影像。

3. 不同发病时期的影像表现

在影像表现上，SARS 的病程可分为发病初期、进展期和恢复期。

（1）发病初期：从临床症状出现到肺部出现异常影像时间一般为 2～3 天。X 线及 CT 表现为肺内小片状影像，密度一般较低，为磨玻璃影，少数为肺实变影。有的病灶呈类圆形。病变以单发多见，少数为多发。较大的病灶可达肺段范围，但较少见。X 线胸片有时可见病变处肺纹理增多、增粗。CT 显示有的病灶周围血管影增多。X 线对于较小的、密度较低的病灶显示率较低，与心影或横膈重叠的病变在后前位 X 线胸片上有时难以显示。病变以两肺下野及肺周围部位多见。

（2）病变进展期：病变初期的小片状影像改变多在 3～7 天内进行性加重。多数患者在发病后 23 周进入最为严重的阶段。X 线和 CT 显示病变由发病初期的小片状影像发展为大片状，由单发病变进展为多发或弥漫性病变。病变可由一个肺野扩散到多个肺野，由一侧肺发展到双侧。病变以磨玻璃影最为多见，或与实变影合并存在。有的病例 X 线胸片显示病变处合并肺纹理增粗增多，CT 显示肺血管影像增多。有的患者 X 线胸片显示两侧肺野密度普遍增高，心影轮廓消失，仅在肺尖及肋膈角处有少量透光阴影，称为"白肺"。"白肺"提示患者发生了 ARDS。患者在死亡前可出现"白肺"，也有的患者经治疗后"白肺"的影像吸收。病变部位以两肺下叶明显多见。大部分患者病变在肺野的内、外带混合分布，呈肺野中心性分布者很少见。影像学的动态观察表明，影像的形态和范围变化快，大部分病例在 1～3 天复查胸片，肺部影像可有变化。较快者 1 天内病变大小即可有明显改变。有的病例当某一部位病灶吸收后，又在其他部位出现新的病灶。有些病例的病变影像明显吸收后，短期内再次出现或加重。病变反复过程可有 1～2 次。病变加重者表现为病变影像的范围增加及出现新的病灶。也有的患者病变影像吸收时间较长，可比一般患者增加 1 倍，甚至持续更长的时间。

（3）病变的吸收及康复：病变吸收一般在发病 2～3 周后，影像表现为病变范围逐渐减小，密度减低，以至消失。有的患者虽然临床症状明显减轻或消失，X 线胸片已恢复正常，但 HRCT 检查仍可见肺内有斑片或索条状病灶影像。有的患者 HRCT 检查显示肺脏的密度不均匀。肺内的改变需要随访观察。

（六）特异性病原学检测

1. SARS-CoV 血清特异性抗体检测

发病 10 天后采用 IFA，在患者血清内可以检测到 SARS-CoV 的特异性抗体（若采用 ELISA，则在发病 21 天后）。从进展期至恢复期抗体阳转或抗体滴度呈 4 倍及以上升高，具有病原学诊断意义。首份血清标本需尽早采集。

2. SARS-CoVRNA 检测

准确的 SARS-CoVRNA 检测具有早期诊断意义。采用 RT-PCR方法，在排除污染及技术问题的情况下，从呼吸道分泌物、血液或粪便等人体标本中检出 SARS-CoV 的 RNA，尤其是多次、多种标本和多种试剂盒检测 SARS-CoV RNA 阳性，对病原学诊断有重要支持意义。

3. 其他早期诊断方法

免疫荧光素标记抗体试验检测鼻咽或气道脱落细胞中 SARSCoV，SARS-CoV 特异性结构蛋白检测以及基因芯片技术等检测方法，尚有待进一步研究。

四、诊断要点

（一）诊断依据

1. 流行病学史

（1）与发病者有密切接触史，或属受传染的群体发病者之一，或有明确传染他人的证据。

（2）发病前 2 周内曾到过或居住于报告有传染性非典型肺炎疫情的地区。

2. 症状与体征

起病急,以发热为首发症状,体温一般>38 ℃,偶有畏寒;可伴有头痛、关节酸痛、肌肉酸痛、乏力、腹泻;常无上呼吸道卡他症状;可有咳嗽,多为干咳、少痰,偶有血丝痰;可有胸闷,严重者出现呼吸加速、气促,或明显呼吸窘迫。肺部体征不明显,部分患者可闻及少许湿啰音,或有肺实变体征。注意少数患者不以发热为首发症状。

3. 实验室检查

外周血白细胞计数一般不升高,或降低;常有淋巴细胞计数减少。

4. 胸部 X 线检查

肺部有不同程度的片状、斑片状浸润性阴影或呈网状改变,部分患者进展迅速,呈大片状阴影;常为多叶或双侧改变,阴影吸收消散较慢;肺部阴影与症状、体征可不一致。若检查结果为阴性,1~2 天后应予复查。

5. 抗菌药物无明显疗效

(二) 诊断

结合上述流行病学史、临床症状和体征、一般实验室检查、胸部 X 线影像学变化,配合 SARS 病原学检测阳性,排除其他表现类似的疾病,可以作出 SARS 的诊断。

具有临床症状和出现肺部 X 线影像改变,是诊断 SARS 的基本条件。

流行病学方面有明确支持证据和能够排除其他疾病,是能够作出临床诊断的最重要支持依据。对于未能追及前向性流行病学依据者,需注意动态追访后向性流行病学依据。

对病情演变(症状、氧合状况、肺部 X 线影像)、抗菌治疗效果和 SARS 病原学指标进行动态观察,对于诊断具有重要意义。应合理、迅速安排初步治疗和有关检查,争取尽速明确诊断。

1. 临床诊断

对于有 SARS 流行病学依据,有症状,有肺部 X 线影像改变,并能排除其他疾病诊断者，可以作出 SARS 临床诊断。

在临床诊断的基础上，若分泌物 SARS-CoVRNA 检测阳性，或血清 SARS-CoV 抗体阳转，或抗体滴度 4 倍及以上增高，则可作出确定诊断。

2. 疑似病例

对于缺乏明确流行病学依据，但具备其他 SARS 支持证据者，可以作为疑似病例，需进一步进行流行病学追访，并安排病原学检查以求印证。

对于有流行病学依据，有临床症状，但尚无肺部 X 线影像学变化者，也应作为疑似病例。对此类病例，需动态复查 X 线胸片或胸部 CT，一旦肺部病变出现，在排除其他疾病的前提下，可以作临床诊断。

3. 医学隔离观察病例

对于近 2 周内有与 SARS 患者或疑似 SARS 患者接触史，但无临床表现者，应自与前者脱离接触之日计，进行医学隔离观察 2 周。

（三）重症传染性非典型肺炎的诊断标准

（1）呼吸困难，成人休息状态下 RR≥每分钟 30 次且伴有下列情况之一：①胸片显示多叶病变或病灶总面积在正位胸片上占双肺总面积的 1/3 以上。②病情进展，48 小时内病灶面积增大超过 50% 且在正位胸片上占双肺总面积的 1/4 以上。

（2）出现低氧血症，氧合指数低于 300 mmHg。

（3）休克或出现多器官功能障碍综合征（MODS）。

五、鉴别诊断

临床上要注意与上呼吸道感染、流行性感冒、细菌性或真菌性肺炎、获得性免疫缺陷综合征（AIDS）并发肺部感染、军团菌病、肺结核、流行性出血热、肺部肿瘤、非感染性间质性肺疾病、肺水肿、肺不张、肺血栓栓塞症、肺嗜酸性粒细胞浸润症、肺血管炎等疾病相鉴别。

（一）细菌性肺炎

在社区获得性肺炎中常见的病原体为肺炎链球菌，这是在历史上一直称为典型的或经典的肺炎。其临床的特点为突然发热，咳脓性痰，痰可带血性或铁锈痰，胸部 X 线检查多为节段性或大叶性浸润阴影，现由于抗生素的大量应用，临床上只多见一侧或双侧肺部不规则斑片状浸润阴影。血象示白细胞计数和中性粒细胞比例高于正常和有核左移。近期发现门诊革兰氏阴性杆菌感染增加，但其临床特点一般与上述相近。但脓性痰没有铁锈样，某些病原体如克雷白杆菌感染的痰液如棕色果冻样、大肠杆菌感染痰液带粪臭味、流感嗜血杆菌可见血性痰等改变。

（二）真菌性肺炎

一般为低中度发热，胸部 X 线示多形性改变，如斑片、网纹、粟粒、团块和放射状改变。烟曲菌感染还可有内为纺锤状改变的空洞表现。痰液稀白、淡黄或带小粒渣样，痰液涂片找到菌丝和抗酸杆菌。

（三）其他非典型肺炎

肺炎支原体、肺炎衣原体和肺炎军团菌在社区获得性肺炎中是主要病原体，前两者感染率在近期调查中排列第一、二位。它们的临床表现和传染性非典型肺炎十分相似，但后者传染性特强，抗生素治疗无效，发展为急性肺损伤和急性呼吸窘迫综合征者较多见。肺炎支原体和衣原体肺炎临床症状表现一般较轻，多有较严重的干咳，对大环内酯类和喹诺类药物疗效较好。肺炎军团菌肺炎一般临床症状较重，常带有血性痰，并较早出现其他器官功能损害，尤其容易出现急性肾衰竭。而且目前已有实验室血清学和微生物病原体培养检查技术协助诊断。

（四）肺结核

主要是急性播散性粟粒性肺结核因为高热和早期 X 线胸片表现不典型而容易混淆。但此病多有盗汗，胸部 X 线显示只有较均匀分布的、大小相似的粟粒样，没有网纹样、淡薄浸出阴影和迅速斑片浸润融合扩大改变。而且 PDD 试验强阳性，痰涂片找到抗酸杆菌。必要时可采用纤维支气管镜深部取痰检查和肺组织活检以作鉴别。本病少见发展为急性呼吸窘迫综合征。

（五）原发性肺间质纤维化

病程一般发展缓慢，发热多为低中度，虽然偶可见其急进性发展、肺间质和肺泡大量纤维素渗出而导致急性呼吸窘迫综合征，但胸部 X 线也只有网纹和一般没有互相融合的粟粒性改变。

（六）肺嗜酸性粒细胞浸润症

也可出现高热，但胸部 X 线显示多为大片淡薄浸出性阴影，患者多伴有哮喘样发作，血常规检查见嗜酸性粒细胞百分比升高和嗜酸性粒细胞绝对计数增加。

（七）肺血管炎

本病发病机制复杂，也可发展为Ⅰ型呼吸衰竭。一般少见发病急峻。多为低中度发热。X 线多提示为大小和密度不均一的粟粒斑点样改变。或可伴有其他器官、特别是肾脏损害。特殊的血清学检查和肺活检可作鉴别。

六、中医治疗

（一）辨证治疗

根据 SARS 病理阶段不同并按照中医理论进行分期分型辨证论治。针对不同时期的关键病机特点进行辨治，早期多在发病后1～5天左右；针对湿遏肺卫的病机特点及时辨证配伍使用辛凉解表或适当配伍芳香化浊之品，以透邪外达；中期多在发病后3～10天左右，针对湿热毒邪壅滞的病机特点，重视宣畅气机以和解达邪，如虚证已现，及时适当配伍扶正之品如西洋参、太子参等以扶正达邪；极期多在发病后7～14天左右，针对湿热毒瘀互结而正气耗损明显的特点，在清热化湿、解毒化瘀的同时大力扶正以助患者度过危险期；恢复期多在发病后10～14天以后；病机以正虚邪恋，易夹湿夹瘀为主要特点；治疗强调扶正透邪，并重视化湿、活血；促进人体正气恢复及炎症病灶吸收以减少后遗症，加速脏器功能的修复。

1. 早期

时间：多在发病后 1～5 天左右。

(1) 湿热遏阻肺卫。

证候特点：发热，伴恶寒，无汗或汗出不畅，身重，乏力，胸闷脘痞，口干饮水不多，或见呕恶纳呆，大便溏泄，舌淡红或偏红，苔薄白腻，脉浮略数。

治法：宣化湿热，透邪外达。

推荐方剂：三仁汤合升降散加减。

基本处方：杏仁 10g，滑石 15g，通草 6g，白蔻仁 5g（打、后煎），竹叶 10g，厚朴 6g，生苡仁 20g，法半夏 10g，白僵蚕 6g，片姜黄 9g，蝉蜕 6g，苍术 6g，青蒿 15g（后下），黄芩 10g。

加减法：恶寒重者，加麻黄 6g、羌活 10g、防风 10g；呕恶纳呆，大便溏泄者加藿香 10g、佩兰 10g、苏梗 10g；恶寒发热明显者，加麻黄 6g、生石膏 30g；寒热往来，舌苔如积粉者，加用草果 10g、知母 10g。

(2) 表寒里热夹湿。

证候特点：发热恶寒俱重，甚则寒战壮热，伴有头痛，身痛、关节痛，咽干或咽痛，口干饮水不多，干咳少痰，舌偏红，苔薄黄微腻，脉浮数。

治法：疏风解表，清热解毒，宣肺化湿。

推荐方剂：方选银翘散、麻杏甘石汤合升降散加减。

基本处方：炙麻黄 6g，生石膏 30g（先煎），炒杏仁 10g，炙甘草 6g，白僵蚕 10g，片姜黄 9g，蝉蜕 6g，薄荷 6g（后下），连翘 15g，金银花 15g，黄芩 10g，芦根 15g，生苡仁 20g。

加减法：①呕吐：属湿热者，加黄连 3～5g、竹茹 10g、橘皮 10g；属寒湿者，加苏梗 12g、藿香梗 10g、生姜 3 片。②大便秘结：生大黄 3～9g、虎杖 15g、枳壳 12g、全瓜蒌 30g。③泄泻：偏湿热者，加葛根 15g、黄连 3～5g、车前子 15g（包煎）；偏寒湿者，加藿香 10g、砂仁 3～6g、茯苓 15g。

2. 中期

时间：多在发病后 3～10 天左右。

(1) 湿痰热毒壅肺。

证候特点：发热，或伴恶寒，气促明显，呛咳少痰，胸闷、口干饮水不多，舌红，苔薄黄腻，脉滑数。

治法：清热解毒，理气化湿，泻肺除壅。

推荐方剂：五虎汤合葶苈大枣汤合苇茎汤加减。

基本处方：炙麻黄 6g，生石膏 30g（先煎），炒杏仁 10g，炙甘草 6g，绿茶 5g，葶苈子 15g，芦根 30g，生薏苡仁 20g，冬瓜仁 30g，桃仁 6g。

加减法：肺气壅塞明显、咳喘剧烈，加大葶苈子用量，并伍用桑白皮 10g、白芥子 10g、胆南星 15g、青礞石 20g 泻肺平喘；大便秘结者，加生大黄 5g、虎杖 10g、全瓜蒌 15g 通腑泻热；发热明显，加大生石膏用量，并伍用知母 10g 清热养阴。

(2) 湿遏热郁。

证候特点：发热、胸闷脘痞、口干饮水不多，干咳或呛咳，或伴有咽痛，口苦或口中黏腻，舌红、苔黄腻或黄厚腻，脉滑数。

治法：清热解毒，理气化湿。

推荐方剂：甘露消毒丹合蒿芩清胆汤加减。

基本处方：生石膏 30g（先煎），炒杏仁 10g，茵陈蒿 15g，虎杖 15g，白蔻仁 6g（打、后煎），滑石 20g，法半夏 10g，白僵蚕 10g，蝉蜕 6g，苍术 6g，姜黄 10g，石菖蒲 10g，青蒿 15g，黄芩 10g，竹茹 10g，枳实 12g。

加减法：寒热往来、口苦，加柴胡 10g、茵陈蒿 10g 解表化湿；大便溏泻、肛门灼热，加葛根 15g、黄连 5g、车前子 15g 清热利湿；气虚乏力明显，加太子参 15g、苏叶 10g、生黄芪 15g 益气固表；舌黯者，加郁金 10g、丹参 10g 行气活血。

(3) 邪阻膜原。

证候特点：发热、恶寒，或有寒热往来，伴有身痛、呕逆，口干苦，纳差，或伴呛咳、气促，舌苔白浊腻，脉弦滑数。

治法：疏解透达膜原湿浊。

推荐方剂：达原饮加减。

基本处方：厚朴 6～9g，知母 10g，草果 3～5g（后下），黄芩 12g，柴胡 15g，法半夏 10g，杏仁 10g，生薏仁 30g，滑石 20g。

加减法：干咳或呛咳明显：加百部 10g、前胡 15g、杏仁 10g 宣肺止咳；咯血丝痰；加用桑叶 15g、白茅根 15g、三七粉 3g 凉血止血。

3. 极期（高峰期）

本期多在发病后 7～14 天左右。

（1）湿热毒瘀闭肺，气阴两伤。

证候特点：气促明显，喘促烦躁，呛咳少痰，胸闷，甚则不能活动，或言不成句，口干，气短乏力，汗出，舌红或略绛，苔薄微腻，脉细数或细促。

治法：清热解毒化湿，理气活血，泻肺除壅，佐以益气养阴。

推荐方剂：五虎汤、葶苈大枣汤、苇茎汤合生脉散加减。

基本处方：炙麻黄 6g，生石膏 30g（先煎），炒杏仁 10g，生甘草 6g，绿茶 5g，葶苈子 15g，芦根 30g，生薏苡仁 20g，冬瓜仁 30g，桃仁 6g，西洋参 15g，麦门冬 15g，生蒲黄 9g（包），益母草 20g，青皮 9g，陈皮 6g，沉香 5g（后下）。

加减法：咯血丝痰，加用桑叶 10g、白茅根 15g、三七粉 3g 凉血止血；舌黯、唇紫，加郁金 10g、丝瓜络 10g、忍冬藤 10g、毛冬青 10g 行气祛瘀；气虚欲脱，加红参 10g、山茱萸 9g 益气固脱。

（2）逆传心包、邪入营血。

证候特点：身热夜甚，烦躁，或昏蒙，喘促，倦卧于床，甚则不能活动、不能言语，呛咳或有咯血，口干不欲饮，汗出，舌红绛或黯紫，苔少，脉虚细数，唇黯面紫；或汗出如雨，四肢厥逆，脉微欲绝。

治法：清营解毒开窍。

推荐方剂：清营汤合生脉散加减。

基本处方：水牛角 30g，生地黄 15g，玄参 15g，金银花 15g，西洋参 5g（另炖服），麦门冬 10g，山茱萸 15g。

加减法：阳虚欲脱：加熟附子 15g、红参 10g 温阳固脱；阴虚欲脱，加大山茱萸用量，伍用红参 10g 收敛固脱。

4. 恢复期

多在发病后 10～14 天以后。

（1）气阴两伤。

证候特点：热退，心烦，口干，汗出，乏力，气短，纳差，舌淡红，质嫩，苔少或苔薄少津，脉细或细略数。

治法：益气养阴。

推荐方剂：生脉散或沙参麦冬汤加减化裁。

基本处方：太子参 15g，沙参 10g，麦门冬 10g，白扁豆 12g，炙甘草 3g，山药 10g，玉竹 10g，法半夏 6g，芦根 15g。

加减法：纳差明显加神曲 10g、炒麦芽 15g、鸡内金 6g 健脾消食；汗出明显加煅牡蛎 30g、五味子 6g，浮小麦 15g 收敛止汗；心悸、怔忡加珍珠母 30g、生龙齿 15g（先煎）、酸枣仁 15g 安神定惊。

（2）气虚夹湿夹瘀。

证候特点：气短、疲乏，活动后略有气促，纳差，舌淡略黯，苔薄腻，脉细。

治法：益气化湿活血通络。

推荐方剂：据虚实不同可分别选用李氏清暑益气汤、参苓白术散或血府逐瘀汤等加减化裁。

基本处方：太子参 15～30g，生白术 15g，茯苓 15g，扁豆 10g，生薏苡仁 30g，佩兰 10g，郁金 10g，法半夏 10g，桃仁 10g，丹参 12g，当归 10g，赤芍 12g，忍冬藤 30g。

加减法：纳差明显加神曲 10g、炒麦芽 15g、鸡内金 6g 健脾消食；舌黯，或胸片病灶吸收慢加桃仁 10g、赤芍 12g、郁金 10g 活血祛瘀；腹胀，苔厚腻加佩兰 10g、生薏苡仁 20g、厚朴 10g 理气化湿；气短、乏力明显加太子参 30g、五爪龙 30g、白术 15g 补脾益气；心悸、怔忡加珍珠母 30g、生龙齿 15g（先煎）、酸枣仁 15g 安神定惊；汗出明显加煅牡蛎 30g、五味子 6g、浮小麦 15g 收敛止汗。

（二）其他治疗

1. 中成药

应当辨证使用中成药，可与中药汤剂综合应用。

（1）退热类适用于早期、进展期发热，可选用瓜霜退热灵胶囊、紫雪、新雪颗粒、小柴胡片（或颗粒）、柴银口服液等。

（2）清热解毒类适用于早期、进展期的疫毒犯肺证、疫毒壅肺证、肺闭喘憋证。注射剂可选用清开灵注射液、鱼腥草注射液、双黄连粉针剂、复方苦参注射液等。口服剂可选用清开灵口服液（或胶囊）、清热解毒口服液（或颗粒）、双黄连口服液、金莲清热颗粒、苦甘颗粒、葛根芩连微丸、梅花点舌丹、紫金锭等。

（3）活血化瘀、祛湿化痰类适用于进展期和重症 SARS 的肺闭喘憋证。注射剂可选用丹参注射液、香丹注射液、川芎嗪注射液、灯盏细辛注射液等，口服剂可选用血府逐瘀口服液（或颗粒）、复方丹参滴丸、藿香正气口服液（或胶囊）、猴枣散等。

（4）扶正类适用于各期有正气亏虚者。注射剂可选用生脉注射液、参麦注射液、参附注射液、黄芪注射液等。口服剂可选用生脉饮、百令胶囊、金水宝胶囊、宁心宝胶囊、诺迪康胶囊、六味地黄丸、补中益气丸等。

2. 针灸

恢复期患者，艾灸大椎、膏肓俞、足三里可提高机体免疫力。此外，北京中医医院 SARS 康复门诊选择肺部症状较严重患者 20 例，采用火针疗法，结果提示全部 20 例患者胸部 X 线片均有不同程度改善。故而对针灸在改善 SARS 出院康复治疗患者临床症状、提高肺功能、促进肺部炎症吸收方面做出了初步探索。

七、预后与转归

传染性非典型肺炎为自限性疾病，大多预后良好，2002—

2003 年流行中，我国 SARS 的病死率为 6.6%。老年人所占比例较大（60 岁以上患者的病死率为 11%～14%，其死亡人数约占全部死亡人数的 44%）。随着年龄增加，病死率也增加，合并其他疾病如高血压病、糖尿病、心脏病、肺气肿及肿瘤等疾病的患者病死率高。

相当数量的 SARS 患者在出院后仍遗留有胸闷、气短和活动后呼吸困难等症状，这在重症患者中尤为常见。复查 X 线胸片、HRCT 可发现不同程度的肺纤维化样改变和肺容积缩小，血气分析可有 PaO_2 下降，肺功能检查显示限制性通气功能（包括肺总量和残气量）障碍和弥散功能减退。通常以 HRCT（highrevolution CT）的改变最明显。部分 SARS 患者在出院后遗留有肝肾功能损害，但原因尚不完全清楚，不排除药物性损害的可能。骨质疏松和股骨头缺血性坏死在 SARS 患者恢复期并非罕见，尚未证实此种异常表现与 SARS 病变波及骨骼有关。主要发生于长期大剂量使用糖皮质激素的患者。对于长期大剂量使用糖皮质激素的患者，出院后应定期复查骨密度、髋关节 X 线片，特别是对有骨关节症状的患者，必要时还应进行股骨头 MRI 检查，以早期发现股骨头的缺血性病变。

八、预防与调护

根据中医防治疾病的理论和经验，预防疾病主要是在日常生活中要注意养生保健，合理饮食，劳逸适度，增强体质。在"社区综合性预防措施（试行）"的基础上，在疫病流行地区，对接触或可疑接触传染性非典型肺炎患者的极易感者，可在医师的指导下合理应用中医药预防方法和措施。在应用中药预防时，要区别不同情况，因时、因地、因人选择中药预防处方。老人、儿童应在医师的指导下减量服用；慢性疾病患者及妇女经期、产后慎用；孕妇禁用。中药预防处方不宜长期服用，一般服用 3～5 天。服用中药预防处方后感觉不适者，应立即停止服药，并及时咨询医师；对中药预防处方中的药物有过敏史者禁用；过敏体质者慎用。在实施"社区综合性预防措施（试行）"的基础上，为提高健康人群对非典型肺炎的抵抗力，建议参考使用以下中药预防措施。

（一）预防

1. 一般健康人群服用的中药处方

（1）鲜芦根 20g，金银花 15g，连翘 15g，蝉蜕 10g，白僵蚕 10g，薄荷 6g，生甘草 5g。水煎代茶饮，连续服用 7～10 天。

（2）苍术 12g，白术 15g，黄芪 15g，防风 10g，藿香 12g，沙参 15g，金银花 20g，贯众 12g。水煎服，每日 2 次，连续服用 7～10 天。

（3）贯众 10g，金银花 10g，连翘 10g，大青叶 10g，苏叶 10g，葛根 10g，藿香 10g，苍术 10g，太子参 15g，佩兰 10g。水煎服，每日 2 次，连续服用 7～10 天。

2. 与非典型肺炎病例或疑似病例有接触的健康人群在医生指导下服用的中药处方

生黄芪 15g，金银花 15g，柴胡 10g，黄芩 10g，板蓝根 15g，贯众 15g，苍术 10g，生薏苡仁 15g，藿香 10g，防风 10g，生甘草 5g。水煎服，每日 2 次，连续服用 10～14 天。

3. 国家中医药管理局预防"非典"参考中药处方

（1）处方一

主要功能：益气化湿，清热解毒。

药物组成：生黄芪 10g、败酱草 15g、薏苡仁 15g、桔梗 6g、生甘草 3g。

用法：水煎服，日服 1 剂。

（2）处方二

主要功能：清热解毒，利湿化浊。

药物组成：鱼腥草 15g、野菊花 6g、茵陈蒿 15g、佩兰 10g、草果 3g。

用法：水煎服，日服 1 剂。

（3）处方三

主要功能：清热解毒，散风透邪。

药物组成：蒲公英 15g、金莲花 6g、大青叶 10g、葛根 10g、苏叶 6g。

用法：水煎服，日服 1 剂。

（4）处方四

主要功能：清热解表，疏风透邪。

药物组成：芦根 15g、金银花 10g、连翘 10g、薄荷 6g、生甘草 5g。

用法：水煎服，日服 1 剂。

（5）处方五

主要功能：健脾益气，化湿解毒。

药物组成：生黄芪 10g、白术 6g、防风 10g、苍术 6g、藿香 10g、沙参 10g、金银花 10g、贯众 6g。

用法：水煎服，日服 1 剂。

（6）处方六

主要功能：益气宣邪，解毒化湿。

药物组成：太子参 15g、贯众 6g、金银花 10g、连翘 10g、大青叶 10g、苏叶 6g、葛根 10g、藿香 10g、苍术 6g、佩兰 10g。

用法：水煎服，日服 1 剂。

中药汤剂的煎、服方法：加水量超过药物表面约 2～3 cm，中火加热至沸腾后，小火加热 15～20 分钟，倾出药液，每剂煎煮两次。将两次煎煮药液混合后，分两次饭后温服，服用量每次不超过 200 mL。处方中的薄荷、藿香、苏叶在药液沸腾后加入共煎。

（二）调护

1. 生活调护

（1）SARS 患者在患病期间应注意卧床休息，病房内要保持空气流通，定期消毒。患者在发热期高热汗出，适时增减衣服，防止汗出当风，避免复感外邪。患者患病后为减少传染性，要注意戴口罩，勤洗手，消毒液漱口，鼻腔内滴药等。患者在喘憋期要注意减少活动，多卧床休息。患者后期体温正常符合出院标准，出院居家观察2周，尽可能保持居室环境相对独立。注意室内通风、空气消毒。

（2）SARS患者康复期间，当注意休息，减少活动。在后期可以适当活动，但此时患者的活动量宜小不宜大，可以采取床边活动。活动时间宜短不宜长，动作宜慢不宜快。应循序渐进，量力而行。

2. 饮食调养

（1）早期：患者连续高热，体力消耗较大，应加强营养，提高抗病能力。根据中医辨证施膳的理论，宜给予清热生津、调理脾胃之品，给患者补充含丰富蛋白质的食物如牛奶、豆浆、鸡蛋等，富含维生素、纤维素的食物如新鲜的蔬菜、水果、谷类食品。同时注意补钙，可适当饮用骨头汤，或配合服用钙剂和鱼肝油。

（2）进展期：患者呼吸困难，乏力，喘憋气促。宜给予清肺化痰、益气健脾之品。以营养丰富、易于消化、清淡不易生痰的食物为主，忌食辛辣刺激、油腻生痰之品。可注意食用新鲜水果蔬菜，如梨、橘子、枇杷等。多饮水，或用鲜芦根、梨、贝母等煎水饮用。

（3）恢复期：此期患者正气大伤，或有余邪未尽、痰瘀阻络，饮食宜给予益气养阴，醒脾开胃之品。慎用温补之品，以防敛邪碍胃，山药薏米粥（山药、薏仁米、莲肉、大枣各少量，粳米100g）、枸杞百合粥（枸杞、百合、山药、大枣等各少量，粳米100g）等可经常食用，可收益气养阴、调补脾胃之效。

3. 精神调理

SARS是一种突发的烈性传染病，患者及群众对此都非常恐惧，SARS患者患病后长期处于一种隔离封闭状态，缺乏与外界沟通产生的强烈的孤独感、恐惧感，多种因素可能产生的精神焦虑急躁、自卑自闭心理等等不良反应，均是SARS患者常见的情志不调的情况。"思则气结，恐则气下，惊则气乱"。情志不调可以导致人体的脏腑功能失调，气机逆乱，机体免疫功能紊乱，抵抗力低下，不利于患者的治疗与康复。对此，应针对患者的异常心理变化，应加强与患者的交流、沟通，帮助患者正确认识病情，了解 SARS 的发生发展规律，对患者讲解健康教育知识和心理指导，帮助患者消除孤独、恐惧的不良心理因素，树立战胜疾病的信心，使患者保持心态平和，情绪稳定，积极配合治疗，以利于早日康复。对于病愈后仍有心理障碍的患者，当给予适当的心理治疗，配合中药治疗以达到调畅气机、疏肝养阴的目的。